全国中医药行业高等教育"十三五"规划教材

全国高等中医药院校规划教材（第十版）

中医气功学

（新世纪第四版）

（供中医学、针灸推拿学、中西医临床医学、护理学等专业用）

主　审
黄　健（上海中医药大学）

主　编
刘天君（北京中医药大学）　　　章文春（江西中医药大学）

副主编
顾一煌（南京中医药大学）　　　翟向阳（河南中医药大学）
肖　斌（上海中医药大学）

编　委（以姓氏笔画为序）
吕立江（浙江中医药大学）　　　刘　峰（北京联合大学）
齐凤军（湖北中医药大学）　　　肖远德（河北省医疗气功医院）
宋新红（广东中医药大学）　　　张小卿（辽宁中医药大学）
张友健（贵州中医学院）　　　　张敬文（江西中医药大学）
陈邵涛（长春中医药大学）　　　邵邻相（浙江师范大学）
茹　凯（首都体育学院）　　　　涂人顺（中国中医科学院）
郭建红（宁夏医科大学）　　　　彭　亮（湖南中医药大学）
窦思东（福建中医药大学）　　　雒成林（甘肃中医学院）
薛　聆（山西中医学院）　　　　魏玉龙（北京中医药大学）
魏连海（天津中医药大学）

学术秘书
张海波（北京中医药大学）

中国中医药出版社
·北　京·

图书在版编目（CIP）数据

中医气功学 / 刘天君，章文春主编 . —4 版 . —北京：中国中医
药出版社，2016.9（2023.5 重印）

全国中医药行业高等教育"十三五"规划教材

ISBN 978 - 7 - 5132 - 3391 - 0

Ⅰ.①中⋯　Ⅱ.①刘⋯ ②章⋯　Ⅲ.①气功学—中医药院校—
教材　Ⅳ.① R214

中国版本图书馆 CIP 数据核字（2016）第 104108 号

中国中医药出版社出版

北京经济技术开发区科创十三街 31 号院二区 8 号楼
邮政编码　100176
传真　010-64405721
河北省武强县画业有限责任公司印刷
各地新华书店经销

开本 850×1168　1/16　印张 18　字数 438 千字
2016 年 9 月第 4 版　2023 年 5 月第 8 次印刷
书号　ISBN 978 - 7 - 5132 - 3391 - 0

定价　55.00 元
网址　www.cptcm.com

服 务 热 线　010-64405510
购 书 热 线　010-89535836
维 权 打 假　010-64405753

微信服务号　zgzyycbs
微商城网址　https://kdt.im/LIdUGr
官 方 微 博　http://e.weibo.com/cptcm
天猫旗舰店网址　https://zgzyycbs.tmall.com

全国中医药行业高等教育"十三五"规划教材

全国高等中医药院校规划教材（第十版）

专家指导委员会

许二平（河南中医药大学校长）

孙忠人（黑龙江中医药大学校长）

孙振霖（陕西中医药大学校长）

严世芸（上海中医药大学教授）

李灿东（福建中医药大学校长）

李金田（甘肃中医药大学校长）

余曙光（成都中医药大学校长）

宋柏林（长春中医药大学校长）

张欣霞（国家中医药管理局人事教育司师承继教处处长）

陈可冀（中国中医科学院研究员　中国科学院院士　国医大师）

范吉平（中国中医药出版社社长）

周仲瑛（南京中医药大学教授　国医大师）

周景玉（国家中医药管理局人事教育司综合协调处处长）

胡　刚（南京中医药大学校长）

徐安龙（北京中医药大学校长）

徐建光（上海中医药大学校长）

高树中（山东中医药大学校长）

高维娟（河北中医学院院长）

唐　农（广西中医药大学校长）

彭代银（安徽中医药大学校长）

路志正（中国中医科学院研究员　国医大师）

熊　磊（云南中医药大学校长）

戴爱国（湖南中医药大学校长）

秘书长

卢国慧（国家中医药管理局人事教育司司长）

范吉平（中国中医药出版社社长）

办公室主任

周景玉（国家中医药管理局人事教育司综合协调处处长）

李秀明（中国中医药出版社副社长）

李占永（中国中医药出版社副总编辑）

全国中医药行业高等教育"十三五"规划教材

编审专家组

组　长

王国强（国家卫生计生委副主任　国家中医药管理局局长）

副组长

张伯礼（中国工程院院士　天津中医药大学教授）

王志勇（国家中医药管理局副局长）

组　员

卢国慧（国家中医药管理局人事教育司司长）

严世芸（上海中医药大学教授）

吴勉华（南京中医药大学教授）

王之虹（长春中医药大学教授）

匡海学（黑龙江中医药大学教授）

刘红宁（江西中医药大学教授）

翟双庆（北京中医药大学教授）

胡鸿毅（上海中医药大学教授）

余曙光（成都中医药大学教授）

周桂桐（天津中医药大学教授）

石　岩（辽宁中医药大学教授）

黄必胜（湖北中医药大学教授）

前　言

为落实《国家中长期教育改革和发展规划纲要（2010—2020年）》《关于医教协同深化临床医学人才培养改革的意见》，适应新形势下我国中医药行业高等教育教学改革和中医药人才培养的需要，国家中医药管理局教材建设工作委员会办公室（以下简称"教材办"）、中国中医药出版社在国家中医药管理局领导下，在全国中医药行业高等教育规划教材专家指导委员会指导下，总结全国中医药行业历版教材特别是新世纪以来全国高等中医药院校规划教材建设的经验，制定了"'十三五'中医药教材改革工作方案"和"'十三五'中医药行业本科规划教材建设工作总体方案"，全面组织和规划了全国中医药行业高等教育"十三五"规划教材。鉴于由全国中医药行业主管部门主持编写的全国高等中医药院校规划教材目前已出版九版，为体现其系统性和传承性，本套教材在中国中医药教育史上称为第十版。

本套教材规划过程中，教材办认真听取了教育部中医学、中药学等专业教学指导委员会相关专家的意见，结合中医药教育教学一线教师的反馈意见，加强顶层设计和组织管理，在新世纪以来三版优秀教材的基础上，进一步明确了"正本清源，突出中医药特色，弘扬中医药优势，优化知识结构，做好基础课程和专业核心课程衔接"的建设目标，旨在适应新时期中医药教育事业发展和教学手段变革的需要，彰显现代中医药教育理念，在继承中创新，在发展中提高，打造符合中医药教育教学规律的经典教材。

本套教材建设过程中，教材办还聘请中医学、中药学、针灸推拿学三个专业德高望重的专家组成编审专家组，请他们参与主编确定，列席编写会议和定稿会议，对编写过程中遇到的问题提出指导性意见，参加教材间内容统筹、审读稿件等。

本套教材具有以下特点：

1. 加强顶层设计，强化中医经典地位

针对中医药人才成长的规律，正本清源，突出中医思维方式，体现中医药学科的人文特色和"读经典，做临床"的实践特点，突出中医理论在中医药教育教学和实践工作中的核心地位，与执业中医（药）师资格考试、中医住院医师规范化培训等工作对接，更具有针对性和实践性。

2. 精选编写队伍，汇集权威专家智慧

主编遴选严格按照程序进行，经过院校推荐、国家中医药管理局教材建设专家指导委员会专家评审、编审专家组认可后确定，确保公开、公平、公正。编委优先吸纳教学名师、学科带头人和一线优秀教师，集中了全国范围内各高等中医药院校的权威专家，确保了编写队伍的水平，体现了中医药行业规划教材的整体优势。

3. 突出精品意识，完善学科知识体系

结合教学实践环节的反馈意见，精心组织编写队伍进行编写大纲和样稿的讨论，要求每门教材立足专业需求，在保持内容稳定性、先进性、适用性的基础上，根据其在整个中医知识体系中的地位、学生知识结构和课程开设时间，突出本学科的教学重点，努力处理好继承与创新、理论与实践、基础与临床的关系。

4. 尝试形式创新，注重实践技能培养

为提升对学生实践技能的培养，配合高等中医药院校数字化教学的发展，更好地服务于中医药教学改革，本套教材在传承历版教材基本知识、基本理论、基本技能主体框架的基础上，将数字化作为重点建设目标，在中医药行业教育云平台的总体构架下，借助网络信息技术，为广大师生提供了丰富的教学资源和广阔的互动空间。

本套教材的建设，得到国家中医药管理局领导的指导与大力支持，凝聚了全国中医药行业高等教育工作者的集体智慧，体现了全国中医药行业齐心协力、求真务实的工作作风，代表了全国中医药行业为"十三五"期间中医药事业发展和人才培养所做的共同努力，谨向有关单位和个人致以衷心的感谢！希望本套教材的出版，能够对全国中医药行业高等教育教学的发展和中医药人才的培养产生积极的推动作用。

需要说明的是，尽管所有组织者与编写者竭尽心智，精益求精，本套教材仍有一定的提升空间，敬请各高等中医药院校广大师生提出宝贵意见和建议，以便今后修订和提高。

国家中医药管理局教材建设工作委员会办公室

中国中医药出版社

2016 年 6 月

编写说明

　　全国中医药行业高等教育"十三五"规划教材《中医气功学》是根据国务院《中医药健康服务发展规划（2015—2020 年）》《教育部等六部门关于医教协同深化临床医学人才培养改革的意见》（教研〔2014〕2 号）的精神，在国家中医药管理局教材建设工作委员会宏观指导下，以全面提高中医药人才的培养质量、积极与医疗卫生实践接轨、为临床服务为目标，依据中医药行业人才培养规律和实际需求，由国家中医药管理局教材建设工作委员会办公室组织编写的，旨在正本清源，突出中医思维方式，体现中医药学科的人文特色和"读经典，做临床"的实践特点。

　　本版《中医气功学》在全国中医药行业高等教育"十二五"规划教材的基础上，进行了仔细的修改及局部的增删、调整，重点是涉及气功现代研究的相关章节。除了新增两节关于气功科研方法和气功现代理论的内容之外，还更新了各领域的科研资料，以跟进时代前进的步伐。另对临床治疗章节的个别功法和古典文献章节的个别段落进行了调整。此外，再次对全书的文字进行了整理。

　　此次编写工作首先征集了各院校编委的书面意见和建议，而后经编委会集体讨论全书的编修内容，再按章节分工，将编写工作落实于各编委。具体分工如下：绪论由刘天君、魏连海执笔；第一章发展简史由章文春、张友健执笔；第二章古典理论由刘天君、肖斌执笔；第三章现代研究由魏玉龙、邵邻相执笔；第四章基本操作由齐凤军、彭亮执笔；第五章功法概论由张敬文、肖斌执笔；第六章功法各论由顾一煌、肖斌、刘峰、张友健、肖远德、窦思东、雒成林、张小卿执笔；第七章治疗概论由魏连海、茹凯、涂人顺执笔；第八章治疗各论由章文春、翟向阳、吕立江、齐凤军、郭建红、窦思东、薛聆、宋新红执笔；附篇古典文献由刘峰执笔。上海中医药大学黄健主审全书。

　　本教材数字化工作是在国家中医药管理局教育教学改革项目的支持下，由中国中医药出版社资助展开的。本项目（编号：GJYJS16025）由章文春、顾一煌负责，编委会全体人员参与完成的。

　　除编委会成员之外，参加此次编写工作的还有南京中医药大学王宇航、河北省医疗气功医院刘亚非等，在此一并致谢。另对中国中医药出版社、中国医学气功学会对本教材的编写和出版工作给予的鼎力支持表示衷心感谢。

《中医气功学》编委会

2016 年 5 月

目 录

绪　论

气功是中国传统文化的精华之一，是中华民族的瑰宝。在医学领域，气功疗法是传统中医药学的重要组成部分，已有数千年的发展历史，至今仍应用于临床，且越来越引起现代医学和科学的重视。自 20 世纪 90 年代以来，传统中医药学领域中的气功疗法及其学术思想经汇集整理，逐渐形成体系，初步发展为一门独立的、既古老而又年轻的学科——中医气功学。

一、中医气功学的基本概念

中医气功学是中医学术与气功学术相结合而产生的学科，故中医气功学的基本概念，涉及"中医"与"气功"两方面。由于中医的基本概念在《中医基础理论》教材中已经论及，以下先对气功的基本概念做简要说明，再讨论中医气功学的基本概念。

（一）气功

探讨气功的基本概念需要回答两个问题：一是气功这一术语的历史由来及其外延，二是气功概念的内涵。

1. 气功一词的历史沿革　据文献考证，"气功"一词最早见于晋代道士许逊所著的《净明宗教录》一书。《净明宗教录·松沙记》云："学道之士，初广布阴骘，先行气功，持内丹长生久视之法，气成之后，方修大药。"由此可知，气功这一术语具有道家修炼技术的色彩。气功一词问世之后，在古代和近代并未被广泛采用。从晋到清，朝代几经变换，历时一千多年，气功一词仅在清末的一些书上可以查到；再就是民国时期的几部养生和医学著作中用过此词。究其未被广泛采用的原因，从文献上分析，在于古代修炼技术门派繁多，各家各派均使用自己的术语。例如佛家的禅定、儒家的心斋、医家的导引、武术家的内功，内涵都是内在的修炼，但表述各不相同。即使是道家本身也有许多修炼的门派，也在使用不同的术语，例如内丹、周天、胎息等。这些术语的差别虽然反映了各家各派修炼的具体目标和方法各有不同侧重，但综观其学术理论与实践，其基本的修炼内容和方向大体一致。

气功一词被广泛使用，始于新中国成立之后的 20 世纪 50 年代。1955 年，河北省唐山市成立了气功疗养所，这是气功一词被正式启用的标志。此后，气功这一术语开始在中医临床和养生保健的学术领域中使用。至 20 世纪 70 年代末，所谓"气功热"兴起之时，各家各派的修炼技术都以气功为名在社会上传播，例如道家气功、藏密气功、武术气功等，而随着群众性气功活动的大规模普及，气功一词也因之家喻户晓。此外，20 世纪 80 年代以后，借改革开放之春风，气功开始跨出国门，走向世界。如今气功已经遍及各大洲的许多国家，气功一词也被音译为英语、法语、德语等多种语言，为更多的人知晓和接受。

回顾气功这一术语的历史沿革，应该注意到，历经了上千年的历史演变，气功这一术语的外延已经发生了巨大的变化。在许逊的《净明宗教录》中，气功仅是道家的修炼术语之一。

而现在，经过了时间的沉淀和指称范围的变化，气功一词已经成为中国古代各家修炼技术的统称。

2. 气功概念的内涵　上述气功一词的历史沿革已经从多样性、丰富性上显示了表述其内涵的困难。正如同古代有众多的、各不相同的修炼术语一样，历史上各家各派的修炼技术也都有自己的概念或定义。迄今为止，气功这一基本概念的内涵依然众说纷纭，尚属于百家争鸣时期；但在中医气功的学术领域内，观点已逐渐趋于一致。从科学发展史上看，许多学科中基本概念或定义的提出都是一个逐渐完善的过程，而非一锤定音。这些学科中基本概念或定义的完善程度，大都与学科的总体发展水平呈正相关。气功学科也如此，当前气功基本概念的不统一、不完善，确实与现今气功的学科建设尚属于起步阶段的状况相关。

阐明气功概念的内涵也就是表述气功的定义。现阶段气功定义的表述不可能超越学科发展的现实水平。目前气功学科的发展尚属于起步阶段，其内容仍以继承、整理、发掘古典气功的学术体系为主。纵观历朝历代各门派的气功古籍，可以看出，千百年来的古典气功学术体系主要是气功的操作技术体系，其基本宗旨是传授气功修炼的操作技术及实际应用。据此气功学术传承的宗旨，并结合现代学科与知识的分类标准，本教材提出气功的定义如下：

气功是调身、调息、调心三调合一的心身锻炼技能。

上述定义表述了四层意思：第一是表述气功修炼的操作内容，即调身、调息、调心；第二是表述三调的操作目的，也就是三调操作应达到的状态，即互为内容、融为一体；第三是表述气功修炼在现代学科分类中的位置，即心身锻炼，既是生理的也是心理的；第四是表述气功学科的知识类别，即属于技能性知识。

上述定义中的第一、二层意思是继承古典气功学术体系的思路，以现代的语言阐述气功修炼的操作过程，包括操作内容及操作目的。气功修炼的操作内容是三调，其中调身是调节肢体活动，调息是调节呼吸活动，调心是调节心理活动。气功修炼的操作目的是三调合一，在三调合一的状态中，三调已非各自独立地存在，而是融合为统一的境界。近年来随着气功知识的传播，以三调来概括气功操作内容的提法已经越来越普遍，但对三调合一境界的重视尚有不足。应当指出，三调是否合一是气功修炼与一般体育运动的主要区别，一般体育运动的操作内容也由三调构成，但三者各自独立，不要求合成一体。

上述定义中的第三、四层意思是立足于现代科学的学科分类及知识门类，说明气功学术在现代科学体系中的位置，并使之能与相关的学科相区分。说明气功是心身两方面的锻炼，能够区分气功学与心理学；而说明气功修炼是技能性知识，不仅强调了气功修炼的操作性和技巧性，将其与理论性的知识区分开来，还区别开了气功与宗教，因为技能性知识靠熟练去掌握，宗教则需要由信仰而进入。

另应注意，定义中的气功修炼的操作目的不同于其应用目的。由于古今各流派的气功修炼遵循不同的学说体系，其修炼的应用目的也各不相同。简言之，佛家、道家的修炼旨在追求超越，儒家的修炼在追求人格之完善，武术家的修炼为防身擒敌，而医家气功修炼的应用目的最贴近于日常生活，即健身祛病。

（二）中医气功学

中医学术与气功学术有本质的内在联系，它们的古典哲学基础，即其世界观和方法论的基础一脉相承、基本一致。二者的应用目的也有相通之处，气功修炼的养生和治疗效果自古以来一直为中医所采用。传统中医药学将气功作为一种疗法的历史可以追溯到中医药学产生之初的远古时代。在古典气功学术体系中，以中医药学理论作为指导的气功学术流派即医家气功；现代的中医气功学就是在继承古代医家气功学术的基础上，随着时代的发展，逐渐融入现代科学理论与技术而推陈出新的中医学科，其学科性质与针灸学、推拿学等相当，属于临床应用学科。

在中医学史上，历代卓有成就的大医家几乎都精通气功学术，如春秋战国时期的扁鹊，汉代的华佗、张仲景，隋代的巢元方，唐代的孙思邈、王焘，金元四大家刘完素、张子和、李东垣、朱丹溪，明代的李时珍、杨继洲，清代的叶天士、吴鞠通，民国时期的张锡纯等。这些医家几乎都对中医学术做出过开拓性的贡献，都是中医学史上不可或缺的杰出人物，是他们所处时代中医学术的栋梁与精英。这些医家的著作中都有关于气功的论述，或阐明理论，或记载临床应用，观点明确，应用纯熟。其中的一些著作不仅是中医学术史上的经典之作，而且在气功学术史上也占有重要地位，例如巢元方的《诸病源候论》和李时珍的《奇经八脉考》。历代大医家对气功学术的重视与研究，足以表明中医与气功在学术高层次上本质的、必然的联系与沟通，具有深刻的意义和持久的影响。

中医古籍中包含有众多的气功学术文献。《黄帝内经》（以下简称《内经》）中有多篇明确提到导引、行气等气功理论及治疗，其论述精当，有重要的指导意义。例如《素问·上古天真论》说："余闻上古有真人者，提挈天地，把握阴阳，呼吸精气，独立守神，肌肉若一，故能寿蔽天地，无有终时，此其道生。"这42个字高度概括了古典气功的基本理论和方法，从中可以看出现代气功三调合一观念的雏形。从研究气功学术的角度在浩如烟海的中医古籍中搜寻，除《黄帝内经》之外，记载和论述气功疗法内容较多的医学著作有南北朝时期陶弘景的《养性延命录》、隋代巢元方的《诸病源候论》、唐代孙思邈的《备急千金要方》、宋代由政府主持编纂的《圣济总录》、明代冷谦的《修龄要旨》及高濂的《遵生八笺》、清代沈金鳌的《杂病源流犀烛》等。这些著作在理论、操作、应用诸方面对气功疗法的形成及发展均有所建树，可以说是中医气功学术的主要源泉。在这些古典医籍中特别值得一提的是《诸病源候论》，这部由隋代太医令巢元方等编纂的病因病机学专著，同时也是一部古代气功疗法的专著，其中对各类疾病的治疗只用被称为"导引"的气功疗法，未提及任何方药、针灸等其他疗法。

当代中医界重视气功的医家和学者也大有人在。早在20世纪60年代，秦伯未、任应秋等著名中医学家上书卫生部提出的《对修订中医学院教学计划的几点意见》中，即提出要及早开设气功课。20世纪80年代以后，已有十余所高等中医药院校开设了气功课程，北京中医学院和上海中医学院还设立了气功研究所。气功进入中医药高等教育体系和建立科研机构为中医气功学的学科建设和发展奠定了扎实的基础。1994年7月，由全国十余所高等中医药院校和科研机构协作编写的《中医气功学》教材由人民卫生出版社出版。这是新中国成立以来的第一部，也是唯一一部由多所高校和科研单位集体编写并广泛使用的中医气功学教材，是中医气功学学科建设迈出的标志性步伐。2005年8月，新世纪全国高等中医药院校规划教材《中医气功学》由中国中医药出版社出版。从协编教材到规划教材，是中医气功学学科建设的又一进展，说明中医气功学的教材建设经过十余年的锤炼，已经日臻成熟，能够与中医药学的其他学科比肩而立、并驾齐驱。

与气功学术的总体相比较，中医气功学有其自身的一些特征。例如，在指导思想上虽以中医理论为基础，但因气功现代研究的需要，也涉及西医理论和其他现代科学理论。又如作为一种疗法，其目的是明确和限定的，即养生与治疗，但古典气功修炼的目的不仅限于此。另应注意，养生与治疗既有联系又有区别，前者通常是指健康人的保健和延缓衰老，后者是指对于疾病患者的治疗。现代的中医气功学比较侧重于治疗，这与古代各家的气功修炼也有所不同。此外，中医气功学在功法的选择上博采众家、不拘一格，除古代的医家功法之外，凡能够发挥养生和治疗目的的气功功法，无论其起源于佛家、道家、儒家或其他各家，均予选用。

综上所述，中医气功学是一门研究中医药学领域内气功学术的历史发展、基础理论、操作技能和临床应用及其原理的学科。

二、中医气功学的学术体系

从目前形成的框架结构及今后的发展方向看，中医气功学的学术体系大体包括以下几个主要部分。

（一）基础理论

本教材所介绍的中医气功学的基础理论，包括中医气功发展简史、传统气功理论，以及建立在现代科学研究基础上的现代气功理论。全面、正确、系统地认识中医气功的发展历史，探讨其起源、形成过程及发展规律，是继承和发扬中医气功学术的基础。故中医气功的史学研究不可或缺。中医气功的传统理论以阴阳五行、脏腑经络、气血津液、精气神等学说为主，并融入了一些道家、佛家的修炼理论。在学习这些理论、学说的过程中，应注意中医基础理论在用于阐释气功学术时的变化与侧重；对于其他各家的气功理论，应注意取其精华、去其糟粕。另外，自20世纪80年代以来，现代科学对于气功进行了多学科的、从现象到机理的研究，其中生理、心理、物理、生化等方面的研究，对于探讨中医气功的临床疗效与作用机理有重要作用。检验、评价、整理和应用这些已经取得的现代科学研究成果，并在此基础上进一步深入开拓，是现代气功理论建设的重要任务。

（二）实践技能

气功的实践技能包括三调（调身、调息、调心）操作与气功功法。气功功法是气功学术传承的载体和基本方式，而三调操作是气功功法构成的基本要素。把握好三调操作的基础，在学练各种功法时就能够提纲挈领，抓住重点，形成基本境界。故三调的基本操作是气功实践技能的基本功。在学习气功功法时，应全面了解其学术渊源、操作特点及临床应用，且以掌握三调合一的境界为中心。从古至今，各家各派的气功功法种类繁多，良莠不齐，故学习气功功法还应该注意去伪存真、去粗取精。本教材选取了十余种医学气功功法作为基础功法；此外，在临床治疗部分，还简要介绍了一些对病证有较强针对性的选用功法。

（三）临床应用

气功疗法的临床应用包括养生和治疗两部分，本教材主要探讨气功治疗的临床应用，养生部分拟另作探讨，故基本未涉及。气功作为一种疗法，在中医临床上与针灸、推拿同类，均属于非药物疗法。在气功疗法中，中医的辨证施治原则须落实为因人施功与辨证施功；施治的过程包括教功、领功、查功，并强调发挥患者自身的主观能动性，故其临床工作常规与中医的其他疗法既有联系又有区别。目前中医气功的临床治疗学术尚待发展，基本的临床治疗模式和规律还在探索之中。本教材的临床治疗部分包括了中医气功临床治疗的适用范围和工作常规，还介绍了多种疾病的辨治及气功处方。

（四）古典文献

古典气功文献是中医气功学发展的重要学术源泉。由于古代气功有不同的学术流派，古典气功文献也散见于中国传统文化许多领域。如在医学、宗教、哲学、天文学、考古、历史乃至文学等古籍中，均能查找到气功学术的内容，既有专著专篇，也有章节片段。故古典气功文献的寻找、整理、评注、译释并非易事，而是一项长期和艰难的工作。气功文物的搜集与考证也属于这一领域。古典气功文献的发掘与整理应注意与当代信息科学的进步相联系，尽早尽快地利用电子计算机等现代信息工具。考虑到中医气功学课程的学时安排，本教材将这一部分内容列为附篇，其中节选的文献资料以古代医家气功为主，兼收各家，并予以注释，以方便自学。

三、中医气功学的相关学科

如前所述，中医气功学是中医学术与气功学术相结合而产生的学科。由于 20 世纪以来中医与气功均为现代科学所关注，都是现代多学科研究的对象，故与中医气功学相关的现代学科众多。由于现代科学的相关学科均从中医气功学自身的学术体系之外介入，其联系属外在，故于此不拟探讨。从学术体系的内在联系看，中医气功学的相关学科大致如下：

（一）中国古代哲学

中医学术与气功学术的哲学基础均为中国古代哲学。为了更好地把握中医气功学术的思维方式和思想方法，能够理解古人认识事物的世界观和方法论，从而认识中医气功学术的本质内涵，具备中国古代哲学的基本知识在所必需。

（二）宗教

医与巫的关系、气功修炼与宗教修持的关系，决定了中医气功与不同形式、不同时期的宗教有一定联系。但从历史上看，早在数千年前，中医与气功即已从宗教的影响中脱离出来，形成了独立的体系。了解中医气功学与宗教学的关系，有助于认识中医气功学术的发展从迷信走向科学的历史进程。

（三）针灸推拿

作为一种疗法，气功与针灸、推拿在中医学中的学术地位相当，而且与它们有密切的联系。针灸疗法与推拿疗法，尤其是针灸，离不开经络，而古人认为经络的发现与气功直接相关。明代医药学家李时珍在《奇经八脉考》中就说过："内景隧道，唯返观者能照察之。"此外，针刺需要"得气"，推拿需要练功培育内力，也都与气功学术有深刻的内在联系。反之，针灸与推拿疗法也能够给气功疗法以借鉴和支持，例如温灸或点按某些穴位可以养育、增强内气。临床上如能够将针灸、推拿、气功结合运用，使气机沟通内外，可以增强疗效。

（四）体育

前面论述气功的定义时，已谈到了气功修炼与一般体育锻炼的区别，即前者是三调合一，后者是三调分立。由此引申，前者旨在进入特定的境界，后者则主要是肌体运动。气功功法中的动功与体育运动的一些项目看上去相似，但只是形似而非神似。相对而言，气功修炼较注重内在，体育锻炼较注重外在。因此，二者的适用范围及效果均有一定差异。

（五）心理

气功疗法具有心理疗法的某些因素，但不局限于心理疗法。心理疗法旨在调整患者的心理状态，其中常用的认知疗法、行为疗法等，特别是催眠治疗，与气功疗法有一定的相关性。这种相关性主要体现在调整心理状态的某些技巧上。但气功疗法不仅仅有调心的内容，还包括调息与调身，更要求进入三调合一的境界。故气功疗法的内涵要宽于心理疗法。此外，在心理疗法中，患者一般是被动的，例如在催眠术中大都是医生为患者催眠。气功疗法的特点则是发挥患者的主观能动性，患者在医生指导下，通过自我锻炼而恢复健康。

（六）自然疗法

气功疗法是自然疗法的一部分。自然疗法的范围很广，包括许多非药物性疗法，例如饮食疗法、森林疗法、花香疗法、音乐疗法、温泉疗法等。这些疗法大都起源于民间，充分利用自然环境资源，简便易行，除有保健作用之外，还对一些病证有较好疗效。从自然疗法的角度看，气功疗法是开发和利用自身自然潜能的康复方法，可以与其他自然疗法结合应用。

四、中医气功学的学习方法

学习中医气功学除了学习必要的理论知识外，更重要的是学练气功。此外，气功的境界是内在的，难以从外在直接感知。因此，中医气功学在学习方法上有其特殊性。

（一）悟性

古今的许多学者都强调学练气功需要悟性。此"悟性"之说很有道理，但什么是悟性却很少被说明，气功的学练往往因此而被蒙上神秘色彩。其实所谓悟性并非不可捉摸。就基本的认识过程而言，悟性是指理解事物的间接思维方式。间接思维方式的特点是非直接理解，它要求学习者悉心领会各种比喻、借代、象征等修辞或画面表达方法的"弦外之音""话外之意"，而不仅仅是把握字面、画面上的意义。在学练气功的过程中，这种认识事物的思维方式确实很常用。

众所周知，语言是被表达事物的符号。日常外在的事物均可为人们的感官所感知，故人们只要约定了共同的指代符号，就可以通过符号的交流来表达所感知各种事物的经验，从而相互理解。在日常的工作、学习生活中，语言的直接语义足以完成这类交流任务。然而，气功学习中所需要的交流与日常有所不同，其需要表达的主要部分是气功境界的各种体验，这类体验是内在的，是练功者的个人经验，无法为旁人的感官所感知，这就引起了交流上的困难。例如，在学练道家通周天的功法时，尽管不少人都可以有通周天的感受，但每个人都只能体验自己的周天，无法体验他人的周天，而不同个人所体验到的周天是有差别的。为交流这类只属于个人的感性经验，间接表达方法应运而生。这种表达往往借用人们已具有共同感性经验的、外在可观察的事物，来描述个人内在的感性经验。例如"周天"一词即是借用古代天文学上的术语来说明练功的内在体验。古今的气功文献中比喻、借代、象征等表达手法比比皆是，其根本原因即在于此。学习气功需要有从这些非直接表达的语句中去理解作者本意的能力，此时常规思考所用的逻辑推理方法往往派不上用场，需要结合自身的练功体验，在推测与想象中领悟和理解，这就是学练气功的悟性。

（二）练功

练功是中医气功学学习的重要内容。前面介绍气功定义时已经谈到，气功是技能性知识，掌握这类知识主要靠熟练的实际操作。气功修炼的理论来自于练功实践，是对练功身心体验和境界的描述、分析与总结。如果学习气功理论时没有自身练功的实践基础，对其理论的把握只能停留在空洞的词句和概念上；只有具备了实际的练功体验，才可能真正理解气功理论的内涵所在，反过来又用于指导练功实践。理论是为实践服务的，脱离了实践的理论即使正确也只是"口头禅"，只能用于夸夸其谈。因此，练功是中医气功学学习的基石，如果不能熟练地掌握至少一种功法，中医气功学的学习必然会仅流于空泛。

学练功法需要选择，古今气功功法众多，不可能也不必要完全掌握。中医气功学的教学主要教授医学气功，学习者可以在全面了解本教材选编功法的基础上，从中选择一两种作为重点，学深学透，长期锻炼。

（三）静心

中医气功学还强调学习过程中心态的宁静。尽管其他学科的学习也切忌浮躁，但中医气功学尤其强调静心。这首先是因为，练功的内在体验大都细致入微，是如《老子》所述"恍兮忽兮，其中有精"的境界，其到来之际往往转瞬即逝，如果心不静，根本无法体验和把握。而基于描述与分析练功体验的气功理论也都很细微，如果不能静下心来体味，只是像看小说那样阅读，其效果就是目光从字面上滑过，尚未理解一句话的深意，这一页已经翻过去了。本教材附篇中的气功古籍就需要精心阅读，而精心只能建立在静心的基础上。

总之，中医气功学是一门理论性与实践性均很强的应用学科，也是一门与多学科密切相关的边缘学科和尚在建设中的新兴学科。学习这门学科要求既掌握中医、气功及相关学科的理论知识，又需要掌握气功的操作技能。故一方面应博览群书，勤于思考，掌握这门学科的基本理论；另一方面要刻苦练功，增强对气功的感性认识，体验气功境界。此外，选读若干古典气功文献，了解一些现代气功科研的方法及发展动态，对学好中医气功学也有切实的帮助。

复习题：

1. 简述气功的定义及其内涵。

2. 什么是中医气功学？

3. 哪几部中医古籍中记载气功内容较多？

上篇　基础篇

气功基础包括发展简史、古典理论和现代研究三部分内容，旨在介绍和论述从古至今气功发展的历史过程，以及古往今来人们对气功的认识和探索。

第一章　发展简史

气功发展史研究气功的起源、流派及其在古今各个历史时期的发展状况。本章概括地介绍一些史料和史实，供学习和研究参考。

第一节　古代气功发展简史

本节自气功的起源开始，介绍从远古至清代的气功发展概况。

一、气功的起源

初步研究表明，气功起源于原始人类的自我保健方法。许多人都有过这样的体验：当疲劳困倦时，打个哈欠，伸伸懒腰，就觉得全身轻松，比较惬意；如果身体某处疼痛不适，往往经不由自主地按、摩、捏，疼痛就可能减轻或消除。气功在古代被称为"吐纳""导引""按蹻""行气"等，即源于这种本能的自我保健活动。"吐纳"实际上是强调调整呼吸的锻炼；"导引"是把躯体运动与呼吸自然地融合为一体的肢体运动；"按蹻"强调按摩和拍打肢体；"行气"是以意念配合呼吸，想象"气"沿经络的运行。

气功逐渐发展为自觉的有意识的身心锻炼技能，大约在公元前 3000 年至公元前 2000 年的新石器时代。但此说并无直接的文献资料，而是根据以下一些间接史料来推断的。

（一）史书记载

相传由孔子编选的，汇编上古历史事件和部分追述古代事迹的《尚书》，及此后的《史记》《孟子》，均记载在 4000 多年前的唐尧时期，中原地区曾洪水泛滥成灾。吕不韦主编的杂家巨著《吕氏春秋·古乐》记载："昔陶唐之始，阴多滞伏而湛积，水道壅塞，不行其源，民气郁阏而滞着，筋骨瑟缩不达，故作为舞以宣导之。"说明由于气候多雨潮湿，人们气血郁滞，导致周身及关节疼痛一类疾病，于是就用舞蹈来宣导气血以治病。2000 年前的古典医籍《内经》，在讲述中医各种不同治法的来源时说，中原一带，平坦潮湿，人们易患肢体寒冷，或骨关节病，应该用导引按蹻来治疗。即"中央者，其地平以湿，天地所以生万物也众；其民食杂而不劳，故其病多痿厥寒热；其治宜导引按蹻，故导引按蹻者，亦从中央出也"（《素问·异法方宜论》）。这可说明唐尧时期具有"宣导"作用的"舞"，到春秋战国时期已发展成为医疗气功的"导引按蹻"。

（二）医书记载

《素问·移精变气论》记载："往古人居禽兽之间，动作以避寒，阴居以避暑，内无眷慕之累，外无伸宦之形，此恬憺之世，邪不能深入也。"新石器时代，我们祖先的生活条件艰苦，找个阴凉处安静休息，降低代谢，内心不受七情干扰，外形不受名利趋求等奔波劳碌，保持安静愉快淡泊的心态，所以病邪也不容易侵入体内。这正是对原始气功养生的一种描述。

（三）考古发现

1975 年，在青海省乐都县柳湾地区出土的马家窑文化时期的一个彩陶罐上，有一彩绘浮塑服气吐纳人像。经有关专家考证，该文物已有 5000 多年历史，这就将气功的历史上溯到了 5000 年之前。1973 年，在青海大通县上孙家寨发掘了一批新石器时代的墓葬，其中有一个舞蹈纹彩陶盆，绘有黑色舞蹈人形，整个画面人物突出，神态逼真，应属对原始舞蹈或导引的描摹。据考证，此陶盆也属马家窑文化马家窑类型。

综上史料推断，气功主要起源于原始人的自我保健方法。此外，气功的起源与古代巫术也有一定关系。原始人的群体社会意识水平很低，对死亡的解释就是灵魂离开了肉体，不死的灵魂组成了鬼神的阴间世界，继续影响阳间的人世生活。而能够沟通阴阳世界联系的人被称为"巫"。古代医巫不分，但古时的"巫"与现在的巫婆神汉不可同日而语，二者表现形式相似，实质不同。据《论语》记载，没有持之以恒的毅力去练功的人，是没有资格做巫医的。"巫"必须有特殊的心理品质，即暗示性强，能专心致志，容易入静。在祭祀仪式中，要扫除设坐、斋戒沐浴、手足不动、澄神净虑、酣歌恒舞，制造一种庄严肃穆的气氛。这实际上无异于练静功。巫医在修炼过程中，不但能获得气功快感，有聪明益智、轻身延年等效果，而且对脏腑、经络、腧穴等内景会有直接体验，这些都有助于其医疗活动。随着社会的进步，到奴隶制社会，巫的社会地位和实质发生了根本变化，个别大巫成为统治者，有的成为医生，更多的沦为江湖术士或骗子。他们表演和行骗的手段，主要靠医药知识和气功，这就使气功这颗明珠蒙上了污垢。春秋战国时期的神医扁鹊提出"六不治"，其中之一是信巫不信医者不治，说明当时巫与医已经分离了。先秦时期的方士，可能就是由巫转化来的。巫医在治疗活动中，为了取得信任，不但要借助医药知识，而且要利用物理化学知识练一些表演性的功夫。总之，虽然气功的起源与古代巫术有一定的关系，但最终是巫术利用了气功来确立其威信。

二、先秦时期的气功

经过夏、商、西周，到了春秋战国时期，随着社会生产力的提高，社会经济剧烈变化，文化也受到很大的推动促进，因而出现了"诸子蜂起，百家争鸣"的学术氛围。气功在当时也得到相应的发展。

《素问·异法方宜论》中总结的源于上古而行之有效的医疗方法为：砭石、毒药、灸焫、九针、导引、按蹻，其中导引按蹻即为古代气功。《内经》中还认为有的病以导引与中药相结合治疗效果更好，如《素问·奇病论》中论及息积时提出"积为导引服药，药不能独治也"。由宋人增补的《素问·遗篇·刺法论》中更具体地记载了一则导引治肾病的方法："肾有久病者，可以寅时面向南，净神不乱，思闭气不息七遍，以引颈咽气顺之，如咽甚硬物。如此七遍后，饵舌下津令无数。"

《素问·上古天真论》中记载的"恬恢虚无，真气从之，精神内守，病安从来"和"呼吸精气，独立守神，肌肉若一"等都是古代气功修炼的内容。"呼吸精气"相当于吐纳调息；"独立守神"相当于意守调心；"肌肉若一"相当于身体姿势动作协调统一。由此可见后世气功修炼三调合一的理论雏形。

此外，《内经》中以气即精气为总纲，根据其分布部位、作用的不同，命名了八十余种气，广泛深入地论述了这些气在人体中的重要作用。此关于气的学说，不但是中医基础理论的重要组成部分，也是研究古典气功理论的主导思想之一。

在《史记·扁鹊仓公列传》中，提到约生活于公元前 5 世纪时的名医扁鹊论述上古之时的几种医疗措施：汤液、醴酒、砭石、挢引、案杌、毒熨。其中"挢引"即导引按蹻，"案杌"即按摩，也是对古代气功在临床上应用的记载。

在道家代表人物老子、庄子的著作中，都有关于古代气功的论述。老子著作《道德经》中的"虚其心，实其腹"（三章）、"绵绵若存，用之不勤"（六章）、"致虚极，守静笃"（十六章）、"专气致柔，能如婴儿乎"（十章）等论述，除反映他的哲学观点外，也是兼讲气功的，常为后人所引用。《庄子·刻意》中讲"吹呴呼吸，吐故纳新，熊经鸟申，为寿而已矣；此导引之士，养形之人，彭祖寿考者之所好也"。而在《庄子·在宥》借广成子之口所讲的几条长寿经验中，都包含了古代气功修炼内容，如说："窈窈冥冥，至道之极，昏昏默默，无视无听，抱神以静，形将自正，必静必清，无劳汝形，无摇汝精，乃可以长生；目无所见，耳无所闻，心无所知，汝神将守形，形乃长生。"总之，老庄思想是气功养生的古典理论基础之一，长期以来一直为后人所重视。

儒家强调静坐，这在《庄子·人间世》中有具体描述，它记录了孔子向其学生颜回介绍"心斋"时说的对话："回曰：敢问心斋。仲尼曰：若一志，无听之以耳，而听之以心，无听之以心，而听之以气。耳止于听，心止于符。气也者，虚而待物者也。唯道集虚，虚者心斋也。"而《庄子·大宗师》又记载了颜回向孔子报告了自己坐忘的体会："回坐忘矣。仲尼蹴然曰：何谓坐忘？颜回曰：堕肢体，黜聪明，离形去知，同于大通，此谓坐忘。"前面的"唯道集虚"和这里的"坐忘"，都是高度入静的气功修炼状态。所以近代学者郭沫若在《静坐的功夫》中指出："静坐这项功夫……当溯源于颜回……颜回坐忘之说，这怕是我国静坐的起源。"

其他诸子的著作中也有关于气功的论述。管仲为春秋初期法家代表人物，《管子》一书中有"人主安静"的思想："人能正静，皮肤裕宽，耳目聪明，筋信而骨强。"而这种积极主动的静，需要依赖气功修炼。这种静而有益的思想也反映在战国末期集法家大成者韩非的《韩非子》一书中："圣人爱精神，而贵处静。"还指出："虚静无为，道之情也。"

战国时期的商人、政治家吕不韦在其杂家巨擘《吕氏春秋》一书中指出了动静修炼的重要意义。书中指出："精神安乎形，而年寿得长焉。"接着又指出："形不动则精不流，精不流则气郁。"还指出了要动静结合："宜动者静，宜静者动也。"而战国时期伟大的诗人屈原在其《远游》一诗中，描绘了气功修炼的要领和境界，其内容包含道家论道之精意，隐遁仙去之奇说，

NOTE

为早期的气功名篇。

战国文物"行气玉佩铭"，又称"行气玉铭""行气铭"，现藏于天津博物馆。这是一件珍贵的，迄今为止最早且完整描述气功修炼过程的实物。在这件中空未透顶的十二面体玉制饰物上，刻有45个铭文，郭沫若先生在《奴隶制时代》中将其译为："行气，深则蓄，蓄则伸，伸则下，下则定，定则固，固则萌，萌则长，长则退，退则天。天几舂在上，地几舂在下。顺则生，逆则死。"郭沫若先生认为，铭文讲的"是深呼吸的一个回合，吸气深入则多其量，使它往下伸，往下伸则定而固；然后呼出，如草木之萌芽，往上长，与深入时径路相反而退进，退到绝顶；这样，天机便朝上动，地机便朝下动；顺此行之则生，逆此行之则死"。虽然文史专家对铭文的译法尚有不同意见，气功界对铭文所描述的为何种功法也尚有些争论，但都确认这是一部珍贵的气功文献。

三、两汉时期的气功

气功到汉代有了进一步的发展，功法上更具体，理论也较前丰富。

以张仲景、华佗为代表的汉代医家，拓宽了气功临床应用的范围。张氏认为，气功具有行气血利九窍的作用，他在《金匮要略》中指出："病邪……适中经络，未流传脏腑，即医治之，四肢才觉重滞，即导引吐纳……勿令九窍闭塞。"华佗则根据《吕氏春秋》"流水不腐，户枢不蠹"的思想和《淮南子》上提到的若干动物动作，结合自己的临床经验，创编了一套动功，名为五禽戏，"一曰虎，二曰鹿，三曰熊，四曰猿，五曰鸟"。功能"除疾，兼利蹄足，以当导引；体有不快，起作一禽之戏，怡而汗出，因以着粉，身体轻便而欲食"。可惜这套被誉为套路功法先驱的五禽戏，未能保存下来。现在的五禽戏均为后人重新整理编创，以致派别众多。

在长沙马王堆三号汉墓出土的随葬品中，有几件相当珍贵的古代气功文物，如《导引图》《却谷食气篇》《养生方》等，反映出当时医家对气功发展的贡献。《导引图》是一张彩色帛画，绘有男女多种练功姿势。画面上的44个练功姿势分4行排列，但能辨认者仅28个。整幅画原无名称，也无作者，现用之名为出土后依其内容而定。《却谷食气篇》是以描述"食气"（即呼吸锻炼）为主的练功方法之专著，也是历史上首部专论却谷的著作。全书仅26行，刻在竹简上，对却谷食气的方法及适应证有明确的论述。《养生方》专论养生尤其是气功养生的原则与方法。该书《十问》篇描述的治气（即炼气）方法是"息必深而久，新气易守，宿气易老，新气易寿；善治气者，使宿气夜散，新气朝聚，以彻九窍，而实六腑"。论述了呼吸锻炼吐故纳新之方法和作用。同篇论述的治气四时注意事项，可与《却谷食气篇》中的内容互为补充，如"食气有禁：春避浊阳，夏避汤风，秋避霜雪，冬避凌阴"。

东汉初年，佛教由印度传入中国。汉代译出的佛经中，有专讲禅定修持的《安般守意经》，其内容与古代气功密切相关。禅定为佛教的重要修行方法，"安般守意"为坐禅时通过计数呼吸出入，使精神专注，进入禅定意境。该书提出了两种禅定调息法：一"谓数息、相随、止观、还净……"为后世六妙法和数息观的基础；二是将练功过程中的呼吸分为4种不同的状态，提出了呼吸四相，"一为风，二为气，三为息，四为喘"，并提出要结合意念将呼吸调至柔和轻细，对后世也颇具影响。

中国的道教也产生于汉代。这一时期道教的两部重要著作《太平经》《周易参同契》都有论及古代气功的内容。《太平经》为原始道教的一部经典，对气功的修炼方法及理论均有贡献。

在方法上，该书提倡守一法和存想法。认为"守一明之法，长寿之根也"，并认为全身均有可守之处；关于存想的操作，书中提出"使空室内傍无人，画像随其脏色，与四时气相应，悬之窗光之中而思之"。在理论上，该书阐述了精、气、神的相互转化及其效用，认为"气生精，精生神，神生明；本于阴阳之气，气转为精，精转为神，神转为明；欲寿者，当守气而合神……"《太平经》中开始出现的"炁"字，专指内练功法中的元气、先天之气，沿用至今。《周易参同契》出于魏伯阳之手。该书以《周易》为主要说理工具，用于说明炼丹过程。但其所述之丹究竟属外丹、内丹或内外丹兼论，长期以来各家之说不一。一般认为，从内容来看，为内外丹兼论。自唐代始，该书为内丹派所重视，宋代有称其为"万古丹经王"之说，将其视作内丹术的经典著作。不过魏氏用词隐晦，譬喻甚多，艰奥难通。故从唐宋开始出现多种注释本。

《老子河上公章句》是后汉人托名老子所作，该书从气功养生的角度阐发《老子》，对后世内丹术、胎息的确立有很大的促进作用。《淮南子》是汉高祖之孙、西汉淮南王刘安所作，后世将其列为杂家言，书中基本上以道家观点为中心，全面论述自然、社会问题。在气功养生方面提出："神贵于形也，故神制则行从，形胜而神穷。"主张"体道"，掌握阴阳变化，调节神志活动，协调脏腑功能，使形与神合一，从而保持健康。

四、魏晋南北朝时期的气功

魏晋南北朝时期，战事频繁，社会动荡，经济发展受阻。但由于道、佛两教盛行，导引养生也在士大夫中流行，养生思想与气功学术仍有较大进步。

曹魏时期的曹操及他的儿子均是气功爱好者。曹操曾招集过不少擅长气功的方士，如甘始、皇甫隆等计16人，向众人传授"鸱视狼顾，呼吸吐纳"。曹操本人还与皇甫隆讨论过服食导引的方法，以求延年益寿。曹操之子曹丕在《典礼》中记述的因练功方法掌握不当而造成的"……为之过差，气闭不通，良久乃苏"，可能是气功史上的第一例练功偏差记载。

在晋代，气功学术进一步发展，出现了几部有影响的气功专著。《黄庭经》一般被认为传自魏华存，全书分《外景经》《内景经》两部。《黄庭经》以人体黄庭部位及脏腑皆有主神之说为本，结合中医脏腑理论，用七言韵文形式阐述气功修炼的理论，以及长生久视之诀。所谓黄庭乃人体之部位，黄为中央之色，庭为四方之中，表示中空之意。所谓黄庭三宫，即上宫脑中、中宫心中、下宫脾中，与后世的三丹田位置相契合。著名书法家王羲之曾用楷书写过《黄庭经》（外景经），并以此与山阴道士换得一群鹅。"鹅掌戏"即为王氏以鹅掌划水动作为原形创编的一套动功。

《抱朴子》为晋代医学家、道教理论家、炼丹家葛洪所著。葛氏认为，导引的作用是"疗未患之疾，通不和之气"，可以延年续命。在气功修炼方法上，他有三方面建树：一是倡导胎息法，强调"虽云行气，而行气有数法焉……其大要者，胎息而已"。二是发展了《太平经》的守一法，首次提出了意守三丹田的理论与方法，并明确指出了三丹田的部位，如《抱朴子·内篇·地真》曰："子欲长生，守一当明……或在脐下二寸四分下丹田中，或在心下绛宫金阙中丹田也，或在人两眉间……三寸为上丹田也。"三是收集了较多行之有效的动功功法，并发展了仿生动功。但《抱朴子》论述养生长寿时，强调以服食金丹为主，辅以导引行气，且在描述炼丹方法时多有迷信色彩。

张湛在其所著《养生要集》中提出："养生大要，一曰啬神，二曰爱气，三曰养形，四曰

NOTE

导引，五曰言语，六曰饮食，七曰房室，八曰反俗，九曰医药，十曰禁忌。"其中的前四项均与气功有关。他认为保养精气神的方法以闭气法为最佳。在闭气法的基础上，引内气以攻局部的病证，也首见于该书。

"气功"一词首见于晋代许逊所著的《净明宗教录》。此外，他的《灵剑子》明确提出"内丹"一词，曰："凡服气调咽用内气，号曰内丹。心中意气，存之绵绵。"而他的《灵剑子·导引子午记》记载："调息，心无外缘，以神驭气，闭神庐以定火候，开生门而复婴儿，圣胎内结，握固凝然。"这比《周易参同契》的描述更为明白易行。

南北朝时的气功大家当属陶弘景，他是道教理论家兼医家。他的气功养生思想集中反映在其专著《养性延命录》中。陶氏主张，气功修炼应动静结合，以静为主。故该书先列以静功为主的《服气疗病篇》，后列动功部分《导引按摩篇》。在静功方面，陶弘景介绍了闭气法、吐气法、引气攻病法等，并开创了六字诀法，即"纳气有一，吐气有六。纳气一者，谓吸也；吐气有六者，谓吹、呼、唏、呵、嘘、呬，皆出气也"。在动功方面，内容更为丰富。华佗创编的五禽戏即始见于该书的《导引按摩篇》。这套功法难度高，运动量大，习练时要求"任力为之，以汗出为度"，与后世流行者相差甚大。还有现代流行的保健功，如浴面、栉发、耳功、目功、鼻功等，以及内视脏腑法、存思日月法等等，书中都有记载。

中国佛教禅宗之初祖菩提达摩于南北朝时来华，他所创导的禅定方法，面壁而坐，终日默然，也称"壁观"，对后世气功功法，尤其是禅定派功法的发展，有较大的影响。两晋以来，北国佛教特重禅定，形成了当时禅法的各个流派。北魏迁都之前，嵩山已逐渐成为禅僧集居之所。迁都之后，孝文帝在公元495年为佛陀禅师建少林寺，自此嵩山少林更以禅法驰名。南北朝末期，天台宗也在酝酿形成之中，托印度龙树为初祖。北齐禅师慧文、慧思为二祖、三祖。陈隋之际，智顗为四祖，乃集其大成。智顗所著的《修习止观坐禅法要》《摩诃止观》等论述禅定修持的著作，丰富了古代气功的理论与方法。

五、隋唐五代时期的气功

隋唐时期的气功有几个特点：一是在医疗上被广泛应用，许多医学名著都有关于气功的记载；二是传统内丹术开始兴起；三是气功理论体系更加完善。

隋唐时代包括导引在内的按摩疗法颇受重视，在太医署内设有按摩科。综合《新唐书》《唐六典》等有关著作的记载，当时的按摩科可能包括现在的推拿、气功、骨伤3个科，是一个综合性的临床科室。隋唐时期的三大古典医著《诸病源候论》《备急千金要方》《外台秘要》都是与气功关系密切的中医文献。

隋朝太医令巢元方等的《诸病源候论》成书于隋大业六年（610年），为一部中医病因病机专著，凡50卷67门1739论，详论内、外、妇、儿、五官各科疾病，是《伤寒杂病论》以后最重要的医学著作之一。书中详论了各科众多疾病的病因病机，但治疗却未涉及一方一药，只列出了被称之为"导引"的气功疗法。该书辑录了现已佚的"养生方导引法"或"养生法"289条，删去76条重复者，共计213种导引法，用以治疗110种病候。其中的多数病候还介绍了多种导引法，最多的可达十几种，体现了中医气功学辨证施功的重要特点。书中介绍的导引法三调具备，形式多样，内容丰富。调身内容几乎贯穿于所有导引法中，姿势多样，坐卧行立，各有多种变化。调息内容亦丰，除一般呼吸外，闭气不息运用较多，还有数息法、发声呼吸法等。调心有"瞑心""静心"等入静法；以意导气，从某部位入到某部位出的意念活动较多；意守、存想等法也常用，如多处提及"内视丹田""存心念五脏""思心气上下四布"等。独以气功疗法治各科疾病，在目前发现的中医古籍中独一无二，故巢氏《诸病源候论》不仅是病因病机分类的专著，也是医家气功的临床专著，在医学气功发展史上占有重要的、无可替代的地位。

孙思邈是一位伟大的医药学家和道教学者，也是一位造诣极高的气功学家。其所著《备急千金要方》总结了汉至唐的医学成就，凡诊治诀、针灸之法、导引、按摩、养生之术无不周悉。孙氏认为修身养生首在养性，注重道德修养。他在《千金要方·大医精诚第二》中说："凡大医治病，必当安神定志，无欲无求，先发大慈恻隐之心，誓愿普救含灵之苦。"练功先修德，孙氏堪称典范。在气功功法上，孙氏除录引《诸病源候论》外，还记载了以"调气""闭气法"为主的静功及"调心"为主的"禅观"法静功，以及"天竺按摩法""老子按摩法"等动功，并将较高的"胎息"境界修持称为"和神导气之道"，且做了详细说明。

王焘于公元752年编著的《外台秘要》40卷，分论临床各科。在气功方面，他不但原样录入《诸病源候论》中有关疾病的养生导引方法，还补充了若干锻炼方法。

内丹是相对外丹而言的，"气能存内，内丹也；药能固形，外丹也"（《通幽诀》）。由于历代不少皇帝与大臣皆因服食丹药（外丹）中毒而死，所以人们开始希望以自己的内练来取得防病治病、延年益寿的效果。正是在这样一种背景下，内丹术在前人摸索实践的基础上，于隋唐时期开始兴起。早期的内丹术方法比较简单，是在胎息的基础上，加以意念引导。唐末五代出现了一批内丹术的先驱者，如钟离权、吕岩等，被后世称为钟吕派，其著作《钟吕传道集》《灵宝毕法》等对后世影响颇大。

此外，这一时期由于社会和科学的进步，气功基本理论体系也得到了较大发展，较前更为完善，并有所创新。《太清中黄真经》《太清调气经》《延陵先生集新旧服气经》等一批以强调内练为主，注重呼吸锻炼的气功专著，不但提出了许多呼吸锻炼方法，而且也已出现了内气外放的"布气诀"。"气功"一词于这些书籍中有所使用。气功的常用术语"入静"一词唐代也有使用，如《灵飙词序》"修炼之士，当须入三静关，淘炼神气，补续年命"。佛教天台宗创始人，陈隋之际智颛和尚的《修习止观坐禅法要》一书对气功理论体系影响很大，如今所说的练功三调——调心、调息、调身的主要内容，源于该书的调五和，即调饮食、调睡眠、调息、调身、调心。智颛还将练功中出现的正常反应归纳为八触，即痛、痒、冷、暖、轻、重、涩、滑等，这些对自身练功体验的准确描述，有助于认识和界定练功境界。此外，该书还发展了《安般守意经》中的"呼吸四相"说，并用"调相""不调相"加以分类。详见本书第十一章。

六、两宋金元时期的气功

这一时期整个中医学发展迅速，学术气氛活跃，理论上有突破，临床上有成果。宋金元著名医家对气功做出积极的贡献，气功专著及佛经、道藏类书日见增多，使一大批气功资料得以保存。内丹术在原有的基础上进一步发展，形成流派，并开始融合于医家气功之中。

金元四大家的学术观点各有特色，但在气功问题上，则一致认为在临床上有应用价值。主寒凉派的刘完素（河间）对六字诀的应用有深刻体会。他在《素问玄机原病式》中写道："仙经以息为六字之气，应于三阴三阳，脏腑之六气。实则行其本化之字泻之；衰则行其胜己之字

NOTE

泻之，是为杀其鬼贼也。所谓六字之气者……吹去肾寒则生热，呵去心热则生寒。"攻下派代表张从正（子和）在他的代表著作《儒门事亲》卷二中把导引列为汗法之一，他认为"导引、按摩，凡解表者，皆汗法也"，且选五禽戏为主要功法。补土派代表李杲（东垣），治病注重调理脾胃，用药多为参、术之类，但同时他也主张，在服药的同时应配合静坐以养气，他的《兰室秘藏》认为"当病之时，宜安心静坐，以养其气"，然后再予药物治疗。他还对五脏病变的练功方法与时间做了论述。滋阴派代表朱震亨（丹溪），倡"阳常有余，阴常不足"之说，治病注重养阴之法。但对杂病的治疗，朱氏则提倡气功疗法。他还在《丹溪心法》提出"气滞痿厥寒热者，治以导引"。

宋代印刷技术的革新，为刊印书籍创造了前所未有的条件。宋代对医书的编写、整理非常重视，先是在崇文院中编录医书，后又于公元 1057 年专设校正医书局，专事医籍之整理，历时十余年，陆续刊印了大量医著，其中包括《诸病源候论》《千金要方》《金匮要略》等富有气功内容的重要医籍。

成书于公元 1117 年的《圣济总录》，全书 200 卷，宋代政和年间由皇帝下诏，命医官集体编撰而成。该书广泛收集历代方书及民间方药，并摘录道家修炼方法，历时 7 年（1111—1117 年）完成。其中属道家气功修炼内容的有神仙导引、神仙服气、神仙炼丹等，此外还论述了服气与辟谷、辟谷服饵与食疗药膳的关系。宋元时期也是中医养生学术发展较快的时期，出现了不少著作，专论养生兼及气功，如《三元延寿参赞书》《寿亲养老新书》《泰定养生主论》等。在其他一些医学著作如《圣济经》《鸡鸣普济方》《医说》等书中，也有丰富的气功内容。

内丹术在唐代发展的基础上，至宋金元时期形成一大气功流派，出现了一批内丹术的实践者、研究者，如南方的张伯端、北方的王嚞等。张伯端写成《悟真篇》一书，专论内丹修炼。修炼的中心是"取将坎位心中实，点化离宫腹内阴，从此变成乾健体，潜藏飞跃总由心"，对内丹术具有很大的指导意义。《悟真篇》与《周易参同契》被后世奉为内丹派的两大经典著作，从宋开始出现了多种注释本。王嚞传世之作有《重阳全真集》等。南、北宗的内丹功法，早期的主要差别在于从"性"入手，还是从"命"入手。一般认为，南宗主命功，从下丹田精气着手，先命后性；北宗主性功，从上丹田元神入手，先性后命。但从元代起，两者都开始强调性命双修。

这一时期，还发展、出现了一些颇有价值的气功功法，如六字诀和八段锦。六字诀的应用在宋金元时期都有所发展，除刘完素提出的应用原则外，还出现了以歌诀形式的操作应用法。如元代的《修真十书·杂著捷径》卷十九中的"去病延寿六字法"等。宋代出现并在民间广泛流行的八段锦深受群众喜爱。八段锦在流行过程中，又分为南北两派。北派动作繁而难练，以刚为主，又称"武八段"，流传不广。南派动作难度不大，以柔为主，又称"文八段"。文八段又分坐式、立式两种，现在所说的八段锦多指"立式文八段锦"。

七、明清时期的气功

明清时期是气功兴旺发展的时期，气功更为广泛地为医家所掌握，气功著作大量出版，气功功法流行广泛，内丹术更趋完善，功法基本定型。

明清医家对古代气功的发展做出了重要的贡献。无论在理论上，还是在临床上，他们都有精辟的见解，医学著作中的气功资料较前更为丰富。

明初朱橚主持，滕弘、刘醇等人编写的《普济方》中有许多关于气功治病的内容，收载了导引、引气等气功方法数百条，涉及病种有头痛、耳聋、虚劳等几十种，所用功法以《诸病源候论》为主，兼及《备急千金要方》《圣济总录》等。明代杰出的医学家李时珍，积极倡导气功锻炼，他结合自己的锻炼体会，对气功与经络的关系问题发表了许多宝贵的见解。其内容除集中反映在《奇经八脉考》之外，也散见于《本草纲目》中。李时珍非常重视奇经八脉在人体中的作用，更强调任督二脉，认为"任督二脉，人身之子午也，乃丹家阳火、阴符升降之道，坎水、离火交媾之乡"。对阴跷脉的作用也独有见解。关于"内景隧道，唯返观者能照察之"的名言，或是他练功实践的切身体会。此观点对经络的形成开辟了从气功修炼探索的途径，对气功与针灸、气功与中医关系的研究有重大影响。明代著名针灸学家杨继洲编著的《针灸大成》一书，对后世影响很大。该书除对明以前的针灸学术做了较全面的总结之外，作者还结合自己的练功实践，对经络在气功中的作用做了很好的阐述。

清代龚廷贤重视养生之道，在他的代表作《寿世保元》中，对养生问题多有论述。在养生方法上，提倡养内为主。万全精于儿科与气功养生，其著作中有对静坐、打坐的叙说，提出打坐要以调息为入手方法，要思想宁静，祛除杂念。李梴著的《医学入门》将气功功法分为动功、静功两大类，并强调必须动静结合，提倡辨证施功。王肯堂于公元1602年编成的《证治准绳》一书，将气功疗法用于眼科疾病的治疗，肯定了气功对青盲症的疗效。龚居中所编的《红炉点雪》为重点讲述治疗痨瘵病的专著，书中介绍了气功在治疗痨病中的应用。清代沈金鳌所著《杂病源流犀烛》特别值得一提，作者对古代气功颇有研究，认为"导引、运功，本养生家修炼要诀，但欲长生，必先却病，其所导、所运，皆属却病之法"。该书在46种病证之后，分别辑录了不同的导引运动方法，为研究辨证选功提供了宝贵的文献资料。清代两位温病学家叶桂、薛雪也精通气功。叶桂除本人喜爱气功外，还指导患者坐功运气。叶氏常以功药结合的方法治疗疾病（包括温热病后期的调理）。这些宝贵的经验，记载在他的《临证指南医案》一书中。薛雪在诊疗疾病时，常有"闭关静养"之医嘱。

明清医家、气功家对丹田、命门的研究也日趋深化。如张景岳对命门的论述结合了气功修炼的有关理论，这不但充实了立论根据，也发展了中医命门学说。此外，他在《类经》中，将《蒋氏调气篇》《苏氏养生诀》《李真人长生十六字诀》列为气功养生的"下手功夫""入门之阶"。明代医家还十分重视吞咽口津的作用，如李时珍认为口津能"灌溉脏腑，润泽肢体"，张景岳也认为吞咽口津"久饵之，令深根固蒂也"。

明清时期，气功界对练功可能出现的某些副作用和偏差的认识，也较前人有较大进步。李梴指出了一些功法的副作用："内动运任督脉者，久则生痈；运脾土者，久则腹胀；运丹田者，久则尿血；运顶门者，久则脑泄，内动固不然矣。"张景岳对闭气法的副作用与治疗有明确的论述。然对气功偏差论述最为明确的，要数张璐的《张氏医通》。该书分析了偏差的病因、症状与治疗。如认为偏差之成因，一为呼吸掌握不当，二为意念应用失度；而常见之症状，有的以神志错乱为主，也有的以肝火上炎为主。张氏提出了一些辨证施治的方法，如涤痰安神不应者，用大剂独参汤；安神补气不应者，用六味地黄丸兼滋肾丸等。

传统内丹术到了明代趋于成熟，功法逐渐定型，清代继续有所发展。其代表人物及著作有张三丰的《玄机直讲》《道言浅近》《玄要篇》《注百字碑》，传为尹真人口授的《性命圭旨》，陆西星的《玄肤论》《金丹就正篇》等。由于内丹术的深入发展，被誉为"丹经之王"的两部

NOTE

经典著作《周易参同契》和《悟真篇》在这一时期得到了更多的阐述，出现了多种注释本。

明清时期，还出现了不少以功法为主要内容的著作。明初冷谦的《修龄要旨》收有多种功法，如"延年六字诀""八段锦"等。《保生心鉴》，署名铁峰居士所撰，为一部功法专著，主要内容有"二十四气导引图像"。周履靖的《赤凤髓》介绍了"华山睡功十二图""古仙导引图"等，并附有较多插图。徐文弼在《寿世传真》中，将众多的外功分为分行式、合行式两大类。明清盛行的太极拳、形意拳、八卦掌、易筋经等，都是古代气功功法。清末尊我斋主人所集的《少林拳术秘诀》一书，全面论述了武术气功，认为中华武术的特色就在于阴阳理论和内练功夫，并使用了"气功"一词。

明代四大高僧之一的憨山结合禅家的"悟境"，对气功中的"静""定"二字及其关系做了很好的训释，为后世气功家所借鉴。明代道藏的编订出版，为古代气功的研究提供了大量的文献。中国的道藏编订始于唐玄宗开元时，称《开元道藏》。宋代、金元时期也先后编订过数次，但均早已失传。明代道藏于1403年编辑完毕并刊版，名《正统道藏》。万历三十五年（1607年）又进行续增，名《万历续道藏》。道藏除道教教仪、仪范、符箓等文献外，还集中收刊了道家哲学思想和气功修炼文献，保存了不少古代科技资料的可靠版本，其中的气功文献约有300种。

复习题：
1. 简述隋唐时期医家对气功的贡献。
2. 道家内丹术的经典著作有哪几部？
3. 关于气功方面的主要文物有哪些？请举例。

第二节　近现代气功发展简史

一、近代的气功发展

新中国成立前的近百年间，气功发展十分缓慢，几乎处于停滞的状态。1858年，医家兼官吏潘蔚以徐文弼的《寿世传真》为底本，加以增删，编成其气功专著《卫生要术》一书，认为对疾病要防重于治，而预防的方法即气功锻炼。《卫生要术》又经王祖源在1881年重摹，改称《内功图说》。该书重视动功锻炼，内容有"易筋经""却病延年法""分行外功诀"等，并配插图。

这一时期内，一些著名医家为气功的发展也做了一些贡献，如以外治见长的吴尚先、中西医汇通派的张锡纯等。从民国初年开始，在知识分子阶层中，静坐法较为风行。上海蒋维乔的《因是子静坐法》是当时静坐法的代表作。蒋少时体弱多病，年轻时患肺结核，练习静坐（小周天功）而愈，该书即述此。

此时期的内丹术著作，主要是阐述前人之说，如《性命要旨》《丹经指南》《大成捷要》等；还出现了一些表达内气周流循环的示意图，如"内经图""丹成九转图""修真图""炼性修真全图"等，后世多有流传。

二、现代的气功发展

新中国成立后，气功事业迅速发展，先后形成了两次高潮，并在新世纪开始之际，进入规范管理、健康发展时期。

(一) 第一次气功高潮

1949~1965 年，国内出现了第一次气功高潮。它使气功疗法得到整理、发掘，及大力推广。刘贵珍、陈涛等新中国气功事业的先驱者，为此做出了巨大贡献。

刘贵珍（1920—1983 年）1954 年着手筹建唐山市气功疗养所，并在有关部门的参与下确立了"气功疗法"这一名称。1955 年以刘贵珍为首的唐山气功疗法小组受到卫生部的嘉奖。1956 年 3 月刘贵珍在北戴河创建了气功疗养院并任院长。1957 年刘贵珍的《气功疗法实践》出版，1959 年唐山市气功疗养院的《内养功疗法》问世。此两书对气功的推广普及起到了很大的作用。1957 年 7 月 1 日上海市气功疗养所成立，由陈涛（1922—1968 年）任所长，蒋维乔任顾问。1958 年上海市气功疗养所受到卫生部表彰，陈涛本人则被聘为中国医学科学院特约研究员。这一次气功高潮，使气功学术得到了前所未有的发展，其特点是以医学气功为主，紧密结合临床，并进行了初步的现代科研。在气功功法方面，以北方的内养功、南方的放松功为代表，一批疗效确切的气功功法被发掘整理，并得到推广；在防治疾病方面，全国各地共总结了近 30 种慢性病的气功疗法；在气功科研方面，以上海第一医学院徐丰彦、林雅谷为首的气功研究小组，率先对气功疗法的生理机制做了系统的研究，并取得了可喜的成果。在培养人才方面，卫生部委托北戴河气功疗养院、上海市气功疗养所主办的"全国气功师资进修班"，为各地培养了一批专业人员，北京中医学院（现北京中医药大学）则率先在本科生中开设了气功选修课。

(二) 第二次气功高潮

十年动乱将气功打入冷宫，气功在医、教、研诸方面都到了几乎崩溃的边缘。1979 年后，随着拨乱反正，气功事业迅速得到恢复和发展，国内出现了第二次气功高潮，大约持续到 20 世纪末。这次高潮的主要特点是：①功法大量涌现，呈现出传统功法、新编功法百花齐放的局面。②气功外气备受关注，成为研究和争议的热点。③气功进入了现代科学研究领域，这具有划时代的意义。由于多学科科研工作者的共同努力，气功科研发展较快，并已列入各级科研计划内。1983 年北京中医学院气功研究所成立，1985 年上海市气功研究所诞生，从此，国内出现了专业的气功科研机构。④气功人才培养正规化，学校教育、业余教育、岗位培训等多管齐下，为各级医疗单位开展气功医疗培养所需人才。1985 年经国务院学位委员会批准，上海中医学院（现上海中医药大学）的上海市气功研究所、中国中医研究院（现中国中医科学院）针灸研究所（气功研究室）有气功硕士学位授予权，提高了气功专业人员培养的层次。⑤对外交流十分活跃，使中国气功走出国门，走向世界，为人类服务。

(三) 新世纪时期

进入新世纪以来，党和政府从满足人民群众健身需求和维护社会稳定的大局出发，对气功事业提出了"取其精华，去其糟粕，加强管理"的指导方针。2000 年下半年，国家体育总局和卫生部（现卫生和计划生育委员会）相继颁布了《健身气功管理暂行办法》和《医疗气功管理暂行规定》。这标志着气功事业进入了规范管理、健康发展的时期。2001 年 4 月，国家体育

NOTE

总局建立了健身气功管理中心。"中心"在开展大量调研工作的基础上提出"讲科学，倡主流，抓管理"的总体工作思路，积极开展了健身气功活动站点的注册试点工作，并组织专家和学者编创了4种健身气功，即"易筋经""五禽戏""六字诀""八段锦"。这4种功法在全国有省市推广以后，深受广大群众的喜爱。健身气功的科研工作也在稳步开展。国家健身气功管理中心成立以后，每年都进行科研课题的招标，已有十数项科研课题在有关院校、研究所进行。

与此同时，医疗气功工作也开始启动。国家中医药管理局为培养医疗气功从业人员，于2004年成立了医疗气功考试委员会。北京、上海等地医疗机构开办的气功专科经整顿后，向社会公众提供规范化的气功医疗服务。北京中医药大学从2004年开始招收针灸推拿专业气功方向的博士生。世界医学气功学会、中国医学气功学会也制订工作计划，积极开展活动。

（四）气功在海外的发展

气功传播至海外，可以追溯至隋唐时期。在唐代，中日的文化交流掀起了高潮，在这过程中，中国的传统医学，包括古代气功也传到了日本。在宋、元、明、清时期，日本出版了一系列介绍古代气功的著作，如《医心方》《长生疗养方》《导引体要》等。20世纪五六十年代，苏联、朝鲜等国家曾派遣医务人员来中国学习气功。但气功作为替代疗法或自然疗法之一，真正走出国门，在海外形成一股热潮，是在20世纪80年代之后。

气功在海外的发展首先是普及。亚洲的气功活动以日本为最盛，各地几乎都有气功民间团体存在，经常组织各种练功活动。日本气功协会在东京等地开设了不少气功教室，举办各类气功活动。日本关西气功协会在2000年到来之际转换为气功的网络组织，以吸引更多的人参与气功活动。欧洲是气功普及活动的又一热点。在德国，基本上每个大城市都举办医疗气功班，德国政府已把气功列为国家医疗保健计划的一部分。美国的气功活动也很活跃，1999年7月，世界气功会议在旧金山举行，来自16个国家和地区的500余位从事气功医疗和科研的学者、爱好者出席会议。鉴于会议具有一定的影响力，当时的美国总统克林顿发了贺信。

在普及的基础上，气功的临床治疗与科学研究逐渐展开。在日本，尽管厚生省尚未承认气功可作为一种医疗手段进入临床领域，但日本不少私立的医院、诊所及团体越来越重视医疗气功的作用。德国魁茨汀中医院在病房和门诊开展了包括气功在内的中医各种疗法。东欧一些国家的卫生部门，积极引进中国的医疗气功。爱沙尼亚聘请中国气功人员前去开展气功医疗活动，治疗各种患者2000多人次，该国总统及夫人也接受了气功治疗，对疗效十分满意。俄罗斯的一些医院也开设了气功医疗门诊。美国的12个国家互补替代医学研究中心中，有两个正在开展气功临床疗效研究，一个是德州大学互补替代医学研究中心，专科内容为癌症；另一个是新泽西医学院互补替代医学研究中心，专科内容为中风与神经系统疾病。日本国际生命信息科学学会自20世纪80年代末以来，每年举行两次学术研讨会，发布在气功、人体科学研究方面的最新成果。

复习题：

1. 新中国成立以来第一次气功高潮有何特点？
2. 第二次气功高潮有何特点？
3. 新世纪时期的气功发展有何特点？

第三节 主要气功流派概述

气功在漫长的历史发展过程中，不断地吸收不同时期、不同学科领域中对人体身心健康有益的理论观点与实践方法，逐渐形成了不同的学术流派。其中尤以医、道、佛、儒、武诸家的影响最为明显，气功也随其影响而形成了各具特色的流派。本节以介绍医家气功为先，再逐一介绍其他诸家。

一、医家气功

医家气功是各家气功中发展最快，普及最广，内容最丰富的一个流派。如果以公元前3000年～公元前2000年的宣导舞作为医家气功的起源，其至今已有4000~5000年历史；即使以《内经》所言之"导引按蹻"作为最早的医家气功，其历史也已超过了2000年。一般认为，医家气功起源于先秦，发展于两汉，成熟于隋唐五代，而兴盛于两宋金元时期。医家气功有三个重要特点：一是以中医理论作指导，贯穿于功法选择、操作、应用、研究等各方面；二是医家气功理法清晰，操作规范，普及广，影响大，历史上最具代表性的有五禽戏、六字诀、八段锦。三是功法选择不拘一格，常因临床治疗或养生康复的需要，选用儒、佛、道、武诸家功法。

《内经》对气功的论述涉及理论、操作、应用等内容，言简意赅，为医家气功的发展奠定了基础。汉代名医张仲景发展了《内经》的思想，提出了气功能阻止疾病传变的观点，将气功疗法用于防病之中。华佗则是医家气功实践的先行者，他的仿生气功功法五禽戏是气功史上首次记载的套路动功，为后人继承发展，至今仍深受欢迎。长沙马王堆汉墓出土的一系列气功文物，也从一个侧面反映了汉代医家气功的发展状况。如《养生方》丰富了《内经》的气功养生思想，提出了具体的方法与注意事项；《导引图》揭示了当时功法众多，深入民间的情景；《却谷食气篇》则是首部专论辟谷的著作。因此，提出汉代是医家气功的发展期有其学术依据。

魏晋南北朝时期，医家气功进一步发展。葛洪在《抱朴子》中将气功的医疗作用概括为"疗未患之疾，通不和之气"，还论述了三丹田位置与作用，提出了功法分类方法（引气类与导引类）。陶弘景的《养性延命录》首载五禽戏，图文并茂，是该功法最早的文字资料，六字诀则是陶氏将脏腑理论与发音呼吸法相结合所首创的功法。此外，外气疗法始见于晋代，时称布气。

隋唐五代是医家气功的成熟期，其成就集中反映于巢元方的《诸病源候论》中，该书不载治病方药，只用气功疗法。作为隋朝太医令的著作，只论气功而不谈方药，甚至针灸和推拿亦未涉及，应该至少可以说明当时气功疗法是受到肯定的，朝野均可接受。另一部医典《备急千金要方》出于被后人尊为"药王"的名医孙思邈之手，孙氏是中医学史上顶尖的人物之一，其学术贡献和高尚人格为后人推崇。他重视养生，身体力行，活至百余岁。他对气功的论述别具一格，方法有以静为主的调气法和以动为主的按摩法两大类。之所以提出这一时期是医家气功的成熟期，与这两位杰出人物的著作直接相关。

两宋金元时期，医家气功进入鼎盛阶段。在著作方面，《圣济总录》最具代表；在人物方面，以金元四大家为代表的众多医家，都有相当的气功造诣。宋代形成并流行的八段锦气功功法，编排均以中医理论做指导，每节动作都有明确的医疗作用，堪称辨证施功的典范。

明清时期，医家气功形成了一个新的发展高潮，气功被众多医家所掌握、应用。医药学大家李时珍对经络与气功关系的认识尤为深刻。医家张景岳对气功也颇有研究，他有关丹田与命门、医与《易经》关系的论点颇有新意。清代医家叶天士、薛雪、沈金鳌等也都精通气功疗法。由徐文弼于 1771 年撰写的《寿世传真》，几经他人改编成《内功图说》，专论动功，载有八段锦等多种功法，并配以插图，成为近代有代表性的医家气功专著。

1840 年鸦片战争以后，医家气功的发展基本处于停滞状态。新中国成立后，医家气功获得了新生，并于 20 世纪 50 年代、80 年代先后两次掀起高潮。

二、道家气功

道家气功之源可追溯到先秦之老、庄。汉以后形成的道教，使道家理论和道士的修持实践相结合，促进和推动了道家气功体系的发展与完善。该派功法的主要特点是强调性命双修，内丹术的形成、发展是其主要成就，代表功法为"周天功"。

老子的《道德经》被认为是最早的与道家气功有关的文献，该书论述了天道（宇宙之道）、治道（治国安邦之道）、人道（修身治学之道）及三者之间的关系，要求人的修持必须遵循道，在理论上为道家气功打下了基础。庄子《齐物论》发展了老子道的观念，倡导"天地与我并生，万物与我为一"的天人合一观。在修炼方法上，庄子除潜心于"纯素之道"的静功修持外，也注重于动功方面的研究。《庄子·刻意》所提出的"吹呴呼吸，吐故纳新，熊经鸟申"的方法，一般被认为是医家华佗创编五禽戏的重要依据。

内丹术是道家气功的代表，东汉魏伯阳的《周易参同契》是最早的专门著作，被推崇为"万古丹经王"。约在唐末五代，出现了一批内丹术的先驱者，如钟离权、吕岩、施肩吾、崔希范、刘海蟾、陈抟等，人称钟吕派。

以内丹术为代表的道家气功重视体内精气神的作用，并强调心神的主导地位，这在魏晋南北朝时的《黄庭经》等一些著作中都有体现。该书提出的"黄庭三宫"是三丹田说的雏形。同时期的葛洪、陶弘景等亦道亦医，使道家气功与医家气功相融发展。

宋金元时期出现了一大批内丹术的实践者、研究者、著述者，使内丹术在理论和功法上均有很大提高，并发展为一大气功流派。北宋张伯端著《悟真篇》宣传内丹修炼，阐述内丹理论，讲授炼丹体会，后世奉该书与《周易参同契》为内丹派的两大经典著作，张本人也被公认为内丹术的主要奠基人之一。北宋张君房所集的《云笈七签》保存有许多珍贵的气功资料，为宋代道藏的缩影，有"小道藏"之称。内丹术之南宗强调先命后性，练功由下丹田之精气入手；北宗则主张先性后命，练功从上丹田之神入手。

传统内丹术至明代日趋成熟，功法基本定型，清代继续有所发挥。代表人物有：张三丰（著《玄机直讲》述内丹术之玄机）、陆西星（创内丹东派，继承南宗，参以阴阳双修）、李西月（创内丹西派，主清静自然）、伍守阳（著《天仙正理直论》定型基本功法）等。

近代也有许多人士对内丹术颇有研究。陈撄宁于 1939 年创办仙学院，办《仙学日报》《仙学丛书》，授内丹术。近代还出现了一些内丹术有关的内气周流示意图。如"内经图""修真图""丹成九转图""炼性修真全图"等，较形象地标明了内丹术的气行情况。

三、佛家气功

佛教是于东汉初年开始由印度传入的，魏晋南北朝时得到较快发展，至隋唐达到鼎盛。佛教讲究修持，如从增进、深化身心健康的角度而不从宗教意义上解读其修持，便可将其中有关心身、呼吸操作的内容归属为气功修炼，这便是佛家气功产生的背景。从气功特色看，佛家气功以调心为主，注重调心与调息的结合。其功法以静为多，代表功法如"禅定""因是子静坐法"等。

由安世高在东汉末译出的《安般守意经》是最早的中文佛经之一，专论禅定修持。魏末达摩来华传教，强调二入，即理入（修持理论）与行入（修持实践）相结合，倡导壁观法门。壁观之法丰富了气功修炼，尤其是调心的手段与内容。与达摩同时代的北魏昙鸾为净土宗高僧，随道士陶弘景学功后，长期坚持锻炼，功夫高深，能对病识象，还倡导以意引气治疗的方法。此法如今临床仍在应用。

隋唐时期中国的佛教发展至顶峰，佛家气功也随之兴盛。原儒、道、医家许多人士开始信佛，改练佛家气功，并由此推动了各家气功间的交流、渗透。且由于一批高僧的出现，佛家气功从理论到实践日益丰富，也带动了整个气功学术的发展和提高。天台宗的实际创始人、四祖智𫖮，对佛家气功贡献甚大，相关的学术思想反映在他的四部专论止观的著作《修习止观坐禅法要》《六妙法门》《释禅波罗蜜次第法门》和《摩诃止观》中。印度密宗佛教也于唐朝传入我国。人称"开元三大士"的金刚智、善无畏、不空三人先后来华传授密宗。由于西藏是我国密宗最为兴盛的地区，因此一般称此派功法为藏密。

明代以后，学术界出现三教融合的趋势。著名高僧憨山主张佛教中的禅宗、华严宗融合，佛、道、儒三教一致，为传统气功注入了新的内容。此趋势对气功的影响，表现为其后相当多的功法具备了两家或三家的特点。

近代佛家气功的发展主要在气功功法方面。近人丁福保居士所著的《静坐法精义》、蒋维乔的《因是子静坐法》中所讲的静坐，都是传统的佛家功法。北戴河气功疗养院（现河北省医疗气功医院）的内养功，实际是经过改编的佛家功法，它保留了佛家功法的框架，同时又注入了医疗气功的内涵。

四、儒家气功

儒家气功始于先秦，其经典《周易》对气功论述颇丰，并常为其他各家所借鉴。儒家之祖孔子和他的学生是儒家气功最早的倡导者和实践者，他们将练功修身作为齐家治国平天下的前提，积极探索适合于儒生儒士修炼的功法。被郭沫若先生称为"静坐的起始"的"坐忘"与"心斋"，即出于孔子师徒之手。战国时期孟子提出的养"浩然之气"，是儒家气功体系进一步的发展。

两汉时期，由于道教的出现和佛教的东渐，儒家气功在借鉴、融汇道、佛气功理论和实践中更为丰富。刘安在《淮南子》中提出天地万物都由气构成；对人体形、气、神三者的关系也有论述。在功法方面，《淮南子》既强调静的重要性，如"夫精神气志者，静而日充者以壮，躁而日耗者以老"，也能辩证地看待动、静关系，认为动功与静功方法不同，作用也不同，如"静漠恬澹，所以养性也""熊经鸟申，凫浴蝯躞，鸱视虎顾，是养形"。其观点丰富了儒家功法的内涵，也为后世养生学派中静（以养）神派和动（以养）形派的形成打下了基础。

魏晋南北朝时，嵇康、阮籍以自然元气论形、神、心、物关系，协调"名教"与"自然"

NOTE

的矛盾，对气功修炼的理论有一定影响。

时至宋明，儒家气功发展到顶点。宋明理学继承了孔孟传统，代表人物如宋代的邵雍、周敦颐、程颢、程颐、朱熹，明代的王阳明及其学生等。邵雍为理学象数派创立者，他接受了陈抟《先天图》思想，在《皇极经世》《击壤集》中对有关"太极""道"等进行了论述，且他也是气功的实践者。朱熹提出半日静坐、半日读书，他还化名注解《周易参同契》。周敦颐把陈抟论述内丹术的《无极图》，改为论证世界本体及其形成发展的《太极图》，因其强调"静"的作用，被称为"主静"派。明代大儒王守仁著《传习录》一书，以师生问答形式，讲述了不少与气功有关的内容，如精、气、神之间的关系，动静关系。"静未尝不动，动未尝不静"等许多内容至今仍常为气功界所引用。

宋明以后各代，虽仍有儒士练功者，但就总体而言，该派功法无多大发展，反趋于萎缩，至今传统的儒家气功已所存无几了。

五、武术气功

先秦时出现的仿生导引法或可看作武术气功的起源，与医家气功略同。其实，武术气功、医家气功在调身，即形体姿势、动作的调节上，可以一致；但武术气功的修炼旨在向外防身擒敌，医家气功则向内养生祛病。故二者起源可以略同，之后的发展却迥然有异。武术气功侧重于锻炼人体之"形"，以外练筋骨皮为主，基本特点是运动量大，动作难度大，且刚劲有力，意气力三者结合，力求意到气到，气到力到。代表功法有易筋经、少林内功等。

《庄子》所说的"熊经鸟申"、《淮南子》上的仿生动作可谓武术气功之鼻祖。马王堆出土的《导引图》可看作汉代武术气功的场面，其中导引者所使用的棍、盘、球、袋等4种器械，直接体现了其武术成分。

历朝历代的医、佛、道各家气功动功中均包含为数不少的武术内容。易筋经是有代表性的武术气功功法，相传是南北朝时达摩所创，为少林寺僧人打坐之余增力祛疾、防身护体的功法；也有人认为，该功法出自道家南宗张伯端之手。唐代孙思邈《备急千金要方》中所载的"天竺国按摩法"中有较多的武术动作，如"以手如挽五石力弓""作拳向前筑"等。宋代以后，随着八段锦的流传，武术气功发展较快。托名岳飞的北派武八段，动作刚劲，姿势多用马步，毫无疑问属于武术气功。即使文八段中也有武术的一些动作。南宋白云禅师的峨眉十二桩一直流传至今，整套功法含天字、地字、之字、心字等十二个不同的桩势，习练的难度较大。明末清初陈玉廷创太极拳，它所独有的刚柔内含的特点，也丰富了武术气功的内容。

近代武术气功得到普及，发展较好。20世纪20年代万籁声的《武术汇宗》、张庆霖的《练气行功秘诀》等书都有气功内容。现在流行的武术气功，多在站桩的基础上发展而成，如陈家门气功、意拳站桩功等。陈家门气功原为流传于北方的民间功法，后由津武术家王澄久传出。该功法操作时两腿下蹲成多种桩式；两手有托、罩、提、推、拓等武术动作；调息采用特殊的山根纳气法，声如眠鼾，长吸短呼，以养内气；辅助功法中包括多种拍击法。

复习题：

1. 医家气功的形成过程如何？

2. 道家内丹术形成的过程和代表著作是什么？

3. 佛家气功有哪些特点？

第二章 古典理论

古代气功在长期流传发展的过程中，形成了众多流派，择其大要有医家、道家、佛家、儒家、武术等五大流派。本章简要介绍各家传统的气功理论，以医家气功为主，兼论其他各主要流派。

第一节 中医气功理论

古代的医家气功为现代中医气功学的前身，故医家气功理论即中医气功理论的前身。现代中医气功理论是运用传统的中医基础理论，阐述气功的功理功法，指导实践应用，进而探讨治疗原理，解释生命现象的理论体系。古代医家气功理论的内容主要包括阴阳五行学说、脏腑经络学说、精气神学说等，由于这些学说在《中医基础理论》教材中已有详尽论述，以下只作简要介绍，着重说明其在气功修炼中的作用。

一、阴阳五行学说

古人认为宇宙起源于"太极"；太极生两仪，是谓"阴阳"；两仪生四象，则演化为五行；四象生八卦，八八六十四卦……由此而演化成宇宙万物。这种数学模型表达了系统由简单到复杂、不断发展进化的思想，因而可以说明人体生命现象。《四圣心源》说："阴阳未判，一气混茫，气含阴阳，则有清浊，清则浮升，浊则沉降……阴阳异位，两仪分焉……清气左旋，升而化火，浊气右转，降而化水……方其半升，未成火也，名之曰木。木之气温，升而不已，积温成热，而化火矣。方其半降，未成水也，名之曰金。金之气凉，降而不已，积凉成寒，而化水矣。水火金木，是名四象，四象即阴阳之升降。阴阳即中气之浮沉（中气，即五行之土）。分而名之，则曰四象，合而言之，不过阴阳；分而言之，则曰阴阳，合而言之，不过中气所变化耳。四象轮旋，一年而周……阳之半升则为春，全升则为夏；阴之半降则为秋，全降则为冬；春生夏长，木火之气也……秋收冬藏，金水之气也……土合四象，是谓五行。"可见阴阳五行是古人用以描述气候、动植物周期性变化，以及人体新陈代谢、升清降浊等周期性变化的工具，是关于宇宙物质运动形式的一种假说。

（一）阴阳学说与气功

古人有云练功"须洞晓阴阳"（《悟真篇》）。《素问·上古天真论》："上古之人，其知道者，法于阴阳，和于术数，食饮有节，起居有常，不妄作劳，故能形与神俱，而尽终其天年，度百岁乃去。今时之人不然也，以酒为浆，以妄为常，醉以入房，以欲竭其精，以耗散其真……故半百而衰也。"

气功锻炼的第一步是选择合适的功法。人"有少阴之人，有太阴之人，有少阳之人，有太阳之人，有阴阳平和之人。凡五人者，其态不同，其筋骨气血各不等"；若是患者，则更有阴盛阳盛、阴虚阳虚之别。而功法也有阴阳属性的不同，不同的人应"对号入座"地选择相应功法，进行修炼，方可取得良效。在养生治疗过程中，根据辨证施治原则，可以选用几种功法加以组合，例如阴虚阳亢之证，宜选滋阴潜阳的功法，练功时注意配合应用"搅海吞津"和"存想冰雪"法；阳虚阴盛之证，宜选用益阳消阴的功法，可配合应用"闭气发热法"和"存想火热法"。

气功修炼调身之动静开合、松紧刚柔、俯仰屈伸、上下升降等，都有阴阳属性。一般而言，动功属阳，静功属阴；向上向外的升式开式可以升阳，向下向内的降式合式可以潜阳。《医学汇涵》曰："有火者开目，无火者闭目；欲引气上行的治耳目口鼻之病，则仰身为之；欲引头病则仰头，欲引腰足病则视足。"调息也如此，吸为阳，呼为阴。《长生胎元神用经》云："鼻主清气为阳，口主浊气为阴……"存气闭息，可以去寒；呼出浊气，可以清热。因此，阳虚者应练吸，即注意吸气，延长吸气时间；反之，阴虚者练呼，即注意呼气，延长呼气时间。调心之阴阳变化，在意守、存想格外分明。守外景可以退火，守内景可以温阳；存想水与寒的意境可益阴，存想火与热的意境可生阳。《文始真经》说得好，"气缘心生，犹如内想大火，久之觉热，内想大水，久之觉寒"。而在阴阳相济上，《内功图说》曰："平日尤重存想乎丹田（意守丹田），欲使本身自有之水火得以相济，则神旺气足，邪不敢侵。"又曰："再能调和气息，运而使之降于气海（下丹田），升于泥丸（上丹田），则气和而神静，水火有既济之功，方是全修真养。"这正是修炼小周天功的作用。

此外，在人与外界的阴阳关系中，"春夏养阳，秋冬养阴"。六阳时（子时至巳时）练功，可以助阳；六阴时（午时至亥时）练功，可以益阴。

（二）五行学说与气功

将五行的生克关系应用于气功调息，可以调节脏腑，如六字诀功法。赵台鼎在《脉望》中介绍了两种练习六字诀的具体方法。一是按五行生克关系，如肝气不足，是肺之有余，用呬字泻之；肺气不足，是心之有余，用呵字泻之；心气不足，是肾之有余，用吹字泻之；肾气不足，是脾之有余，用呼字泻之；脾气不足，是肝之有余，用嘘字泻之。二是按五行生克中"实则泻其子"的原则来治疗脏腑实证，"肝有余则用嘘，若嘘亦不能引肝气，则引其子，用呵字泻心之气，心气既行，肝气自传；心有余则用呵，若呵亦不能引心气，则引其子，用呼字泻脾之气，脾气既行，则心气自传；脾有余则用呼，若呼亦不能引脾气，则引其子，用吹字泻肾之气，肾气既行，则脾气自传；肾有余则用吹，若吹亦不能引肾气，则引其子，用嘘字泻肝之气，肝气既行，则肾气自传"。金元四大家之一的刘河间也有这方面的经验。

按照情志的五行关系，可以指导气功调心治疗相应的疾病。古代养生家把情绪调节作为治病的良药。《素问·举痛论》说："怒则气上，喜则气缓，悲则气消，恐则气下，惊则气乱……思则气结。"指出情志过激会引起气机紊乱，甚则引起类似气功偏差的症状。《素问·阴阳应象大论》提出的"悲胜怒""恐胜喜""怒胜思""喜胜忧""思胜恐"，是对情志五行生克关系的明确阐述，也是气功调心方法中很重要的一部分。张子和在《儒门事亲》中提到了"但以五行相胜之理治之"的具体方法，认为"悲可以治怒，以怆恻苦楚之言感之。喜可以治悲，以谑浪亵狎之言娱之。恐可以治喜，以迫遽死亡之言怖之。怒可以治思，以污辱欺罔之言触之。思可以治恐，以虑彼志此之言夺之"。通过上述方法可以"和喜怒"，达到心平气和的效果，但也指出此法运用难度较高，"若胸中无材器之人，亦不能用此五法也"。

二、脏腑经络学说

脏腑学说也称藏象学说，是建立在阴阳五行学说基础上关于人体等级结构的理论体系。肝、心、脾、肺、肾五脏，配木、火、土、金、水五行，构成了互相联系制约的五大功能运化系统。气功修炼可以协调脏腑功能，避免出现太过或不及的状态，从而维护系统的稳定。现代黑箱理论，可以说明脏腑学说的科学性。脏腑藏于内，但是有象形于外，"司外"可以"揣内"，故曰藏象。藏象是在古代解剖学基础上，运用阴阳五行学说，对"黑箱"的内容有了一定的揭示（各功能系统的相互作用），但又不完全清楚的解释体系，可以说是"灰箱"模型。

经络学说是脏腑学说的补充。脏腑学说从宏观角度肯定了人体内在脏腑与外在四肢百骸之间的紧密联系，但是并没有给出确切的联络方式；经络学说则对此做了较为充分的说明，认为经络内联脏腑，外连四肢百骸，是人体气血运行的通道，维持人体气化功能的正常，对于人体生命活动的动态平衡有重要意义。《内经》中讲到的经络系统有十二经脉、十五络脉、十二经别、十二经筋及奇经八脉等。

（一）脏腑学说与气功

心主神志，主血脉，为一身之主宰，只有心神得养才能更好地协调全身的机能，正如《素问·灵兰秘典论》所说："主明则下安，以此养生则寿。"反之，主不明则全身各器官都要受影响。练气功通过意守丹田，使心肾相交，维持水火阴阳的动态平衡，达到清心养神的目的。因此，练功日久，可有睡眠改善、精神振奋的效果，于是头晕耳鸣、失眠健忘、心悸腰酸、遗精早泄等心肾不交的症状会逐步解除。意守丹田还能使心火下降，温养脾土。脾胃是向人体各部提供营养和能源的系统，有运化水谷精微的功能，所以练功后食欲改善，消化良好，体重平衡，是明显的效验。通过气功调息，吐故纳新，不但保养了肺气，使肺能辅佐心来治理调节内脏功能，且由于"气贯丹田"，既制约了肝阳，又滋养了肾阴，使阴阳气血升降正常，气机运转调畅，又有助于脾的运化和胃的受纳。从气功调身角度看，肝主筋、肾主骨、脾主肌肉和四肢、心主血脉、肺主皮毛，所以导引、按摩等动作，通过运动肌肉筋骨，也有助于肝气疏泄、脾升胃降、气血流畅、皮毛润泽、筋骨强壮。许多练功的人都感到心情舒畅，食欲改善，容光焕发，形体健美，动作灵活，身体强壮。在练功中，由于心息相依、意气相随、心身相应，久之可以达到"心到则意到，意到则气到，气到则力到"的境界。于是五志舒和，气血流畅，所以气功有预防疾病的作用。

（二）经络学说与气功

一些气功功法依据经络理论而创，如循环导气法，就是依经络循行路线，以意领气，依次运行，或只以意行，任其自然。在气功三调的具体操作上，经络的作用也十分明显。调身时出现的"形正则气顺"现象，就是说明形体正，则经络畅通，从而气血运行顺畅。拍打按摩也多以经络上的某一个（或几个）穴位为中心进行，如保健功中的擦丹田、擦涌泉等即是如此；或以经络在体表的循行路线为依据，如放松功中拍打放松的方法。调心也不离经络，特别是其中的意守。意守之处，通常都是腧穴，如内丹术中的三丹田，放松功中的止息点等。结合意守的调息过程也是这样，起到调畅经络，运行气血的作用。在引气攻病、布气时用得最多。引气攻病时，多在吸气时用意念将清气沿经络引至病所，呼气时再用意念将浊气沿经络排出体外。如此反复，将经络作为通道，引气"洗涤"病灶之处。布气者多于呼气时，以意引气，由体内沿手三阴经达手掌部的劳宫或其他穴位，然后外放。胎息中的一些内容，如体呼吸、丹田呼吸、皮毛呼吸等，则是通过控制腧穴之开合而行"呼吸"的。

然而应注意，气功修炼所讲的经络与一般中医理论所述者不完全一致。李时珍在《奇经八脉考》中引录张紫阳《八脉经》时说："紫阳《八脉经》所载经脉，稍与医家之说不同。"比较两者，在以下四个方面有所不同。

1. 腧穴范围大小不一。气功中所讲的腧穴范围较大，是一个"面"的概念，而医家特别是针灸中讲的腧穴范围较小，仅为一个"点"的概念。

2. 任督脉的经气运行方向不同。医书谓，任督冲一源三歧，起于胞中，沿不同路线上行，经气流向一致，都是由下而上。而气功家认为任督脉虽起源相同，但经气运行方向相反，督脉之气自下而上，功能"进阳火"；任脉之气由上而下，功能"退阴符"，如此循行，使气机升降有序，阴阳协调平衡。

3. 任督脉联结的方式不同。医书认为两者由分支相连，而气功中则靠鹊桥相连。

4. 练功过程中所体验到的经络路线也与医书所述不完全符合。

与十二正经相比，在气功修炼中更重视奇经八脉，尤其是内丹派，对此阐发最详。《庄子·养生主》就指出："缘督以为经，可以保身，可以全生，可以养亲，可以延年。"《行气玉佩铭》虽未指明任督二脉，但已有通过深呼吸运气升降而调和阴阳的概念。李时珍的《奇经八脉考》充分肯定了内丹派的学术观点，认为"内景隧道，唯返观者能照察之"。内丹学派把任督阴阳相交的巨大作用发挥得淋漓尽致，一切修炼方法都是围绕这一核心进行的。号称邈邈道人著的《气功大周天八脉八穴论》，更有独特的发挥。此书所指八脉，除任督冲带四脉同名外，其余四脉不同于传统的八脉说，名曰网脉、丹脉、天脉、理脉，每脉相应一穴。其循行路线除任、督、冲三脉与传统八脉相同外，带脉则分四部，每部有三道环体带脉；网脉则如网，打通任督二脉后，将全身经脉上下纵横一一打通，是谓修网脉；丹脉则分内、外丹脉，网脉修成后，全身网络均通，唯中元仍有阻塞，于是调动元气打通之，是谓大周天完成；此后瞑目静守，可发出丹气给人治病，是谓外丹修成；至于修天脉、理脉，则更加难于把握，此不赘言。关于八穴位置，"任穴"在心，"督穴"在脑，"冲穴"在会阴，"带穴"在肚脐，"网穴"在前阴，"丹穴"在眼目（男左女右）……

此外，藏密修炼的三脉四轮理论，则是另一套与经络系统类似的人体网络模型，它发源于古老的印度文化，其所谓"中脉"就与督脉相似，所谓"轮"则与丹田相似。

三、精气神学说

（一）概念

精是指一切精微有用的，滋养人体的物质，是构成人体的物质基础。《素问·金匮真言论》说："夫精者，身之本也。"《灵枢·经脉》说："人始生，先成精，精成而脑髓生。骨为干，脉为营，筋为刚，肉为墙，皮肤坚而毛发长。"《素问·上古天真论》说："肾受五脏六腑之精而藏之。"因此人体各部分都含有精的成分，而各部分组织都以精为基础。

气是充养人体的一种精微物质，或是人体脏器的功能活动。它的重要性，正如《难经·八难》中说的："气者，人之根本也，根绝则茎叶枯矣。"由于它分布的部位及其所反映出来的作用不同，故被赋予了多种不同的名称。如禀受于先天的元气，又称原气、真气、真元之气；得之于呼吸、饮食的，称为后天之气、呼吸之气与水谷之气；气在阳分者，即阳气，气在阴分者，即阴气；气在表为卫气，气在脉中为营气；气在心为心气，在肺为肺气，在肝为肝气，在脾为脾气，在胃曰胃气，在肾为肾气；在上焦为宗气，在中焦为中气，在下焦为元阴、元阳之气等。而诸气根源于元气，元气位于下丹田。正如徐灵胎在《医学源流论》中指出："五脏有五脏之真精，此元气之分体者也。而其根本所在，即《道经》所谓丹田，《难经》所谓命门，《内经》所谓七节之旁中有小心。阴阳阖辟存乎此，呼吸出入系乎此。无火而能令百体皆温，无水而能令五脏皆润。此中一线未绝，则生气一线未亡，皆赖此也。"

神是指人体生命活动的主宰，它是无形的，却表达着生命活动的主动性，主要包括思想精神活动和生命活动的本能调控机能。《灵枢·本神》说："生之来谓之精，两精相搏谓之神。"所以神是有物质基础的，它是随精气相互作用而生，而且出生之后，其一切活动又必须依赖于后天的滋养。

气功修炼中强调的精、气、神，在先天本是一体，都是先天祖气所化，所以《性命圭旨》中说，"大药虽分神、气、精，三般原是一根生"，只是"以其流行，谓之气；以其凝聚，谓之精；以其妙用，谓之神"。因为原是一体，所以在后天就能相互转化与促进，正如张景岳在《类经·卷二十八类》中指出的："人生之本，精与气耳。精能生气，气亦生精，气聚精盈则神旺，气散精衰则神去。"

（二）精气神学说与气功

精、气、神在道家气功中被视作人体生命活动的原动力与物质基础，故有"三元""三才""三宝"之说。如董德宁《悟真篇正义》中说："三元者，三才也。其在天为日、月、星之三光，在地为水、火、土之三要，在人为精、气、神之三物也。"气功古籍《玉皇心印经》中也指出："上药三品，神与气精。"张景岳在《类经·卷二十八》中更指出："修真诸书，千言万言，无非发明精、气、神三字。"传统气功修炼实际以这三者为锻炼对象，锻炼的主要目的就在于调养精、气、神。通过锻炼，使在后天耗散的精气神得到恢复充实，而达到健康长寿的目的。

《勿药元诠》说得好："积神生气，积气生精，此自无而之有也，炼精化气，炼气化神，炼神还虚，此自有而之无也。"这正是古人对人体生命过程的认识。神是虚灵的，它指挥机能活动从外界摄取营养物质来复制自身，这是从无到有；反之，消耗物质和能量，转化为精神活动和机能活动，又是从有到无。气功修炼就是锻炼精、气、神，维护这三宝。《寿世青编》曰："炼精化气，炼气化神，炼神还虚，噫！从何处练乎？总不出于心耳。"就是说练功的关键在于调心，通过调控心理活动以主宰精气神的生生化化，使物质代谢良性循环，才能"积精全神"，使"形"与"神"长期稳定地处于对立统一体中，于是就能健康长寿。具体说来，清心寡欲则神静而不外耗，心存正念，排除杂念则神明而不惑，于是就能使机体的一切活动尽可能符合养生之道，即自然规律。正如《灵枢·本脏》所说："志意者，所以御精神，收魂魄，适寒温，和喜怒者也。"在气功修炼的三调过程中，意守丹田，使心火下交于肾水之中，相火不妄动，可保养阴精，火能生脾土，使后天之精充足，以养先天之精，静默调息，使真气不耗，吐故纳新，养足了宗气，气贯丹田，则元气归根，谷气充足。于是精充气足神旺，病体自然康复，却病即是延年。

　　复习题：
　　1. 阴阳五行学说如何指导气功修炼？
　　2. 气功修炼所言之经络与医家有何不同？
　　3. 精气神学说怎样应用于道家气功修炼？

第二节　其他诸家气功理论

　　古代各学派的气功理论在发展过程中，相互融合，相互促进，它们既有相异的一面，又有相通的一面。本节简要介绍道家、佛家、儒家、武术气功理论中对医家气功理论有所影响的一些观点和方法。

一、道家气功理论

　　道家（包括后世道教）修炼的宗旨与医家的养生祛病不同。医家的气功修炼，是在后天有形的基础上保精、摄气、养神以达到强身祛病、健康长寿之目的，因此是顺生摄生。而道家修炼则是逆修，是要后天返先天，是要返还先天虚无大道，探求生命的本源，最后达到合乎先天虚无之道的境界，成为自然、无为、解脱的所谓真人、仙人。道家气功在后世的发展演变中形成了各种不同的流派，如吐纳服气派、导引养生派、存思养神派以及内丹修炼派等，同时也形成其各自的理论学说。下面我们主要介绍道家的两大理论。

（一）内丹理论

　　内丹术是后世道家功法修炼的最重要的代表，流传最广也最具影响力。内丹功法强调在思想内敛的基础上，意气相依，让内气沿任督二脉等不同的经络路线周流运行。因为它区别于服食外丹，期望通过内炼精气神而收到如内服"灵丹"之效用，故称内丹术，或内丹功、丹鼎术；因其修炼有内气在经络路线上周流运行的特征，故也称周天功。传统内丹术把内炼的过程分为四个阶段，即炼精化气、炼气化神、炼神还虚、炼虚合道。炼精化气即称为小周天。

　　1. 内丹术的三要素

　　（1）炉鼎　炉鼎一词，系仿自外丹术，在内丹术中是指练功者身上的特定部位。古人常以《周易》中乾、坤两卦代表鼎或炉，以乾为首在上故为鼎，坤为腹在下为炉，实指丹田。丹田有上、中、下之分。一般认为鼎为上丹田，在两眉之间的泥丸宫；中丹田为两乳之间的绛宫；下丹田为炉，在脐或脐下，是一个较大部位，或说方圆四寸。内丹功法有下丹田炼精化气，中丹田炼气化神，上丹田炼神还虚之说；还有性功从意守上丹田入手，命功从意守下丹田入手之说；也有从前丹田肚脐或后丹田命门入手的。

　　（2）药物　也仿自外丹术，在内丹术中以精、气、神为药物，为修炼对象。其常用的名词还有坎、离，铅、汞，龙、虎，水、火，金乌、玉兔，婴儿、姹女等，都是一指神，一指精与气。对精、气、神，传统内丹术中强调炼先天的元精、元气、元神，忌用后天的交感之精、呼吸之气、思虑之神。但实际上两者也是一而二，二而一，相互促进的。当后天的精气神充足旺盛时，则自然补益先天元精、元气、元神。先天精气神充足后，就可进一步修炼内丹。

（3）火候 "火"指练功中的用意与调息之配合，是修持之功力、动力；"候"指时、序，是修持之时间与次序，还包括内丹术中内气运行的具体步骤及掌握。由于各人练功情况不同，很难立一法而释千疑，所以古人强调"临炉指点"，即具体指导。在火候问题上，要注意掌握几个时机：开始进火时，称为子时、冬至、一阳生。这个子时是指可开始进火的时机，以练功者所产生的内景确定，而不是指具体的节气、时辰。在运用火候过程中要注意适当行文火或武火。武火是指用强烈的呼吸配合意念，使内气急行冲关；文火是指用轻微的呼吸与意念，使内气缓行升降。武火还称阳息，文火又称阴息。在阳息、阴息过程间还各有一次沐浴阶段，即不增火、不减火，在卯酉时刻进行。注意这里的子午卯酉都是据功中体验之内景而灵活掌握的活时辰。

2. 内丹术的功法及过程 传统内丹术分为炼精化气小周天、炼气化神大周天和炼神还虚三个阶段。内丹术的第一阶段小周天，又称炼精化气、坎离交媾、子午周天。其全过程可分为五个步骤，即炼己、调药、产药、采药、炼药。简要过程为：

摆好姿势，驱除杂念，逐步令心神安宁，意念渐渐内敛，即炼己。然后一念归中，凝神入气穴即下丹田，缓缓调息，引短令长，以后天呼吸接先天气穴丹田，这就是调药。由于神返身中气自回，这时散耗的元精、元气得以逐步聚集充盈，而重集于气穴。而当静极之时，正有动机，于恍惚杳冥之中，觉气穴气动，这时是产药。这种气动神知之机，便是精开始化为气的真机，即是小药，即是一阳生。练功者要及时运用撮、抵、闭、吸四字诀，以火逼金行，以意下引过尾闾，即为采药。继续用武火烹炼，意气相依，引精气由尾闾关而上，过夹脊关、玉枕关，而上达泥丸上丹田。然后使精气由泥丸而下，行文火温养，使之经中丹绛宫，而复归于气穴下丹田，这就是炼药。这是在督脉、任脉上进行的一个小周天过程。待功夫纯熟时，即成为一吸一呼，一个督任脉循环。古人认为每次可以练习100~300息，现在一般掌握在1小时左右。

小周天阶段古人又称"百日筑基"，所说筑基，是就整个内丹功法而言。以小周天本身功法来说，炼己为筑基功。

注意：内丹术应在有经验的老师指导下进行，忌无师自练，照书搬练。在练功过程中必须注意循序渐进，不能刻意追求早日通关，更必须避免外动不已、走火入魔等偏差出现。

（二）《易经》与内炼理论

《易经》也称《周易》，是以卦爻之象与其解说词来演示天地万物运行演变的规律、哲理，被后世尊为"十三经之首"。《易经》是儒家的重要经典，也是道家内炼理论的重要依据之一。"易"的含义，许慎《说文》注："日月为易，象阴阳也。"虽然《易经》中并无阴阳二字，但是其"—"爻、"--"爻已足以表明阴阳变化的含义。

1. 八卦及其起源 八卦的起源有几种说法，如起源于原始宗教中巫术占验方法之一的八索之占，或蓍草占筮，还有结绳之说等。《周易·系辞下》记载："古者伏羲氏之王天下也，仰则观象于天，俯则察法于地，观鸟兽之文与地之宜，近取诸身，远取诸物，于是始作八卦。"《史记·周本纪》曰："自伏羲作八卦，周文王演三百八十四爻，而天下治。"历代研究《周易》的著作很多，形成了易学，可概括为"象数"和"义理"两派。易学也是经史子集中经学的重要组成部分。

NOTE

2. 先天卦位与后天卦位　以《说卦》解说的八卦，分为先天卦位与后天卦位。先天卦位是乾南坤北，离东坎西；后天卦位是离南坎北，震东兑西。依"伏羲八卦方位"排列的卦图，称为"先天八卦"，因其阐发先天之学，图示先天"对待之体"，故而名之"先天"，以明万事万物的阴阳对立统一性。先天八卦的卦序是"乾一、兑二、离三、震四、巽五、坎六、艮七、坤八"（《周易本义》），此乃本"太极生两仪，两仪生四象，四象生八卦"的化生顺序而成，先天卦位阴阳对峙，用以表明先天状态的阴阳平衡、相互对待之理。在伏羲八卦图中正好呈一反"S"形曲线，正说明先天平衡态内蕴万事万物阴阳消长变化之理。后天卦位是依"文王八卦方位"排列的卦图，因其阐发后天之学，图示后天"流行之用"，故而名之"后天"。后天卦位用以说明后天万物流行变化之理。此卦序虽以父母子女为喻，但却内寓天地阴阳为万物之母、阴阳相合乃化生万物、万物化生循无形至有形、万物之体形于外而气行于中的奥理。

3. 易图　宋代以后还出现了大量易图，如河图、洛书、先天图、太极图等，据传为宋代周敦颐从华山道士陈抟处受图后，加以演化传之后世。陈抟所传易图，可能有三个来源：①来源于自创；②得人所传；③得到殷周时人所藏之图。关于河图、洛书的起源，一般认为是距今5000年前伏羲氏所创。《周易·系辞传》："河出图，洛出书，圣人则之。"后人理解该语之意为先圣伏羲按河图、洛书创画八卦，所以后世有观点认为河图、洛书为八卦、五行思想的源头。后世有人认为这些易图是道家内部秘传的上古文化中易道的精华，其中尽泄天地运化与道家内修内炼的奥秘。这些易图对气功修炼的发展产生了很大的影响。特别是先天图蕴藏了道家逆修以返还先天本源的学说，后世许多养生功法流派，特别是道家和内丹派大都继承了此学说。另外，这些图还影响了宋代理学思想的发展。

4. 易理与气功修炼　道家气功理论受易经的影响很突出，最明显的体现在传统内丹术上，被称为"万古丹经王"的《周易参同契》就是代表。该书认为阴阳是作"丹"的根基，所谓"乾坤者，易之门户，众卦之父母"，并以乾坤坎离四卦为体，六十卦为用。乾坤代表天地，是天人相应的外环境；而坎离代表水火，是人体生命的内环境，是炼丹气化的本体。该书还认为，阴阳气化，"其小无内，其大无外""可以口诀，难以书传"，于是就以八卦模型来描述从量变到质变的周期性节律。如炼丹过程的阴阳消长、火候大小等，就是气化的表现。该书用铅汞、水火、鸟兔、龙虎、日月等可见之物为喻，以卦象来表达，说明通过阴阳"一分为二""合二而一"来维持人体生命过程的协调与稳定。此外，洗心涤虑、内视守虚、导引吐纳等练功方法，都是调节阴阳气化的具体方法。所谓"炼己"就来源于《周易》纳甲法，"己"纳离卦，在人为心，所以"炼己"就是集中心意，排除杂念。这不但是内丹术的筑基功夫，而且必须贯穿在练功的始终。所谓"艮背"，也来源于《周易》的"艮其背"，艮卦是止，把意念止于脊背督脉和命门穴。至于"取坎填离""后天返先天"，是用炼精化气，还精补脑的小周天功夫，使心肾相交，水火既济，使阴阳媾和，日月合璧而成丹。卦象的表示是从后天八卦图上，北方坎水抽取中心一阳，填入南方离火中心一阴，变成先天八卦图上的南乾北坤，说明气功修炼就是要"返本还原"。在修炼过程中的阴阳消长、升降进退、昼夜往来、四时周流十分微妙，这些微细变化难以具体描述，在古代用卦象予以说明。

二、佛家气功理论

佛法传自印度释迦牟尼，距今2500余年，大约同于我国老子、孔子的时代。自东汉末年佛教传入我国以来，影响不断扩大，渗入我国传统社会的方方面面，至今其兴盛程度甚至已超过发源于本土的道教。佛家认为人们当下所感知到的世界是虚幻的存在，称为幻生，并非是生命、宇宙的真实本性，佛法即是教人撇开这些假有，去认识事物真实的本性，即佛性的方法。佛家认为，此佛性是人人本自具足，非从外来，只要按照佛的教导去做，最终能彻底认识此本性。佛家修炼功法即是为达到此一宗旨而设立的种种法门。以下简要介绍佛家的四禅八定、止观法门和密宗的气功理论。

（一）四禅八定

四禅八定是佛家气功中具有代表性的功法。四禅八定实际上是四禅加四定，后面的八定包括前面的四禅，因为禅和定可以互称，其表述方式与四面八方、四通八达类似。四禅是初禅、二禅、三禅、四禅，又名色界定；四定是空无边处定、识无边处定、无所有处定、非想非非想处定，也就是四空定，又名无色界定。这里"非想非非想"是否定加双重否定的表达，"非想"为不想，"非非想"为不是不想，合起来为不是想也不是不想，用以说明思维活动近于停止的状态，所以称之为空定。

四禅八定理论是一个很庞大、很复杂的修炼系统，这是整个佛家修炼理论的基础之一。佛家所说的定有无量百千三昧，而初禅以前尚有欲界定、未到地定等很多不同的境界层次。此处稍叙初禅，略言余定。

佛家气功的修炼较注重于调心，这一特征在四禅八定功法中有充分的体现。习练者的身心境界从日常意识状态向初禅迈进，要分三步走，先至欲界定，而后到未到地定，再入初禅。欲界本是散地，无有定境，欲界之人，心多散乱，但经修禅打坐，可生少许定心，为入定之初阶，此定心非多，且灭去亦速，故名欲界定。过欲界定之后，以定法持心，任运不动。境界从浅渐渐入深，若身心泯然虚豁，忘却欲界定之身体，坐中不觉头手床椅，犹如虚空，这是进入了未到地定。从未到地定继续迈进，有八触（痛、痒、冷、暖、轻、重、涩、滑等感觉）或十六动触发作时，标志着已进入初禅。

此后，从初禅进入二禅的标志是十六动触平息，心生内喜；进入三禅的标志是内喜转为内乐。四禅八定的理论认为喜与乐有所不同。喜由外因所致，例如红尘中的升官发财；乐则发自内心，与外界得失无关，是内心自然清静之乐。佛典记载这种内在之乐美妙无比，是深在的，每一个细胞、每一根毛孔都感受到的快乐，在性质和程度上超越于世间的任何快乐。四禅则是虚无的境界，是明镜般的虚空，无喜无乐，是纯然的宁静。至于四禅之上的定境，从空无边处定到非想非非想处定，均是在虚空的境界中修炼，是更为细密的境界，用语言难以直接描述，有只可意会、不可言传之喻。

四禅八定理论是有代表性的佛家气功修炼理论，系统完整，操作性强。有兴趣研习者可参阅《清静道论》等佛家典籍。

（二）止观法门

止观法门是佛教天台宗（又称法华宗）提倡的静功修炼方法。由隋代高僧智顗大师创立。"止"为梵语 samatha（奢摩他）的意译，"观"为梵语 vipassanà（毗婆舍那）的意译。止即是定（心止一境），观即是慧（思维观察）。东晋时的僧肇在《维摩诘经》卷五注中说："系心于缘，谓之止；分别深达，谓之观。"

1. 二十五方便　止观法的全部内容可以概括为如下二十五方便。

（1）具五缘　持戒清静、衣食具足、得居静处、息诸缘务、近善知识。

（2）诃五欲　诃色欲、诃声欲、诃香欲、诃味欲、诃触欲。

（3）弃五盖　弃贪欲盖、弃嗔恚盖、弃睡眠盖、弃悔盖、弃疑盖。

（4）调五和　调饮食、调睡眠、调身、调息、调心。

（5）行五法　欲、精进、念、巧慧、一心分明。

这二十五种方便，包括进行前的准备工作及进行中的锻炼方法，亦包括日常注意事项。

2. 调身、调息、调心　调身、调息、调心在这二十五方便中具有特别重要的意义，是在止观进行中，同时进行的三个方面的练功方法。现代气功三调合一的理论即与此相通。

（1）调身　就是在进行止观时，调整身体。一般采用跏趺坐，通过正脚、解宽衣带、安手、正身、调整头颈、口吐浊气、鼻纳清气、闭口眼，不使身首四肢动摇，达到不宽不急，就是不松垮、不紧张的身调相的要求。

（2）调息　就是调练呼吸。在止观进行中，如何把呼吸的风相、喘相、气相调练成出入绵绵、若存若亡的息相。调练的方法有三：①安心，就是稳定情绪，安定思想，强调静字；②宽放身体，就是放松身体，避免紧张，强调松字；③想气遍毛孔出入，通透无障，就是默想呼吸从周身毛孔出入，最后达到不涩、不滑，即不粗浊、不短促、柔细深长的息调相的要求。

（3）调心　就是调定心情。在整个止观过程中分为三步：第一步入定，就是要调伏乱想，不令越逸，令沉、浮、宽、急得所，即克服昏沉与散乱。可以采用意守鼻端、两目间、脐中、抓紧意念，想气下流等方法，达到不沉不浮的心调相。第二步住定，就是指在入定的基础上，如尚发现有不调的环节，如姿势、呼吸、意念等，都要随时用心意加以调整，使身、息及心三事和融不二。第三步出定，就是在锻炼结束时要根据"出定调身息心方法"进行，不要仓促，要逐渐由静入动，放开意念，开口呼气，微微动身、肩、手、头颈、两足，以手遍摩诸毛孔、摩手、掩两眼等而毕。

3. 止法和观法　止法和观法是在调身、调息、调心的过程中，运用的炼意方法。止是停止，在开始练功时，把一些念头乱想调伏下去。观就是闭目返观，即观察思维所观之境与能观之心。正如《修习止观坐禅法要》中所说的："行者初坐禅时心粗乱，故应当修止，以破除之；止若不破，即应修观。"气功锻炼中炼意的内容之一，就是如何排除杂念，把意念集中到练功上去，这就要采取某些相应的措施，止观法就是常用的一项措施。下面几则是可供参考应用的止观法。

（1）修止法　①系缘守境止法：方法是系心鼻端、脐间等处。令心不散，如猿着锁。乱想中必有个对象，或是想某事，或是想某物，该事该物即为缘。所以，系缘即指把念头附在那里，即用专心注意的守境办法去止住它。守的地方一般是鼻端或脐中。②制心止法：方法是随心所起，即便制止，不令弛散。在经用系缘守境止法后，心情比较安宁后，可改从念头的对象入手，看清念头起处，随时制止它。其中要抓住心意活动这个环节。③体真止法：方法是闭目返观自己身体，而加以细心体会，则妄念止息。体是体会，真是真实。此法是在前两法的基础上，对偶尔所起的念头所采用的分析的方法，以体会其是否真实，这样知道了念头都是偶然巧合，都是虚妄不实在的，全部丢开，就可自然停止。

（2）修观法　①空观法：在杂念中所出现的各种事和物，无论是外界的或内在的，都在时刻的变化中，没有丝毫实在的、固定的，提起意念，观这空相，即为空观法。②假观法：在杂念中出现的各种事和物，无论是外界的或内在的，没有实质的内容，都是想象的，不要去执着，提起意念，去观这些假象，即为假观法。③中观法：在杂念中出现的各种事和物，无论是外界的或内在的，观空时不去执着空，观假时不去执着假，而是空与假的统一，以达到心地纯净，洞然光明，即为中观法。

以上止观法，简要来说，念念归一为"止"，了了分明为"观"，两者可以交替应用、同时使用、互相促进，不宜截然分割。

止观法门的详细内容可参见天台宗的创始人智颛几部专著：《修习止观坐禅法要》（又称《童蒙止观》《小止观》）《六妙法门》（又称《不定止观》）《摩诃止观》（又称《圆顿止观》）。另据《童蒙止观》《摩诃止观》所载，尚有一些运用止观治病的方法。

（三）密宗功法

密宗又称密教，是大乘佛教的一个宗派，又称秘密真言宗。密宗以高度组织化的咒术、礼仪、民俗信仰为其特征。该派功法讲究三密加持，即身密、语密、意密，以求即身成佛，还特别强调师法传承。密宗功法在宗旨与目的上与大乘佛教并无二致，只是形式与方法有异，功法理论亦有其自身的特点，其中诸项自我修炼方法，为气功界所重视。

1. 密宗脉道理论　密宗功法锻炼特别讲究气、脉、明点的修法。气即是内气；脉就经脉系统；明点指脉上的一些特定部位，接近于现代内分泌系统中一些腺体的位置。密宗修法大都保留在《无上瑜伽部》一书中。密宗内修的实践提出了不同于中医经络系统的独特的脉道学说，包括"三脉四轮"或"三脉六轮"等内容。《大乘要道密集》认为，三脉即是左、中、右三条主要脉道，中脉为贯通会阴至头顶的最重要脉道，而所说的轮即三脉交汇或与他脉交汇之处。四轮是指脐化轮、心间法轮、喉中报轮、顶上大乐轮。另有六轮之说，即顶轮、眉间轮、喉轮、心轮、脐轮及海底轮，它们各有不同的脉道与三脉互为连接。脉道学说在各派各经典之间有不同的论述，在修习实践中也有不同的运用。

2. 密宗功法概述　密宗功法修炼即前所述之三密加持。即身密（跏趺坐，手结契印）、语密（口诵密咒）、意密（意念观相）。在正式三密修持之前尚有许多的基本功需要做，称为加行，即加工、筑基之意。常见的有风瑜伽（行气调息）、修宝瓶气等。修宝瓶气又可分为三个阶段：①意守和调息；②修持九节风、四息法、金刚诵等；③修习拙火定。修拙火定成功者则发大暖气，生四种喜（初喜、上喜、离喜、俱生喜），所见所闻皆觉大乐，起无分别智，于现身上获得大手印成就。

密宗尚有大手印、大圆满等无相瑜伽修法，与大乘佛教禅宗的明心开悟同趋一轨，故又称无修瑜伽。密宗诸部瑜伽修炼，皆以静坐为主。但无上瑜伽部法中也有动功一类。该部瑜伽修炼气脉明点时，非常重视炼身，作为强健身体、打通脉结、排浊化精的必要辅助手段。其练身法，有大礼拜、金刚立、拳法等。其中拳法一类，与印度瑜伽的体位法和道教的导引相类，有的其实就是一种动功。但这种动功，皆凭师传，很少有整理成文字者。汉地所传，有"一目了然"三十七拳法、六炉火拳法、那洛巴炼气六法、金刚亥母拳等。密宗动功练习需要一定的静功修炼基础，其功效能吐故纳新，排出胸中浊气，又能令全身脉道通畅安和。此外，练好这些动功又为深一层的静功修炼打下了基础。

三、儒家气功理论

儒家气功源自于春秋战国时期孔子及其弟子们。儒家的宗旨是修身、齐家、治国、平天下，练功作为修身的一部分得到相当的重视。但就气功的理论与实践的建树而言，儒家较道家、佛家似乎略逊一筹，气功修炼的专著和有特色的功法比较少，其功理功法在气功界的影响也相对小一些。

儒家气功在功法上主要是以修心养性的静功为主。唐代司马承祯撰有名篇《坐忘论》，列坐忘七个阶次：一敬信、二断缘、三收心、四简事、五真观、六泰定、七得道。又说："夫坐忘者，何所以不忘哉？内不觉其一身，外不知乎宇宙，与道冥一，万虑皆遗。"所以坐忘之要，着重在一个"忘"字，要松垂肢体，外忘其身，内忘其心。大通亦大道，能坐忘即合于大道。修炼坐忘法能调整平衡气脉，并能补肾健脑，恢复身心疲劳。可见坐忘法于修身养性人有益处。儒家气功应大抵于此。

南宋朱熹写的《调息箴》对调息方法有所心得，他说："余作调息箴，亦是养心一法。盖人心不定者，其鼻息嘘气常长，吸气常短，故须有以调之。息数停匀，则心亦渐定，所谓持其志，无暴其气也。箴曰：鼻端有白，我其观之，随时随处，容与猗移。静极而嘘，如春沼鱼，动极而翕，如百虫蛰。氤氲开阖，其妙无穷。"这是他从观息法实践中来的体会。他还认为病中也可用此类方法，他说："病中不宜思虑，凡百可且一切放下，专以存心养气为务。但跏趺静坐目视鼻端，注心脐腹之中，久自温暖，即渐见功效矣。"明代儒家学者，如王守仁认为元气、元神、元精，"只是一件，流行为气，凝聚为精，妙用为神"。这些点滴的个人见解虽未成体系，却也可看作儒家气功的学术观点。

四、武术气功理论

武术气功侧重于锻炼人体之"形"，所谓外练筋骨皮，内练一口气，即练功的重心在于人体的骨骼、肌肉、关节等运动系统以及内气的锻炼和运行。它的基本特点是运动量大，动作难度也较大，且刚劲有力，意气力三者结合，力求意到气到，气到力到，有的功法还有较特殊的调息方法，用以配合武术的运功发劲。武术气功功法主要有三类，其理论也因功法类别的不同而有所侧重和变化。

1. 传统套路动功　代表功法有易筋经、八段锦、少林内功等。此类功法多练内功，能强身健体。托名岳飞所传的武八段锦，动作刚劲有力，姿势多用马步，属于武术气功。易筋经功法所具备的刚柔相兼的动作，大运动操作及静力性锻炼等要领，使其成为典型的武术气功。筋是指联络在关节之间的坚韧组织，即肌腱。《素问·五脏生成》说"诸筋者皆属于节"，意思是筋性坚韧刚劲，对骨节肌肉等运动器官有约束和保护的功能。《易筋经》指出：筋乃人身之经络，骨节之外，肌肉之内，四肢百骸，无处非筋，无处非络，联络周身，通行血脉而为精神之外辅。所以易筋经功法就是通过锻炼使筋骨由柔弱变强健而达到外壮之效。与易筋经相似的还有少林内功，也用马步或弓步势，强调三直四平（臂直、腰直、腿直，头端平、肩平、掌平、脚平），为推拿医生训练臂力、指力而设。

2. 武术站桩功法　现在流行的武术气功，多在站桩的基础上发展而成，如峨眉十二桩、意拳站桩、大成拳等。其功法理论多强调站桩筑基，即在站桩的基础上炼精、炼气、炼神。峨眉十二桩相当于站桩中的动桩，即在一般站桩要求的基础上，配以套路运动，强调"圆""空""中"，即架子要圆，意念要空，气脉平衡适中。该功法要求以柔为主，即全身要柔，有似婴儿；真气要紧，下沉丹田；动作要柔，蛇行蠕动；触觉要柔，流水穿堤；呼吸要柔，绵绵不断。在柔的原则指导下，每一个架子的运动，使身体都有一定的气脉变化，相应产生酸麻、疼痛、寒热等动触现象。如果功夫练得深了，就会对全身气脉了如指掌，动念即动，止念即止，打下静功的基础，走上由动归静之路，一旦转练静功，就可水到渠成。调息中尚有"嘶""嘿""嘘""唏"四字构成的发音呼吸法，以帮助调节气机之升、降、开、合。意拳站桩功是由近代王芗斋所创的一套练习拳术内功的方法，又名意拳养生桩。意拳注重意与精神，练习的方法重在站桩，不讲求套路、招数，无论动静，均用意念引领。意拳站桩强调动静结合，外动内静，内动外静，所谓大动不如小动，小动不如不动，不动才是生生不已之动，故百动不如一静，百练不如一站。站桩功从外表看不出动，而实际则人体内部肌肉在激烈运动，这种运动能增强人体自身的生命力。站桩功不需注意深呼吸，不用意守丹田，不讲大小周天循环，不讲阴阳八卦，通过自然呼吸，全身放松，凝神定意，姿势、动静、虚实、松紧的调配，适当的意念活动，渐渐地达到呼吸慢长细匀，思想入静，身体舒适轻灵，体内息息相生，精神无思无虑。

3. 内家拳功　代表者如太极拳、八卦掌、形意拳以及武当内功拳等。这些拳功除了其武术技击作用外，大都与养生内练有密切的关系，且都体现了太极阴阳、动静刚柔、炼形养神之意，既是武术气功的重要组成部分，亦是养生锻炼的重要功法。其中最有代表性的当属太极拳。太极拳是我国传统武术中的一项内家拳术，由于太极拳的动作圆柔连贯，每一势都绵绵不断，好像一个完整的圈，犹如太极图，故名。太极拳主要把拳术中的手眼身法步的协调动作与导引吐纳有机地结合起来，使之成为内外统一的内功拳运动。锻炼时，意识、呼吸、动作三者密切结合，动静结合，并自然地配合腹式呼吸运动。太极拳动作独特，要求柔和缓慢，呈螺旋缠丝式的缠绕运动，动作呈弧形，连贯而圆活，每一个活动都是全身的活动，要求做到一动无有不动，上下相随，内外相合，使手、身法、步与意识、眼神密切配合，协调行动；还要求以腰为轴心，通过旋腰转背带动四肢全身的缠绕运动，以意导气，以气动身，以疏通全身经络，气达全身，内气发源于丹田，并复归丹田；同时，始终要保持松静状态，先使大脑松静下来，这样容易使全身内外气机条畅，且始终要全神贯注，以意识来引导动作。太极拳在流传过程中也形成了许多流派，它们大都形成了各具特色的练功方法与理论。

复习题：

1. 简述道家内丹理论的要点。
2. 佛家气功止观法门包括哪些内容？
3. 武术气功理论有几类？各有何特色？

NOTE

第三章　现代研究

　　气功的现代研究是在气功研究方法论的指导下，应用现代科学（包括现代医学）的手段和实验研究方法描述、验证气功的效应，探讨气功作用的原理，以建立现代的气功科学理论。本章首先介绍气功现代研究的概况，继而介绍具有气功研究特色的方法论和具象思维理论，随后介绍自20世纪50年代以来，气功在生理、心理、生化、免疫等诸方面的现代研究中一些较有代表性的项目和结果，以期开阔眼界，使读者对气功现代研究的规模与方法有所了解。应注意，所介绍的内容有些在气功研究范围内已形成较好的共识，有些则还有较大争议。

第一节　现代研究概述

　　气功的现代科学研究始于20世纪中叶。自20世纪50年代到60年代，一批关于验证和探讨气功临床治疗效果和机制的实验研究已经开展。从20世纪70年代末到90年代末是对气功进行现代科学研究的高潮期，许多科研机构和高等院校都参与了这一领域的研究，部分研究报告还发表在一流的学术杂志上。进入21世纪以来，对四种健身气功的科学研究规模较大，参与的科研人员较多。总体来看，气功的现代科学研究仍处于起步阶段，目前尚无重大突破。但气功现代研究的意义重大，它标志着古老的气功学术在20世纪已经为现代科学所关注与接纳，登上了现代科学的殿堂。

一、现代研究发展概况

　　气功现代研究的内容、深度及规模与我国气功的普及推广情况及其兴衰发展密切相关。迄今为止，气功的现代研究大致经历了以下三个时期。

（一）20世纪50年代中期至60年代中期

　　国内出现第一次气功高潮。气功现代研究处于起步阶段，主要体现在医疗领域，包括气功自我锻炼的临床疗效观察，及随之进行的一些生理指标的检测。

　　在50年代，气功作为中医学的一种治病方法受到人们的关注，一些慢性病通过气功锻炼取得了较好的效果，引起了人们对气功疗法的兴趣和重视。科研人员开始用现代科学的方法，对气功疗法的临床疗效进行观察研究。临床观察研究从少数病例乃至个案报道开始，直至多达上千例的临床统计研究；所观察的疾病二十余种，包括呼吸系统的阻塞性肺气肿、支气管哮喘等；循环系统的高血压、冠心病心绞痛、心脏神经官能症、心动过速，甚至器质性心脏病如风湿性心瓣膜病等；消化系统的胃及十二指肠溃疡、胃黏膜脱垂、胃下垂、慢性肝病、结肠过敏症、习惯性便秘等；神经系统的神经衰弱、神经官能症等。其他如内分泌系统的糖尿病；妇科的妊娠中毒症、慢性盆腔炎、子宫脱垂；眼科的原发性青光眼等。

在气功的实验研究方面，主要是结合临床疗效的观察，做了一些人体生理、生化、血象等客观指标的检测以及实验观察。包括气功的呼吸生理，如呼吸运动形式和呼吸动力学机理的研究、气功的呼吸与自主神经机能的关系、气功调息与气体交换、氧代谢及肺功能的关系等；循环生理的观察指标如动脉血压、心率、皮肤温度、血管通透性、血液成分变化及心影大小等；消化生理如胃肠蠕动波、胃液和唾液分泌、肝功能等；神经电生理如脑电图、肌电时值、皮肤电位等；内分泌和代谢如尿 17– 酮类固醇、血糖等；其他如视觉生理的视阈值、眼压水平等。

（二）20 世纪 70 年代末期至 90 年代末期

这一时期，国内出现第二次气功高潮。气功现代研究空前高涨，由于气功锻炼方法的扩展不再限于以静功为主的自我锻炼，动静结合的群众性气功锻炼得到普及。1980 年前后气功"外气"的流行，使气功医疗的方式也趋向多样化，并与心理治疗、推拿点穴治疗以及针灸治疗相结合，临床适应范围大大扩展。另如气功益智、开发人体潜能，气功在文艺、体育等方面的应用等，超出了医学的范畴。又由于医学检测手段的进步和其他一些高新科技的应用，边缘学科特别是科学哲学理论的发展，使气功科学的涉及面更为广泛，研究层次更为深入，内容更为丰富。

这一时期的气功实验研究，在重复以往基础上作了进一步深化。如以脑电为客观指标的气功研究，采用了脑电功率谱、维数分析和混沌理论，大脑皮质诱发电位以及脑地形图、动态磁共振成像术（fMRI）等。对气功静功的研究由以往单指标观察变成多指标综合分析。气功对心血管循环机能影响的研究采用了多种方法，如阻抗血流图、超声多普勒血流图、扇超及后来的心脏彩超、微循环同步直视等，并结合血流动力学改变及血脂、脂蛋白等进行综合分析。皮肤温度则采用非接触的遥感技术测量，如红外热象图等。观察水平也从整体水平深入到细胞和分子水平，甚至做了脱氧核糖核酸的观察。

对气功"外气"效应的研究，包括体外效应和"外气"实质的研究。前者如生物体的在体和离体效应，后者如"外气"的红外场、生物磁场、静电场、超声波和次声波、微波、激光、辐射场等的测试。由于气功"外气"的流行，不仅使气功治疗手段扩大，也使气功动物实验成为可能，因此这一时期气功现代研究的一个特点是开展了大量以动物为对象的实验研究。有些实验现象用现有的科学知识或手段难以圆满地加以解释或客观检测，许多学者对此提出了各种设想和不同意见，形成了百家争鸣的局面。

随着气功现代研究的深入，自 20 世纪 80 年代开始，科研人员在气功的临床效应研究和气功的实验研究基础上，对气功的现代理论研究进行了广泛地探讨。人们试图借鉴当代科学新兴的理论，构建起气功现代理论的框架，如提出用热力学、控制论、协同论、人体场（生物场）、多维空间、分维、隐参数等理论来解释气功健身治病原理和气功现象。但是，迄今为止所有这些理论论述都还属于假说性质，不可避免地带有浓厚的思辨色彩，还不是成熟的科学理论。

总之，这一时期的气功研究，发展是主流，虽然存在许多不足，也无重大突破，但并不能因此否认其价值，这是人们探索未知领域的必然过程，留下了启迪后人探索的足迹。

（三）21 世纪初至今

进入 21 世纪以来，国家对气功进行了规范管理。国家体育总局健身气功管理中心于 2001 年成立。此后在广泛调研的基础上，国家体育总局健身气功管理中心以科研招标的形式，组织编创了四套健身气功功法，包括健身气功·易筋经、健身气功·五禽戏、健身气功·六字诀和

NOTE

健身气功·八段锦，并对四套健身气功的功效进行了现代科学检测。在医疗气功方面，国家中医药管理局于 2004 年成立了医疗气功考试委员会，准备在条件成熟时进行医疗气功资格考试，对医疗气功实行规范化的行业管理。

此外，20 世纪末开始的一些气功的现代研究项目也在继续。例如气功态时人脑 ERP、fMRI 的研究，气功导引为主治疗气功偏差的临床研究，气功治疗支气管哮喘的临床和机理研究，气功治未病以及气功思维形式的研究等。

随着国家对气功的规范管理和对气功科研的投入加大，气功的现代科学研究将会呈现一个稳步、健康发展的局面。而随着现代科学技术的迅猛发展，人们也有理由相信，科学将逐步解开气功之谜，气功科研也必将在现代科学殿堂中占据其应有的一席之地。

二、研究方向与争议问题

从气功现代研究已经做过和正在做的工作来看，其研究方向大致包括两个方面：一是气功效应研究，即检测由练功所引起的主、客观对象的变化，亦即用实验科学方法，检测气功所引起的生理、心理、物理、生化等方面的效应，包括对于气功外气的研究。就医学气功而言，这主要是气功的临床疗效研究，它是指用医学科学的方法，通过客观指标的检测，来评判气功疗法的实际疗效。二是气功现代理论的研究，它是指在气功古典理论和上述现代基础研究的基础上，构筑气功现代理论体系，即用现代科学的理论来解释古老的气功。

（一）研究气功效应

主要是借助现代科学的方法和手段，从不同的方面，在不同的层次上，通过严格、系统的实验研究检测种种气功效应，以探讨其规律与机制。从近几十年的气功科研实践看，在这一方面的研究中，应注意以下一些问题。

1. 树立严谨求实的科学态度 在气功的科学探索中存在许多未知的领域，要有探索未知、开创新知的精神，严谨求实，扎实进取。气功科研有可能突破现代科学已有的框架，要充分认识其对现代科学的影响。

2. 把握气功科研的特征性规律 一方面，气功实验的设计和操作必须严格地遵循现代科学研究的基本要求，如对照组的设置、样本数的大小、实验过程中的盲法、科研结果的可重复性、所用仪器设备的稳定性、实验条件的一致性等。另一方面，实验设计也必须充分考虑心理学因素和气功学的特殊要求，诸如功法差别、练功水平、受试者身心状态的稳定性等。

3. 借助高科技手段，加强多学科协作 几十年的气功科学研究表明，气功所显示的效应是多方面、多层次的，它有着比目前人们所理解到的更为深刻的内涵。通过气功的研究来揭示人体生命的奥秘，需要借助现代高科技手段和多学科多领域的科研合作。

4. 加强研究者和被研究者的相互沟通 气功的科学研究是对人的研究，在气功的实验研究中，受试者和观测系统是一个整体，他们既是被考察的对象，又是实验系统中的能动环节。他们和观察者之间也是合作与对立统一的关系，而且以协调合作为主。在实验中既要严格遵循现代科学实验的规范，防止弄虚作假等消极因素，又要尊重受试者的意愿，充分发挥其能动性，并注意其身心状态的变化。

（二）探索气功原理

通过对气功效应和气功现象的深入研究，探索它们与现代科学理论、现有科学范式、现代科学方法论之间的关系，以创建能与现代科学对话的气功理论。有以下一些问题值得重视。

1. 加强气功修炼自身理论体系的建设　只有对气功修炼自身的总体规律有了深入的了解，才能真正地构建起气功科研的框架。否则现代科学对气功的研究将支离破碎，只见树木，不见森林。加强气功修炼自身理论体系的建设也是中医气功学的主要任务之一。

2. 正确对待理论创新　气功的现代研究需要理论创新，但是在对气功的一些效应和现象进行理论阐述时，要避免简单地效仿现代科学的术语，生造一些似是而非的名词；同时也应注意，不要将气功强行纳入现代科学现有的理论框架，否则可能会丢弃许多古代文明的宝贵遗产，将气功弄得面目全非。

3. 放眼人类文明的发展　人类文明在新世纪的发展，要求对身心统一之整体的生命运动规律、对天人关系的本质等重大问题，有更深刻、更全面的认识。气功原理的现代研究应着眼于将现代科学的方法论和中国古典整体观相结合，并在更高层次上形成精神和物质、整体和局部、主体和客体、对立和统一、内省和外求辩证统一的世界观和方法论，并在此基础上实现西方现代科学和东方古典文化的结合，实现人类文明的新飞跃。

（三）主要争议的问题

从 20 世纪 50 年代至今，气功现代研究中主要争议的问题有二，按问题出现的时间顺序，首先是关于气功定义的争议，其次是关于气功外气本质的争议。

1. 气功定义　关于气功定义的争议始于 20 世纪 50 年代中期气功疗法开始推广之时，一直延续至今。目前大体有三种意见：一是将气功修炼等同于心理调节，认为气功疗法实质上就是心理疗法，是具有中国传统文化特色的心理治疗。二是认为气功的"气"是指呼吸之气，或者宽泛一些，指生命活动的物质能量，认为气功是调节生命活动能量的方法或技术。三是认为气功是调身、调息、调心融为一体的心身锻炼技能，其核心是三调合一的气功状态或境界。第三种是本教材的观点。

2. 气功外气　气功外气的争议始于 20 世纪 70 年代末，其争议的激烈程度较气功定义为甚。目前大体上也有三种意见：一是认为外气是物质性能量，例如物理学中声、光、电、磁的波或粒子学说，与正常的人体生物辐射一致，只是强度不同；或者更宽泛一些，认为外气也可能是某种未知的物质性能量。二是认为外气作用是心理效应，外气治疗的作用就是心理暗示的作用，如果取消暗示，其作用就不复存在。三是认为外气有心理效应，但也不排除含物质性能量，需要继续探索，现有的科学研究尚不足以对其实质做出定论。本教材倾向于第三种。

复习题：

1. 气功的现代研究经历了哪几个时期？各时期的主要研究内容与特点是什么？
2. 气功的现代研究方向如何？应注意哪些问题？
3. 谈谈你对气功现代研究中存在争议问题的看法。

第二节　科研方法创新

方法论是人们认识世界、改造世界的根本方法，研究人们用什么样的方式、方法观察事物

NOTE

和处理问题。根据层次不同，可分为哲学方法论和科学方法论两类，科学方法论又包括一般科学方法论、具体科学方法论。哲学方法论是认识世界、改造世界、探索实现主观世界与客观世界相一致的最一般的方法理论。一般科学方法论是研究带有一定普遍意义，适用于许多有关领域的方法理论；具体科学方法论则是研究某一具体学科，涉及某一具体领域的方法理论。

从方法论角度纵观上一节的气功科研，可以看出，以往的气功研究是在一般科学方法论指导下进行的。毋庸讳言，半个多世纪以来，气功科研的学术成就得到科学界承认的甚少。究其原因是多方面的，但缺少具有气功学科特色的科学方法论，无疑是根本原因之一。以一般科学方法论研究气功，能够观察气功锻炼的外部现象，但气功锻炼内在的操作特征则难以被揭示。

21世纪初，北京中医药大学气功实验室针对以上情况，积多年气功科研的经验教训，总结提出"双向设计，关联检测，相互释义"的实验研究方法。它是具有气功学科特点的科学研究方法，属于具体科学方法论的范畴。应用此研究方法十余年来，该实验室已完成包括多项国家自然基金项目在内的一系列气功科学研究。现简介此法如下。

一、双向设计

气功效应研究是气功基础研究的重要组成部分。这类实验设计大都是选择适当的生理心理指标，并通过分析比较受试者练功前、练功中、练功后的相应指标变化而得出结论。在以往的实验设计中，这类实验通常只检测练功者外部的客观变化，不涉及内在操作，这就是"单向设计"。而对于有同样实验目的的双向设计方案，就不仅要求设计生理心理仪器的外部检测方案，还要求设计气功修炼的内在操作方案。故"双向设计"是指在气功实验研究的方案设计上，同时设计内在操作和外部检测两个部分，将主观操作与客观现象检测相结合的方案。

气功修炼的基本操作是三调，即调身、调息、调心。三调的不同组成和不同搭配形成了形形色色的功法。内在操作方案的实验设计，是为受试者设计进入特定气功状态的三调操作内容和步骤。例如，设定的实验目的是检测练功意守状态的心理生理变化，那么就需要设计意守身心状态的三调操作内容和步骤。调身可以设计平坐或盘坐；调息可以设计自然呼吸或腹式呼吸；调心可以设计某一意守对象，并将意守的操作过程分为安静、注意、移识（在主观感觉上将意识移置于意守对象）、意守四个环节。

由于调身的操作外在可见，故内在操作设计主要针对调息和调心的过程，尤其是调心。在双向设计的实验方案中，受试者需要在实验前进行集体培训，力求达到所有受试者的内在操作过程在最大限度上保持一致。例如，在上述关于意守状态的实验研究中，培训内容应包括告知受试者意守对象，以及安静、注意、移识、意守四个操作环节的意识状态区别，并教授这四个环节的意识操作方法。此外，也如同应用仪器设备需要选择和确定检测指标一样，内在操作过程也需要检测指标，而这些指标往往就是所设计的操作内容和步骤本身，但判定是否到达和完成这些指标需要由受试者本人完成，即设计主观体验检测量表。

比较单向与双向实验设计的差别，可以发现，单向设计中受试者的练功状态并未受控，外部检测只能揭示受试者在不同时间段的生理心理指标的客观变化，并不能揭示外部指标变化与内在状态变化的关联性。双向设计同时考虑了两者，力求使原本处于"黑箱"状态的内在变化成为"白箱"，成为可操作、可控制的实验因素，从而避免了那种"检测但不知测的是什么"

的问题，提高了实验研究的效度。

二、关联检测

内在操作步骤与外在检测过程的关联性，即关联检测，指在实验过程中同时、同步进行主观操作与客观检测。关联检测有两个不同于以往单向检测的步骤。其一是检测的内、外环节要一一对应；内在操作有多少环节，外部检测就有多少环节，使练功过程的每一内在操作环节都有其对应的外部检测。例如，意守的过程包括安静、注意、移识、意守四个操作环节，与之对应的是四次外部检测，即分别检测安静、注意、移识与意守状态的生理心理指标。其二是外部检测环节要等到内部操作环节发生时才开始。例如，在意守的实验过程中，要等到四个操作环节发生时再开始逐一检测，而不是机械地确定3分钟或5分钟检测一次。如何知道每一操作环节已经发生了呢？通常的做法是让受试者示意，抬一下小指或按一个按钮。

由于内部操作的稳定性弱于外部检测，即使较高水准的受试者也难以保证每次操作满意。为保证实验的可靠性，每次实验完成后，应要求每一位受试者填写自己在本次实验中对每一环节操作满意程度的调查表。表中应列出实验过程中每一操作环节，并对每一环节均给出优、良、中、差、劣5个选项。如果某一个环节的操作满意度在"中"以下，应该考虑重新进行这一环节的检测。

关联检测通过同时、同步实现内外两种变化，使两者相互产生必然的时空联系，内在操作的变化和外部指标的变化被有机地联系在一起。

三、相互释义

相互释义是对实验数据的意义，采用内外相互说明的解释方法。任何实验研究都会遇到对实验的数据变化如何给出科学、合理解释的问题。由于双向设计、关联检测实验数据的内涵来自内在操作，表达是外部检测，因此，内外相互关联的解释也就成为自然。

在此相互释义的解释系统中，外部检测指标的变化在一定意义上可以被解释为内部操作变化的外在表达，而内部操作内容和步骤的变化可以被解释为外部操作指标的变化的动因。由此，主观操作有了客观的表达方式，客观指标有了反映主观操作变化的内涵。这样，通过外部指标的变化推断内部操作效果和状态的变化、通过外部指标变化推断内部变化的效应价值，均成为可能。例如，在意守的实验过程中，如果检测到四个操作环节均有不同的、统计学上呈显著性差异的生理心理指标变化，不但能说明意守过程中生理心理的客观变化特征，还能说明是四个不同的主观操作环节。

相互释义超越了仅从外部客观指标的变化本身分析问题的方法，是在此基础上，赋予外部的指标变化以内部操作的内容，使客观指标得以直接反映主观操作。

四、科研人员的气功实践

此方法论对实验设计者有较高的要求，即不但要懂生理心理功能检测的现代科学实验规范，还必须懂气功，有一定的练功体验，否则无法设计练功时内在的操作内容与步骤。例如，把意守的操作过程分解为安静、注意、移识、意守等四个环节，如果实验设计者没有相应的练功体验，就无法提出此设计。而在双向设计、关联检测、相互释义实验研究模式中，双向设计

NOTE

是第一步，没有这第一步，以下两步也无从进行。

以往的气功实验设计之所以大都采用单向设计，原因之一就是实验设计者大都是生理心理等学科的研究人员，缺少气功修炼的实践经验。而参与气功实验的受试人员中虽然有些是气功修炼有素者，但他们往往又不能很好地整理和表达自己修炼的主观过程与体验，也不懂得现代科学实验的规范。因此，提倡气功科研人员学练气功，提倡气功训练有素者学习现代科学实验规范，提倡二者之间的相互交流，是提出高质量双向设计、关联检测、相互释义实验研究方案的重要基础和保证。

气功的奥秘存在于它的内在修炼过程，也就是它的实际操作过程中。双向设计、关联检测、相互释义方法论的优越性就在于它能够使气功修炼的内在操作过程得以客观量化，所以它适合于气功研究，成为有气功特色的科研方法。

复习题：

1. 什么是方法论？具体包括哪些内容？
2. 气功研究为什么要采用双向设计？
3. 准确完成相互释义环节的关键是什么？

第三节　具象思维理论

在 20 世纪八九十年代的第二次气功高潮时期，气功基础理论的研究也曾风行一时，以现代物理学、天文学、数学等为基础的形形色色的气功理论多有提出。这些理论的内容大都是解释性的，以各种不同的假说阐述气功现象发生的原因，但大都缺少翔实的科学实验或练功实践的验证，所以均不够成熟。这些理论也缺乏后续跟进的研究，于是来去匆匆，如同昙花一现。

但那一时期提出的具象思维理论独树一帜，该理论出自对中医气功修炼中对调心技术的研究，始见北京中医药大学刘天君教授于 1990 年出版的《气功入静之门》一书。后经三十余年的科学实验与练功实践研究，且与现代心理学、生理学的沟通交融，将气功的调心操作与心理学的思维作业与生理学的肌肉运动条件反射融合在一起，成为一种能够有效指导练功实践并阐述其操作原理的现代气功理论。具象思维理论为从现代心理学、生理学的角度开展气功的基础研究，提供了理论依据和学科交叉点。其研究与近年来中医"象思维"的研究有相关性，并与国际上现代认知科学所进行的"具身认知""具身心智"等研究接轨。

一、具象思维的概念

意识的功能活动之一是对其所反映的事物产生映像。思维是意识对其映像资料进行有目的加工的操作活动。由于意识所产生的映像资料有不同的种类，依据映像资料种类的不同，思维就被区分为不同的思维形式。例如，抽象思维所加工的映像资料是概念，形象思维是表象，具象思维是物象。故具象思维是个体对其意识中的物象资料进行有目的加工（构建、运演、判别）的操作活动。这个定义包含了几层含义。首先，物象是具象思维操作的媒介。物象不同于形象思维的表象，也不同于抽象思维的概念。物象是对事物的直接反映，即感觉本身。而表象和概念都是对事物的间接反映，即感觉的印象和符号均经过不同程度的抽象。其次，意识的物象资料是有动作的、感觉的和情绪的。所以，具象思维有感觉思维、情绪思维和动作思维三个分支。其中感觉思维是基础和核心，因为把握情绪和动作均须凭借细微的感觉。再者，具象思维作业包括构建物象、运演物象、判别物象三个操作环节，是一个完整的过程。

二、具象思维的操作

不假概念或表象，有目的的直接运演物象，就是具象思维操作。概念与物象差别较大，二者一般不会混淆。但表象和物象有直接联系，二者是构象程度的差别，比较容易混淆。表象是对于感觉印象的回忆与想象，因而是模糊的、不清晰的；而物象即感觉本身，因而是清晰的、逼真的。例如，当你想念亲人的时候，脑海中浮现的形象是表象，当你梦见亲人的时候，所见到的形象即是物象，二者都是感性的，但程度上的差别显而易见。由于物象清晰逼真的程度远远高于表象，给人以身临其境之感，所以它对于心身的影响就远远大于表象。故进行具象思维操作，区分形象思维的表象与具象思维的物象是关键，不要把具象思维混同于形象思维。

具象思维操作的基本过程，包括构建物象和运演物象两个步骤，以及贯穿于这两个步骤始终的判别物象。

1. 构建物象　物象主要是感觉。构建物象的一般过程是先设置中介意念，即能够使人产生感觉联想的话语或图片，以之作为媒介，诱导感觉物象产生，而后舍弃中介意念，只留下所诱导出的感觉。例如，《文始真经》曰："气缘心生，犹如内想大火，久之觉热；内想大水，久之觉寒。"其中火或水的文字或图片就是中介意念，嘱受试人员反复诵读文字或观看图片，一并联想和体验火的温暖、水的寒凉的感觉，而当温暖、寒凉的感觉被诱导出现之后，告诉受试人员舍弃脑海中火或水文字或图片的映像，只保留已经感受到的温暖或寒凉的感觉，这就是构建起了温暖或寒凉的感觉物象。

2. 运演物象　运演物象是对已经构建起来的物象进行变革加工的过程，它是具象思维操作的主要内容，包括对物象的时空运演和属性运演两个方面。例如在上述受试人员已经感受到了温暖或寒凉的感觉之后，要求他们尽可能保持其感觉的存在，并不断地扩展其感觉到身体的各个部位乃至内脏，由小到大，从外及内，这就是感觉物象的时空运演；而细细品味温暖或寒凉感觉的性质和强度，增减其强度、变革其性质，则是感觉物象的属性运演。注意在操作过程中要避免概念和表象的介入，须由意识直接加工感觉。运演感觉物象有一定难度，初学者往往需要反复练习方能够掌握。

3. 判别物象　判别物象的操作内容即根据思维目的要求，限定构建物象和运演物象两个步骤的方向、规范、规模、进度。它具体落实于这两个步骤之中，而又超越于它们之上，对它们实行全面驾驭。故把握好尺度，是构建物象和运演物象的关键，而把握尺度的过程就是判别物象。其过程要求既不能不足，又不能过分。如上例寒凉或温热，如果操作成冰寒刺骨或大汗淋漓，就超越了人体的承受度；而没有明显的温热或寒凉感，又不能达到构建、运演物象的思维目的。判别物象的过程是使物象的品质与思维目的一致，大都以舒适、放松自然为度。

NOTE

可以看出，具象思维操作的过程中，构建物象是基础，运演物象是过程，而判别物象是尺度。

三、具象思维的应用

1. 用于气功修炼　前面已经指出，具象思维的提出源于对气功调心技术的研究。调身、调息、调心三调是气功修炼的核心操作内容，其中调心的内容包括思维操作、情绪操作。由于现代心理学关注的抽象思维、形象思维两种思维形式，不能有效地解释气功的调心技术，具象思维因此而得以提出。

学会不用概念和表象，直接把握感觉与动作的具象思维操作，是学习气功调心的关键步骤之一。在气功修炼过程中，调心常用的操作技巧是意守、存想和入静。在进行意守和存想的操作时，注意区别形象思维和具象思维十分重要。如上所述，形象思维的表象是模糊的、不清晰的，如果用于意守或存想，往往达不到预期的效果；而具象思维的物象是清晰的、逼真的，它对于心身的影响就远远大于表象，故意守或存想物象的治疗作用也远远优于表象。许多练功初学者意守及存想操作水平仅仅停留于表象程度，是他们练功进展缓慢的重要原因。只有将其操作的感性程度提高到物象水平，才能够真正进入气功境界，充分发挥出意守或存想的应有效果。入静的过程也需要运用具象思维，因为入静的境界需要意识直接把握，这是进入心身合一，乃至天人合一境界的途径。

从心理学角度看，气功锻炼中常常需要练功者对自己的感觉进行加工，例如所谓"气感"就是练功中对体内气机运行的感觉。而对于"气感"进行加工只能采取直接方式，即不是将其抽象为表象或概念之后再去加工，而是对其感觉本身直接加工。这类有目的的心理操作活动仍属于思维活动范畴，但其思维形式既不是抽象思维，也不是形象思维，而是具象思维。

2. 用于中医理论　在中医药学的基本理论中，不仅中药学"神农尝百草"的中药起源说和中药"四气五味"的药性论，均体现了古代药学家从感觉体验角度识别中药的思维方式，其思维形式已经不是日常的抽象或形象思维，而是主动、直接感知客观世界事物的思维运演，属具象思维。其他如阴阳五行、五运六气、整体观念等带有方法论色彩的学说，乃至于较为具体的脏腑经络、气血津液学说，也无不渗透着具象思维形式的影响。中医传统的望闻问切四诊，更是以具体的感觉为先导和基础，离不开具象思维形式。

诚然，意识中抽象、形象、具象三种思维形式是有机联系在一起的，它们并非各自孤立，而是互相渗透、互相帮助。但在不同的学术领域中，对不同思维形式应用有不同侧重。中医药领域的思维形式以具象思维为基础，已日益成为众多学者的共识。

3. 用于体验科学　所谓体验科学，是与实验科学相对而言。实验科学的研究对象是客观的，而体验科学的研究对象是主观的，观察者通过对自身体验的研究而认识世界。与实验科学相比较，体验科学的研究方法同样可以观察、测量、重复。但观察对象的性质不同时，测量和重复的性质与方法也会发生相应的变化。

体验科学来自于传统中医观察与研究事物的方法，是具有中医学特色的方法论。该方法论主要揭示的是主观感觉的变化规律和监测方法。主观感觉的发生发展变化与具象思维形式密切相关，故以运演感觉物象为基础的具象思维理论，在体验科学方法论中居重要地位。

　　总之，具象思维属于思维的一种形式，它与形象思维和抽象思维一起，完成人类对自身和客观世界的认识。研究具象思维，首先要做到确立具象思维的思维形式的独立性，其次是探寻具象思维的特征性及实用性。

复习题：

1. 什么是具象思维？
2. 具象思维的操作要点是什么？
3. 具象思维的应用有哪些？如何认识其在气功修炼中的重要作用？

第四节　生理功能变化

　　在气功的现代研究中，气功生理效应的研究内容较充实。自20世纪50年代至今，随着生理科学的进展，方法越来越丰富，工作越来越深入，观察指标也从单一指标发展到综合性指标。本节主要介绍气功对呼吸系统、心血管系统及神经系统的生理效应。

一、呼吸系统效应

　　调身、调息、调心是气功修炼的基本操作内容，其中"调息"即是对呼吸的调控，是练功的重要环节。练功过程中的呼吸生理指标的变化较明显而直观，主要观察指标为呼吸频率、呼吸节律、呼吸深度、膈肌运动、肺活量、肺通气量、肺潮气量等，以及相关的自主神经功能变化。

（一）对呼吸频率、节律、深度的影响

　　气功对呼吸生理的直接影响就是引起呼吸频率、节律、深度的变化。这些变化可通过客观记录呼吸运动曲线进行观察分析。气功锻炼，尤其是练静功过程中呼吸运动的生理特点主要表现为：随着入静程度的加深，呼吸周期变长，节律变慢，幅度增大，呼吸运动的变化趋向均匀柔和，形成"深长慢匀"的呼吸。

　　练功时的呼吸频率还与调息功夫的深浅和练功姿势有关。调息功夫深者能有意识地控制自己的呼吸，使其频率降低，但这必须在自然减慢的基础上顺水推舟，而不是用主观意识强制降低。由于体位不同，机体的耗能或氧气需求的基础水平就不同，故因站式机体耗能较大，呼吸频率的降低相对较少，而卧式的耗能量最小，呼吸频率的减慢相对较大。以坐式静功为例，呼吸频率可由正常成年人的每分钟16~20次降到4~5次，甚至1~2次，功夫极深者还可达到超越生理常识的极慢境界。

　　练功进入气功状态时，因呼吸频率下降，肺通气量降低，平均减少28%，但呼气深度增加，潮气量明显增大，平均增加78%；同时，氧的吸收率明显增高，血氧饱和度维持在正常水平或略有增高，为细胞摄取和利用氧气提供了方便。故长期练功者在长时间缓慢的调息中不致发生缺氧现象，其机理可能与练功诱发的呼吸类型有关。

（二）对膈肌运动的影响

　　用X线观察发现，习练静功时膈肌的活动范围普遍增加。如内养功锻炼时，膈肌的活动

范围可达 150mm，是普通状态下的 3~4 倍。有研究指出，在肺结核病患者群体中观察深呼吸时的膈肌运动幅度，学功前平均 29.7mm，学功 2 个月后平均 59.7mm。也有报道在 X 线下观察慢性支气管炎患者，练放松功或小周天功前与练功时横膈活动幅度，显示练放松功前，每一呼吸周期横膈上下移动距离之和（DD）的均值为（54.6±14.8）mm，而练功时 DD 的均值为（72.6±23.6）mm，t 值为 2.96，$P<0.05$，具有显著性差异。练小周天功前，DD 的均值为（46.3±24.7）mm，练功时 DD 的均值为（95.4±57.4）mm，t 值为 3.68，$P<0.01$，具有非常显著差异。

气功练习，显著降低呼吸频率，增加呼吸幅度，膈肌活动时程随之延长，膈肌活动的总量比平时减少，说明人体从"耗能"状态转至"贮能"状态。另外，气功调息以后加强了膈肌对腹腔内脏的按摩作用，从而促进了胃肠蠕动和腹腔脏器的血液循环，内脏机能增强。

（三）对肺活量、通气量、潮气量等的影响

2002 年上海市气功研究所对 312 名学练健身气功者 6 个月前后的两次自身对照测试结果表明，6 个月后最大肺活量、用力肺活量、1 分钟通气量均有升高（$P<0.05$），其中 60 岁以上老年人的第 1 秒呼气速率增加（$P<0.01$）。说明长期的气功锻炼不仅可提高机体的肺容量和呼吸能力，还能改善老年人普遍存在的病理性呼吸堵塞。

对顽固性支气管哮喘患者测试练功前后强迫呼气量、极限流量和呼吸道阻抗，发现呼吸道阻抗显著下降，由（5.63±1.40）$cmH_2O/（L·s）$降至（2.90±0.57）$cmH_2O/（L·s）$，而极限流量、深呼气量有所升高，呼吸系统功能有明显改善，为练功治疗支气管哮喘提供了实验依据。

国外也有相关研究，如 Corey 用体积描记仪测量了呼吸时的气体流量、胸腔外部压力和胸腔气体容积（TGV），由前两者可计算出呼吸道气流阻抗（R），其倒数（1/R）即为呼吸道导纳，（1/R）/TGV 称为比导纳。Corey 观测了练功组和对照组在练功前、后和练功过程中比导纳的变化。发现：①练功组和对照组比导纳的变化截然不同，前者明显升高，后者基本不变；②练功状态下比导纳迅速提高，整个练功期间平均升高 12.1%，$P = 0.0014$，练功将结束时升高约 20%。一旦收功，比导纳立即下降，但仍比对照组高约 8%。这意味着练功状态下呼吸道功能有显著改善。

（四）对自主神经功能的影响

动物实验已证实，如果采用扩张肺组织的刺激方式，可使副交感神经的张力增加，表现为心脏搏动受抑制、血压下降、唾液分泌增加、消化道活动和膀胱收缩增强；如果使肺萎缩，则引起交感神经兴奋性增加，表现为血压上升、唾液分泌减少、瞳孔放大、全身毛孔收缩等。可见，有规律的气功"调息"可通过神经反射影响全身脏器与腺体的活动。

2004 年美国加州大学与上海市气功研究所的合作研究发现，如果用节拍器人为控制受试者在一定时间内的呼吸频率，同步记录呼吸与心电，再将呼吸节律与心率变化进行比较，二者竟然十分吻合，也就是说，机体在固定呼吸频率的条件下可产生同频率的心率变化。心率变异程度反映了交感与副交感神经的活性，数值上正比于心率变化的幅度。这些实验表明，不仅呼吸中呼与吸的时相比值可以影响自主神经的机能状态，呼吸频率同样可以影响其机能状态。说明有规律的气功调息在气功的生理效应中起到了不容忽视的作用，同时也说明练功时如果调息不当，对机体会产生危害。

二、心血管系统效应

气功对心血管系统的影响包括对血压、心率、心律、心输出量、肢端血管容积、血供、脉象、微循环、血液理化特性等方面。

（一）对血压的影响

1959 年上海市高血压研究所首先报道，32 例服用降压药无效的多年高血压患者，经 6 个月的气功锻炼后，全体症状减轻。1962 年继续报道了 415 例高血压患者 2 年的随访结果，坚持气功锻炼者血压稳定率 80.5%，偶尔练功者仅 17%。其机理可能因长时间意守某一部位后在大脑皮质形成固定兴奋灶，在其周围产生同时性负诱导，这种内抑制过程扩散到下丘脑、延髓和心血管中枢，降低了交感神经张力，使血管放松，从而起到降压作用。

2002 年国内报道，312 名学练健身气功者经 6 个月锻炼后，测量安静与运动后的血压发现，较学功前均整体降低（$P<0.01$），其中坚持锻炼者较一般锻炼者效果更显著（$P<0.001$）。所以气功对血压的影响不仅在于高血压的治疗上，更多地体现在养生健身方面。

（二）对心率、心律的影响

有人观察了练功者入静过程中的心率变化，气功组 16 人，对照组 11 人，气功组在入静后心率有减慢的趋势，入静前平均 83.5 次 / 分钟，入静 20 分钟时降到 73.5 次 / 分钟（$P<0.05$），入静 30 分钟时降到 71.2 次 / 分钟，并持续至入静停止后 20 分钟。对照组入静后心率虽有减慢的趋势，但与入静前相比统计学无差异。

气功对心律失常也有明显的调节作用。对预激综合征二联、三联律，室性早搏，传导阻滞等均有肯定的疗效。其机理可能是通过气功调息，增强了肺活量，改善了肺功能，纠正了心肌缺氧，抑制异位起搏点，使心脏传导系统处于最佳状态，从而消除了心律失常。

（三）对心输出量的影响

练习松静功过程中，心输出量一般表现为下降，这与机体耗能减少有关，但练功中的变化并不完全代表练功后的效果。多数研究认为练功后的心输出量变化与原来的基础有关，低者练功后升高，高者练功后降低，提示气功对心输出量有双向调节的作用。2004 年健身气功·易筋经课题组采用多普勒超声诊断仪，比较 39 名学功者练功前后半年的测试结果，发现每搏射血量、射血速度、心输出量都明显增加（$P<0.05$）。

（四）对脉搏和全身血供的影响

多年来，很多气功研究把指脉波作为衡量放松入静进入气功状态的心血管指标。据报道，通常入静 2~3 分钟指端血管即开始扩张，搏动幅度加大，10~15 分钟达最大值，平均扩大约 2 倍，最大可为 4~5 倍，功后维持 10 分钟左右，后逐渐恢复到功前水平。也有少数无变化甚至减小。站桩通常出现缩血管现象。

在中医脉象方面，有报道称练功者在运气时可出现典型的滑脉，而且出现和恢复的时间都很短，有"气至则滑脉至，气止则滑脉止"的现象，说明运气时不仅能调动气血运行至肢体所需部位，而且在"脉之大会"寸口处也有脉象变化。研究者运用脉象仪对习练内养功和硬气功的两位受试者进行了寸、关、尺脉的测试，结果表明，受试者运气于身体的胸喉、上腹、下腹不同部位时，他们的寸、关、尺脉象也起了相应的改变，并且硬气功运气比内养功运气时所造成的脉象变化幅度更大。这些实验的结果，为中医脉象学说中关于寸口脉与脏腑相关原理提供了初步的实验依据，也为探索气功与中医理论的关系开辟了一条途径。

（五）对微循环的影响

据报道，一般情况下练功后动脉血管由细变粗，慢粒流减少，襻顶出血和渗出减少，正常管襻比例增加。如高血压患者甲皱微循环中的异常比例达到67%，远高于正常人，练气功后可降至31%。

有研究观察了正常人练功30天前后甲皱微循环的变化，练功前观测到的154条微血管中42条呈交叉，34条呈畸形；练功后交叉和畸形分别减少了14.32%和11.17%；在改善血流速度方面，练功前80%呈粒线或粒流，练功后仅剩20%。提示气功锻炼对血管壁退行性病变及血流缓慢的患者有作用。

（六）对脑血管弹性和脑部血供的影响

练功可改善脑血管弹性和脑搏动性血流量。功后脑血流图波型改善，从正弦波、倾斜波变为转折波甚至三峰型，并见转折点升高，重搏波从消失到出现，流入时间缩短等，这一情况与脑血管充盈程度有关。由于气功的放松和入静降低了脑动脉充盈度和动脉壁张力，故表现为弹性改善。同时发现，脑搏动性血流量大小和调息方式有关。如采用大呼大吸法的过度深长呼吸2分钟后，脑血流图波幅从练功前的0.187Ω降为0.160Ω。如采用停顿呼吸的闭气法，则脑血流图波幅于闭气30秒时从练功前的0.154Ω上升到0.170Ω，并和直接观察动物软脑膜微循环的结果基本一致。如不用调息，而以松静为主的气功锻炼，则脑血流图波幅均呈下降趋势。

（七）对血液理化特性的影响

1989年有报道30例高血压患者练功6个月后，甘油三酯与胆固醇均下降，高密度脂蛋白上升，而30例对照组基本无变化。1990年的报道中，练功者的甘油三酯、总胆固醇和载脂蛋白均低于对照组；练功1年后，与冠心病及动脉粥样硬化呈负相关的高密度脂蛋白及其亚型水平均明显升高。

在血液黏聚性方面，1986年有报道，51例患者练站桩功3个月后全血与血浆黏度明显降低。1989年报道，100例高血压患者经动静结合的气功锻炼后，血黏度与血小板聚集性均明显下降。1990年报道，150例高血压患者经松静功锻炼后，全血低切黏度和红细胞电泳率均明显下降。

这些资料表明，气功锻炼对血液的理化特性有一定影响，主要是降低血液黏聚性起到活血化瘀的作用，可防治缺血性中风与冠心病等疾病。

三、神经电生理效应

在气功的现代科学研究中，其神经电生理效应占有重要位置。这一领域的研究主要包括气功修炼（主要是自练静功状态，尚有一部分外气发放状态）对自发脑电、诱发脑电以及神经递质的影响，另有学者将ET脑科学技术引入气功研究中，有一些值得探索的新发现。

（一）对自发电位的影响

最初报道来自1959年一批内养功练习者练功时的自发脑电记录，表现为α波的波幅增大，频率降低，逐步从枕叶向额叶扩散。随后有报道练功时额部出现θ波，波幅增大，频率降低，并向半球后部扩散，而α波不变或略增大，频率降低。脑电α波指数升高代表了人的安静程度，人的任何主动意识状态都可以引起 α 波节律的衰减，因此可以认为 α 波的增加反映了练功时大脑入静的程度。另有研究称，气功功夫越高者 α 波频率越接近 8Hz。而地球磁场中有一个 7.83Hz 休曼波段，休曼波与脑电 α 波频率相近。有些学者认为这是大脑生物电磁场与地球谐振作用，为中国古典气功理论的"天人合一"学说提供了一个可能的物理模式。

1971 年哈佛大学的 Benson 与 Wallace 对一种类似松静功的练功者练功过程中的自发脑电进行了研究，以简单直观的功率图谱，反映出练功中 α 频段能量增加的特征。1982 年我国航天医学研究所用同样的方法获得了进一步的实验结果：①α 频段能量增加；②练功前 α 能量枕叶高于额叶，练功后额叶高于枕叶，即出现额 – 枕逆转现象；③α 波频左移，长期练功者最大可降至 7.5~8Hz。

航天医学的 ET 技术，是在脑电图的基础上，应用系统科学理论，把大脑看成一个开放的、复杂的脑波巨系统，对其进行多层次、多序参量、多分支系统、多时空结构、多种类子系统分析。1984 年广州中医学院用 ET 技术检测气功状态下大脑活动时偶然发现：大脑优化对称均衡凝聚状态呈现出"脑涨落太极图"，此时左前、右后脑脑波活动功率比值为黄金分割率 0.618，两者形成相关拮抗和交叉结构，从整体上反映了全脑功能整合维持在相对平衡的稳定状态。大脑"兴奋"状态时脑波活动能量主要凝聚集中在左脑，优势活动的点位在左前脑区域"脑涨落兴奋图"（阳—1）正电能源。大脑"抑制"状态时脑波活动能量主要凝聚集中在右脑，优势活动的点位在右后脑区域"脑涨落抑制图"（阴—0）负电能源。这一研究成果与中医气功阴阳互根互用、对立制约、消长平衡的原理相符合。

1996 年上海市气功研究所将工程技术上日益成熟的 AR 模型谱估计与混沌信号相关维数求算引入自发脑电分析，建立了定量表征静气功意识活动的意守度与入静度指标。24 名长期练功者练功中二指标显著上升，功后迅速恢复；31 名的气功治疗组在 3~7 个月的锻炼后二指标均上升，25 名的对照组仅意守度上升。2000 年用呼吸、心电、脑电同步采样结合 32K 点 FFT 算法，以及设计不同评估方案的方法，建立了两个以教功者为代表的功法模型。

进入 21 世纪以来，神经电生理效应的研究主要集中在北京中医药大学承担的 4 项国家自然基金和多项省部级项目关于具象思维的心身效应研究，请参阅本章第四节心理效应的相关内容。

从以上研究可以看出，练功中脑电的变化规律与功法侧重以及人的意识活动密切相关，表述非常复杂，尽管近年来此方向的研究已有相当进展，但要取得突破，仍有很长的路要走。

（二）对诱发电位的影响

据 1988 年以来一系列研究报道，练功中听觉皮质诱发反应的 Po、Na、Pa 成分较常态呈不同幅度下降，Na 下降 72%，收功后全部恢复；练功中听觉皮质慢反应的 P_1、N_1、P_2、N_2、N_3 成分较常态幅度全部下降，有 2 人慢反应甚至消失；视觉闪光、图形诱发电位的各成分，练功中受到广泛抑制；皮质体感区诱发电位的各成分，大多数人表现为不同程度的抑制。表明练功状态在皮质广泛区域内的主要表现是活动水平低下，处于不同程度的抑制状态。此外，有研究报道，练功时耳蜗电图与耳后电位均表现为增强，由于耳蜗电位增强表示听觉的

NOTE

敏感性增强，耳后电位属反馈性听觉功能调节，其反射中枢位于脑干，说明练功中脑干得到易化。

诱发电位反映的是外来刺激下的脑电规律，生理意义明确，但外来刺激对练功状态有多大影响，是气功诱发电位的研究中必须要解决的问题。

（三）对神经递质的影响

既然气功对中枢神经系统的电活动有影响，那么哪些神经递质参与了作用？其机制又如何？自然受到关注。这方面的研究起步较晚，实验报道较少，但机理推断则相对较丰富。

有研究报道，气功状态时右脑的潜在能力得到发挥，同时中枢神经系统 5-羟色胺含量上升，多巴胺含量下降，去甲肾上腺素的代谢降低 60%。也有研究证实，经常参加气功锻炼可使体内 5-羟色胺的生成速度和排泄速度比正常人提高 2~3 倍。

现有的研究表明：大脑内 5-羟色胺对机体促肾上腺皮质激素分泌具有明显的抑制作用，而气功修炼中出现的不少效应与 5-羟色胺功能增强有关。通过气功修炼，可使血浆皮质激素的分泌减少 1/2，进而促进人体免疫系统功能提高，抵抗力得到增强。此外，由于人体近乎 90% 的 5-羟色胺存于胃肠道内，气功修炼至高水平有可能使进食量减少，甚至出现所谓辟谷现象。5-羟色胺功能增强还有助于睡眠质量的提高，入睡用时减少；睡眠期生长激素的分泌亦随 5-羟色胺功能增强而增多，可对促进生长、恢复体力起到一定作用。5-羟色胺还对大脑的神经活动起着抑制和稳定作用，练功者由于 5-羟色胺功能增强，促使大脑得到充分的休息放松，下意识活动（潜意识）相应增强，进而诱导开发人体潜在功能。从精神病学角度看，大脑内 5-羟色胺功能的降低可导致情感障碍，而精神分裂症患者的病情则直接与其体内 5-羟色胺代谢障碍密切相关。有数据证实，躁狂症和抑郁症患者的脑脊液中 5-羟色胺代谢产物含量较正常人要低许多，这从侧面说明了气功"身心并修""治身病疗心疾"的作用机理。

5-羟色胺对多巴胺有一定的抑制作用。医学研究已证实，人脑内多巴胺含量的异常增多是发生帕金森症及嗜睡症的重要因素，所以，科学的气功修炼将是预防和治疗帕金森症、嗜睡症等疾病的有效方法。有数据表明，内向型的人与外向型的人相比，其脑内多巴胺的含量明显要低。多巴胺含量的双向调整可在一定程度上起到双向调节性格的作用，使性情暴躁和性格孤僻的人由过激的情绪趋于温和，抑郁的精神得到释然解脱，练习太极拳之所以改变人的性格有这方面的原因，气功修炼亦类同。

脑啡肽的化学结构与海洛因相似，二者都会使人产生一种很强的快感。有数据表明，脑啡肽的效力比海洛因的效力要强上 10~100 倍。系统、科学的气功修炼能促进人体释放出脑啡肽，产生令人感到舒适、愉快的感觉，获得镇静、镇痛的效果。脑啡肽的产生还使人体大脑内核糖核酸等物质的生物活性水平得以提高，从而促进大脑功能，分析判断能力提高，智能得到开发。

复习题：

1. 试从现代科学的角度，分析气功锻炼对人体呼吸系统的影响。

2. 现代科学从哪些方面研究了气功锻炼的心血管系统效应？

3. 如何看待气功的神经电生理研究？

第五节 心理效应分析

气功修炼中的调心机制是现代心理学研究面临的重要课题,无论在内省研究、实验心理学还是心理测验的研究上,调心的心理过程和心理现象均有其特殊性。对这一特殊性的深入研究,可拓宽现代心理学的研究领域,使之在深度和广度上达到新的水平。以下简要介绍气功调心的操作原理、气功外气治疗中心理因素的作用等研究近况。

一、调心的心理效应机制

从心理活动过程上分析,气功修炼中的调心活动主要包括两方面内容,即思维操作和情绪操作。在大多数功法中,尤以前者为主。掌握了这两方面操作的方法及特征,就能够在心理学基础上阐明气功调心的操作原理。

(一)思维操作

思维形式转换是思维操作的重要内容。练功思维操作的初步功夫,即是将日常以抽象思维、形象思维为主的思维方式,逐渐转换为以具象思维为主的思维方式。进入 21 世纪以来,北京中医药大学将具象思维研究从理论引入实验,以"双向设计,内外关联,相互释义"气功研究方法为指导,先后完成省部级以上的相关研究课题十余项。为了探寻气功锻炼中具象思维的脑电及相关心理生理特征,选择多个思维主题,对每一思维主题分别进行抽象思维、形象思维、具象思维三种形式的思维作业,应用脑电及相关心理、生理等测量仪器和手段进行同步监测,而后对不同思维主题、不同思维形式的检测数据统计分析。实验结果表明,具象思维是独立于形象思维和抽象思维之外的思维形式。具象思维在三种思维形式中的操作强度最大,其脑电特征表现在左前额区(FP_1)、左前颞区(F_7)出现高功率,α_1 频带左中央区(C_3)去同步化,优势频率集中在 14.25~14.50Hz,属 β 波,在 FP_1、C_4、F_7 频率偏高,在 C_3、O_2 频率偏低。

后续的多项验证实验发现,从频域上看,具象思维的兴奋度在 δ 频带显著高于形象思维,在 α_1、β_1 和 β_2 频带,显著高于抽象思维。从各导联看,表现出在前额部(左前额 FP_1、右前额 FP_2)、前颞部(左前颞 F_7、右前颞 F_8)兴奋度增加,在后枕部(左枕 O_1、右枕 O_2)、后颞部(左后颞 T_5、右后颞 T_6)兴奋度减弱的特点。具象思维作业时导联间的相关性明显增强,区域同步化明显增强。大脑前额区、中额区和前颞区之间协调性和联络性增强,右侧半球的功能得到加强。具象思维的 α_2 频带在右中央(C_4)与中额(FZ)表现出高相关,β_1 频带前额部(左前额 FP_1、右前额 FP_2)左右半球间表现出高相关,β_2 频带中额(FZ)、右前额(FP_2)、右中央(C_4)、右前颞(F_8)区域表现出广泛高相关。具象思维作业时前额部及左半球有序性降低,信号规律性减弱,能量在频域的分布较为分散,频率成分较为复杂,波形种类较多,复杂度较高。在右半球有序性增高,信号规律性增强,能量在频域的分布较为集中,频率成分较为简单,波形种类较少,复杂度较低。

禅修的心理效应研究发现,禅修组的实际功率、波幅高于对照组,频率反之,显示出实验组是强度较高的一种大脑作业状态;9 个时段实际功率的结果显示,左前额区 FP_1 导联在操作期的第 1、3、4、7 时段,左前颞区的 F_7 导联在 3、4、5、6、7 时段保持高功率的表现;9 个

时段相对功率 α_1 频带 C_3 导联在第 6 时段功率值值域区间运行在两个主成分之外，呈现去同步化态势。这些表现与具象思维研究的特征相吻合。可见，禅修与具象思维的心理操作过程是一致的。对不同禅修方法（持咒、念佛等）研究发现，在修炼过程中，两组多数导联的近似熵、复杂度有显著性差异，说明不同佛家静功修炼过程中有着明显不同的生理效应；而练功后两组各导联近似熵、复杂度均无显著性差异，说明停止练功习练者又恢复到相同的状态，进一步说明修炼时的差异是由于所练功法不同引起的。

（二）情绪操作

情绪与思维之间有着密切的联系，思绪万千必定心潮起伏，而心如止水也必然思绪安宁。因此，调心既可以从思维操作入手，也可以从情绪操作入手。

从心理学意义上讲，情绪是人对事物的态度体验及相应的行为反应，故个体可以通过对行为及态度体验的自我控制来进行情绪调节。情绪具有激动与平静的两极性特征，平静是练习气功应具备的基本情绪状态。练功过程中个体可以通过放松肢体达到安定情绪的目的，随着肢体肌肉的逐渐放松，情绪也渐趋平静，这就是通过调节行为而调节情绪。练功基本原则之一的松静自然即可作此解：松乃肢体放松，静为情绪安宁，体现出调身与调心的内在联系。情绪还可以通过想象某种特定的情境诱导产生。一些功法常以想象草原日出、大海碧波等景象来诱导宁静的情绪；以回忆生活中经历过的欢快事件，例如童年的嬉戏、与亲人的团聚等来诱导愉快的情绪。这类情绪操作往往与思维操作同步进行，特别是在运用存想技巧时，二者更能够有机地融为一体。情绪操作的目的在于使情绪归于平静，情绪的平静与否关系到练功的"定力"是否增进。一般而言，功法调心操作均以思维操作为主要内容，但常以情绪操作作为引导环节，即要求在练功之前首先安定情绪，情绪安定，杂念自然就会减少。

"移空技术"是以具象思维理论及存想与入静的传统气功修炼技术为依据，结合现代心理学思想而发展起来的本土化心理治疗方法。该技术引导来访者对不良情绪的投射物进行具象思维操作，继而运用具象思维将投射物逐步移除。在情绪调控方面，研究者应用该技术对容易在压力情境下体验到过度紧张的来访者进行疗效观察，用抑郁自评量表、焦虑自评量表、状态-特质焦虑量表评估来访者的抑郁焦虑状况，用一般自我效能量表评估来访者的自我效能感。通过移空技术干预，来访者报告对自己帮助很大，干预结束时心境更为平和；每位来访者对干预开始时自行提出的 3 个主要问题的解决程度达到了自己满意的水平。3 个月追踪访谈时，干预效果得以保持，情绪状态更好于干预结束时；但在 6 个月追踪访谈时有所回落。心理测评结果表明，来访者在干预后，其抑郁焦虑水平下降，自我效能感增强，且这些改善在追踪期也得以继续保持。

意境作业是具象思维理论支撑下对情绪调节的重要技术，实验选择多个意境主题，按设置的作业程序使受试者最后达到景与人映，不分彼此，人人境中，陶醉其中，忘却所有的压力和烦恼的心理状态。通过对在校大学生 3 个月的训练后测试，发现主观方面意境作业能够有效改善受试者压力大、过度应激、焦虑、强迫症状、恐怖等心理状态，延伸出意境作业的安神解郁作用；客观方面两组受试者的脑电图和脑电地形图均出现显著的大脑左半球及两半球 α 节律和 β 节律变化，同步出现了 $FM\theta$ 现象，并呈现同步化和去同步化反应等规律性特征，提示意境作业具有良好的静心安神作用，在诱发大脑皮质入静效应的基础上，可产生激发人脑灵感思维和深层思维的作用。

为了分析意境作业训练发挥安神解郁功效的分子机制，对外周血 RNA 开展全基因组表达谱芯片的检测，结果显示，实验组样本训练前后共有 103 个基因显著上调、124 个基因显著下调；利用这 227 个发生显著变化的差异基因做监督聚类分析，意境作业训练前后外周血的基因表达模式存在明显差异，利用 KEGG 数据库又分析了这些差异表达基因所富集的信号通路，按 $P \leqslant 0.05$ 挑选出差异基因显著富集的信号通路，以信号通路所包含的差异基因数量进行排序，发现钙离子信号通路、细胞因子 – 细胞因子受体信号通路、脂肪酸代谢通路、JAK–STAT 信号通路、神经活性配体 – 受体信号通路等在意境作业训练前后变化较为显著。基于文献推测意境作业训练可能通过调控脂肪酸代谢通路、细胞因子通路、JAK–STAT 信号通路、神经活性配体 – 受体信号通路的基因表达而发挥其安神解郁的作用。

二、外气的心理效应

近年来对气功外气疗效的报道不少，曾引起广泛争议。其争议的主要焦点为疗效究竟是心理的还是物质的。产生这一争议的原因在于，气功外气治疗过程中外气的理论含义与治疗的实际效应不一致。

（一）外气的理论含义

按中医理论，气功外气是内气的外放。由于内气被认为是构成和维持人体生命活动的基本物质，外气的性质应与内气相同。

从现代科学的观点看，气功外气在理论上曾被比拟为物理学中的"场"，而在实验研究中则被假设为未知的、能够做功的物理性作用因素。关于气功外气的实验假设似可表述为：气功外气是由气功训练有素者发出，受发放者意识调控，在理化、生物效应的性质和（或）强度上不同于人体自然状态效应的非接触性作用因素。可见，无论是中医理论还是现代科学观点，气功外气应不包含心理因素。故其所产生的效应也应该是非心理的。

（二）外气的实际效应

从心理学角度分析，人与人之间直接进行的各种活动，通常都包含有大量的心理暗示因素。气功外气治疗恰恰属于这样的活动，因此，其疗效必然有心理因素的作用。

气功外气疗法与心理暗示疗法确实相似，二者都利用了个体易接受暗示的心理特点。心理暗示是用含蓄、间接的方法对人的心理和行为产生影响的过程。心理暗示所采用的方法可以是暗示者的语言、姿势、态度等，也可以使用器具、场地。气功外气治疗过程中气功师的言行举止及其所使用的物品，均有心理暗示作用。但气功外气疗法与心理暗示疗法也有不同之处，例如，心理暗示疗法一般由心理治疗师来完成，患者只能被动接受施术者的暗示。气功疗法则更注重发挥自身的意识能动性作用，以自我调节、自我治疗、自养其生为主，大都不需要依赖治疗者。另外，医患关系中的心理暗示因素并非仅仅存在于外气疗法中，实际上可以说，一切疗法的治疗过程均包含有心理暗示因素。甚至走进医院这一行为本身就已经产生了心理暗示效应——看到了穿白大褂的医生，患者会觉得有了依靠，心身会安定下来，因而病情也得以一定程度的缓解。然与其他疗法不同的是，气功外气疗法非但不排除心理暗示效应，还往往在有意无意中采用各种手段扩大效应，例如强调信念的作用，努力诱导患者产生各种感觉，及时肯定患者尚存疑虑的心身反应等。从尽力获得临床疗效的目的考虑，这些做法不无道理，但把由此而取得的疗效称之为气功外气的疗效，并将此疗效完全解释为物质性作用，则有名不副实之虞。

仅以治疗效果为依据去肯定气功外气的物质性缺乏说服力，因为心理暗示可以产生强大的心身效应，对某些疾病足以形成一定的疗效。例如以心理暗示为基础的催眠术可以诱导各种各样的幻觉，可以镇痛，乃至于可以实行催眠麻醉进行外科手术，这在若干世纪之前就已经被用于临床。从历史案例的对比看，催眠术所取得的疗效与气功外气旗鼓相当。因此，疗效的高低并不是判断其心理性或物质性的标准。在一定的条件下，单纯的心理暗示就可以有不错的疗效。故有学者认为，外气治疗的本质就是心理暗示的作用，与安慰剂同理，如果阻断暗示的渠道，疗效就没有了。在临床实践中，通过外气疗法可以使某些患者的疾病症状得到改善，包括某些疑难杂症的治愈。但深入分析发现，这些患者比较容易接受暗示，对于外气治疗有一定顺应性。

然而，指出气功外气治疗包含有心理因素，并不意味着否定其可能包含物质性因素。有学者认为，外气疗法的疗效中既有物质性外气的作用，也有心理暗示的作用。但这种认识需要证实。20 世纪 70 年代以来的有关的科学实验，尚未能确切地验证或否定气功外气的物质性存在。这类实验的设计及操作极为复杂。例如，不阻断心理暗示的渠道，就无法证实气功外气的物质性存在，但如果完全阻断心理暗示的渠道，也可能干扰或阻断微弱的气功外气物质性信息，且临床上严格排除一切心理暗示的外气疗法很难操作。因此，就目前的科研水平来看，上述争论还将继续下去。

总之，在气功疗法中，无论是自行修炼还是外气治疗，均与现代心理疗法之间有着千丝万缕的联系。气功修炼过程中所追求的"虚无"境界，与人本主义心理学的"自我实现""高峰体验"有异曲同工之处。练功时平和、安详的心理状态对个体心身健康会起到良好的调节作用。近年有不少研究，运用明尼苏达多相人格调查表、艾森克人格问卷、心理卫生自评量表、抑郁自评量表、焦虑自评量表等多种量表进行心理测试，结果显示练功人群在人际关系、抑郁、焦虑、疑病、癔症、病态人格、精神衰弱、社会内向等多项指标较优，与对照人群比较有显著差异。北京中医药大学 2006 年发表的《气功与大学生智力与人格的相关性检测》一文表明，练功 1 年与未练功的两组大学生相比较，智力变化无显著性差异，人格变化在内省和秩序两项上有显著差异，练功组两项得分均保持稳定，而对照组两项的分数明显降低了。可见，良好的气功修炼能对人的个性心理产生积极的影响，并促使其人格趋于优化。目前，气功疗法中的一些操作技术已逐渐融入临床心理治疗当中，成为心理治疗的一个重要手段，一些现代心理治疗的教科书也已经出现了关于气功疗法的章节。

复习题：

1. 如何看待思维操作的脑电研究结果？

2. 结合自身体会，谈谈情绪操作对于练功的重要意义。

3. 如何认识气功外气与心理暗示的关系？

第六节　生化免疫效应

有关这方面的工作，大致分为两大部分，即气功修炼（或称内气）的生化、免疫效应和气功外气的生化、免疫效应的研究。综观这两部分工作，就现阶段而言，前者得到了科技界较为广泛的认可；而后者却因对外气存在性的不同认识及对实验严密性的不同看法等因素，至今仍有较大争议。

一、内气的生化免疫效应

气功内气的生化免疫效应，系指气功修炼时练功者身体内生物化学与免疫系统的变化。气功功法成千上万，各不相同，但其基本效应都是从不同的层次优化生命活动的整体功能状态，其结果必然会产生相应的生化免疫效应。

（一）对糖代谢及脂肪代谢的影响

有人观察了站桩功习练者一次练功前后体内血红蛋白的变化，练功前取血一次，练功 30 分钟时即刻取血一次，练完功后 30 分钟、60 分钟再各取血一次。气功组站桩前后比较，血红蛋白最少升高 1g/L，最多升高 3g/L，平均升高 1.55g/L（$P<0.001$）；血红蛋白升高大约维持 60 分钟，而后恢复到功前水平。血红蛋白的主要生理功能是参与体内氧化代谢，是氧与二氧化碳的主要运输工具。实验说明练站桩功能使疲劳恢复时间缩短，使人保持充沛的精力。

有人观察了练功对老人的红细胞葡萄糖酵解活力的影响，发现练功后该活力显著增加，平均升高 0.193 单位。另有报道观察到练内养功半小时之后，练功者血中 ATP 含量显著上升，平均升高 60nmol/ml。综上说明，气功锻炼能够影响糖的代谢水平。

在气功延缓衰老研究中发现，练功 3 个月之后可以显著降低血清总胆固醇含量，平均降低 13.2mg/L；血清三酰甘油含量平均降低 23.1mg/L。老年练功组与对照组比较，血清高密度脂蛋白平均升高 5.9mg/L。

（二）对免疫系统的影响

练功对体液免疫系统影响的报道较多，常见为功后血清免疫球蛋白含量增加。有报道唾液中 IgA 在练功之后显著升高。也有观察到血清 IgG 水平偏高者，练功后可趋向正常。

气功修炼也显著影响细胞免疫系统。30 例癌症患者练功 30 天后，红细胞 C3d 受体的花环率显著升高，由平均 8.40% 上升到 12.40%；红细胞 CIC 花环率显著降低，由平均 10.95% 下降到 6.41%；淋巴细胞转化率，由平均 54.35% 上升到 66.55%；中性粒细胞还原能力增高约 24%，吞噬功能提高 18%；Ts、Tn 强阳性反应的细胞数明显高于练功前。在白细胞黏附抑制试验中，癌症患者练功前为 72.57%，练功后下降到 52.16%。此外，也有报道气功锻炼之后能增强自然杀伤细胞的活性，升高干扰素水平。

最近一项研究显示，习练八段锦，能够显著降低吸毒人群 $CD4^+$、$CD25^+$ 调节性 T 细胞的活性，该类 T 细胞属于负性免疫调节细胞，具有免疫无能和免疫抑制两大特点。

（三）对神经内分泌的影响

人体性激素含量是衰老的一个重要指标，随着年龄增长，男性体内雌二醇等雌激素含量逐渐上升，睾酮等雄激素含量则呈下降趋势，雌二醇与睾酮比值也随之升高；女性则相反。有实验表明，经数个月的气功修炼之后，老年人的性激素系统得到调整，男性睾酮与雌二醇之比值显著升高，其中促黄体生成素平均减少 9.91IU/L，促卵泡成熟素平均减少 0.49IU/L；女性则呈相反变化。长期坚持练功的老人，对照组睾酮与雌二醇之比值，男性平均为 4.9，女性平均为 1.2；而练功组男性平均为 8.7，女性平均为 0.4。在研究气功延缓衰老过程中，也发现气功修炼能影响三碘甲状腺原氨酸和促甲状腺激素，老年练功组与对照组比较，前者三碘甲状腺原氨酸水平低，平均 0.89μg/L，促甲状腺激素水平高，平均 9.93IU/L，后者分别为 2.13μg/L 和 5.21IU/L。

氧自由基可引起机体各种生理功能障碍，也是衰老的一个重要因素。超氧化物歧化酶（SOD）在清除超氧自由基中起重要作用。有报道观察练功者红细胞膜超氧化物歧化酶的变化，发现练功之后该酶活性升高。

核苷酸中的环腺苷酸 cAMP 与环鸟苷酸 cGMP 可以调节细胞代谢的诸过程，在机体各种衰老和生化过程中起重要作用。研究结果表明，练功前中医辨证偏阴虚者血浆 cAMP 增高，平均 26.61nmol/L；偏阳虚者血浆 cGMP 增高，平均 8.26nmol/L；cAMP/cGMP 比值降低。练功数月之后，阴虚组血浆 cAMP 水平趋向降低，平均 23.03nmol/L；而偏阳虚组者血浆 cGMP 趋向降低，平均 6.09nmol/L；cAMP/cGMP 比值明显上升。提示气功锻炼对体内代谢有调整作用。

二、外气的生化免疫效应

气功外气的生化免疫效应，系指受试者通过发放外气（俗称"发功"）作用于外在实验对象，引起实验对象产生生化、免疫效应。这部分实验研究大部分采用动物实验或体外生物样本进行，以尽可能满足现代科学的实验要求，避免心理暗示等因素的影响。

（一）对生物分子的影响

曾有较多的报道认为外气可以使蛋白质等生物分子的构象发生改变。北京大学化学与分子工程学院一项国家自然科学基金课题对此做了较为深入的研究。该研究以 D- 聚谷氨酸钠盐水溶液为试样，在外气作用前后测定其圆二色谱（简称 CD 谱），与对照样本做比较。为了考察实验的真实性、可靠性、可重复性，该课题在 1990~2001 年期间先后用 JASCO500C，JASCOJ-715 和 62DS（Lakewood，NJ）等几种不同型号的圆二色谱仪分别在北京、上海和美国的不同实验室内分别请 25 位受试者对 126 组样品和适量的对照样本进行气功外气实验。结果表明，实验样品的圆二色谱在气功外气作用下发生了具有统计意义的改变，提示气功外气可能使分子构象发生改变；同时发现，受试样品 CD 谱的改变程度与受试者当天的状态有关；CD 谱图变化的方向（指示构象更加有序或无序）和受试者发放外气时的想法如"让分子构象更加有序"或"更加无序"相关。由于蛋白质分子构象的改变可以直接影响体内生物酶催化反应的分子动力学，从而影响体内生化过程，使生命体的生理状态发生变化，故外气使生物分子构象发生改变的研究，为探索气功如何作用于生命体提供了重要线索。

另有报道，外气可作用于生物膜，影响其结构，改变其功能；外气对细胞质流动产生影响；外气能作用于离体的脑突触胆碱受体，使其活性显著加强；外气可以使水的分子结构发生变化，水密度增加，相应质量增加。

（二）对免疫功能的影响

有研究报道，气功外气直接作用于小白鼠能增强其免疫功能。小鼠接受外气之后，血清中特异性血凝素滴度提高 1 倍，脾淋巴细胞活性玫瑰花环（Ea）形成率显著提高，脾脏巨噬细胞吞噬率和杀菌率显著增加。实验还表明，不同的意念释放的外气有不同的作用，以"滋养"意念释放的外气，可使淋巴细胞转化率或玫瑰花环形成率增加，而以"杀伤"意念释放的，结果则是下降。还有研究者做了这样的实验：用接受了外气和未接受外气的双蒸水分别喂养小鼠，5 天后取出小鼠脾脏制备淋巴细胞悬液，测玫瑰花环（Ea）形成百分率，结果表明外气能提高该百分率。上述实验表明：气功外气不仅可以增强机体非特异性免疫功能，而且能增强特异性免疫功能；不仅可以影响免疫细胞的数量，而且促进其功能的增强。

在用气功外气抗肿瘤的研究中，还观察到白细胞介素2（IL-2）、免疫干扰素（IFN-γ）和淋巴毒素（LT）等都有明显升高。另有报道气功外气可使自然杀伤细胞（NK）活性提高1.61~2.32倍。

（三）抗肿瘤效果

气功外气对裸鼠移植人肝癌细胞（BEL-7402）抗肿瘤作用的研究表明，外气组抑瘤率可达65.5%~72.3%。对一些癌细胞特殊生化标记因子，ADH、ALDH、AKP、AFP以及DNA、细胞分裂周期、细胞核型和植物凝集素反应做测定和分析。结果显示：外气作用后的EBEL-7402细胞中ADH活性增加，随外气处理次数增加，胎儿型ADH消失，新生儿型ADH出现，推断ADH表型发生逆转；经外气处理后，ALDH活性降低，ALDH的AB区域减弱，表现出ALDH恢复正常的趋势；随外气作用次数增加，AFP的含量逐渐减少，更说明癌细胞Con A凝集反应降低，这应与细胞糖蛋白的分子量改变有关系；用流式细胞分光光度法对外气作用后癌细胞分裂周期和DNA含量进行分析，S期的细胞分裂受到了抑制。上述现象说明，外气抗肿瘤，不仅表现在对细胞结构、细胞膜组成和功能上，而且对遗传物质结构有影响，对细胞分裂周期也有影响。

随着生化和免疫分析、检测技术的迅猛发展，对气功及外气的认识也将进一步深入。目前已经有学者对外气在生物、医药及遗传工程中的作用进行研究，相信在不久的将来会有新的发现。

复习题：

1. 气功修炼对免疫系统的影响包括哪几个方面？
2. 气功修炼对神经内分泌的影响有哪些？
3. 什么是气功外气的生化与免疫效应？目前的研究主要包括哪几个方面？

第七节　物理效应探索

从20世纪70年代末期以来，国内外的科研工作者对气功的物理效应做了大量的测试，主要包括：气功的红外效应、生物光子放射效应、磁场效应、声波效应等。

一、红外效应

1978年中国科学院上海原子核研究所运用自行设计的红外测量装置，对准受试者的右手劳宫穴，在距离接收探头1~2m处，收到了运气发功时发出的受低频涨落调制的红外辐射。其调制信号具有特异性，受试者运气发功时，调制幅度大，频率较低，为0.05Hz；憋气时，调制幅度小，频率较高，为0.3Hz；发气快结束时，调制幅度中等，频率为0.17Hz。

上海中医研究所及上海交通大学的研究人员也对此做了研究，运用热像仪等观察了受试者在收发功过程中，发功者和受功者的体表红外辐射强度变化。实验表明，发功时，发功者和受功者的手掌和手臂的红外辐射强度增加；收功后，发功者掌部的红外辐射现象近于全部消退，而受功者掌部的红外辐射现象却能维持一定的时间，并且手背和手指温度均有上升；还发现发功时受功者主诉的有感觉部位与红外辐射强度增加的部位相关。实验还表明，发功完全受大脑意念的控制，且发功者的意念也能够控制受功者的体表部位的红外辐射强度。

二、生物光子放射效应

生物系统的超弱光子辐射（Ultra-weak Photon Emission of Biologic System，PE），是一种生命现象，已引起全世界许多科学工作者的广泛兴趣。第四军医大学的研究人员用激光夜视仪观察到，练功有素的受试者头部、腹部有比常人高出许多倍的 PE 现象，未练功人未观察到可见光范围的 PE，头部和腹部正是气功修炼"上丹田"和"下丹田"之所在。

日本中村广隆等观察了气功发功时生物光子放射的状态。实验中让受试者发功，测定其手放射出的生物光子强度和手皮肤的表面温度。常态的生理条件下，光子的放射强度随物体温度的上升而增加。但在本实验中，皮肤表面温度降低，生物光子的放射强度反而增加。

三、磁场效应

有研究证明，气功训练有素者比常人对磁信号更为敏感，并且对磁极的感应性比较特殊。有文章报道，通过长期的气功修炼，有的人对 N 极和 S 极有不同的冷热感，即 S 极为微热，N 极为微寒。通过温觉的不同，便可以判断磁棒的 S 极和 N 极。如果将敏感者蒙上眼睛后旋转720°以上，有人仍能正确地判断地磁场的南极和北极。也有的长期练功者，对 S 极和 N 极有不同的振动感，可以在蒙眼的情况下正确判断磁棒的极性。

气功锻炼者对磁场测定仪可产生一定的超出常规的影响。有报道表明，练功者能使指南针旋转，其角度可大于 180°，场强度计会接收到一定的信号。

四、声波效应

有研究人员在正规消声室对练功者气功状态所产生的声波效应进行了检测，测到在 2~30Hz 低频部分有声压增量，而常人和受试者在常态下均无此效应；在气功状态下人体诸穴位的次声声压均较非气功状态下显著增高，一般为 50~60dB，按能量计算，超过室内本底噪声 10~100 倍；次声声压级峰频率在 3~5Hz，少数人个别穴位在 10~12.5Hz 范围内。气功状态下的人体次声信息呈现波幅较高、脉动起伏的特征，而对照组波幅较低，呈连续平稳的小波。研究还发现，气功状态下意守穴位时，次声信息显著大于意念转移时的信息量。这为气功中的"意到气到"和意念在练功中起主导作用的理论提供了客观的实验证据。

练功中有一种发音呼吸法，如六字诀及风呼吸法等。有研究者采用电子学与计算机技术，对新气功疗法的吐音功进行声学分析，比较气功状态与常态下吐音时主要声学参数的差异。结果表明，气功状态下吐音可显著提高发音的能量和共振峰的能量，发音的基频和时长有明显提高，共振峰的频率略有提高而带宽变化不大。

五、其他物理效应

在关于外气的本质研究过程中，为了解其物理特性，许多研究者还对它的其他物理效应做了多项研究。

（一）对放射性同位素衰变的研究

任何一种放射性同位素都具有恒定的半衰期，它是由原子核的固有特性决定的，不受其他因素的影响。曾有报道，采用高精密度、高纯度的锗探测器，研究气功外气对镅 −243 衰变到镎 −237 过程中释放的 59.6kev 的 γ 光子的影响（实验装置比较稳定，24 小时内增益漂移小于0.06%），结果表明，计数率有明显的下降和上升，其变化为实验误差的 4.5~7 倍。采用对照的、强度相仿的镅 −243 作为比较，对照源在整个测量期间实验误差范围不变。但从多次实验来看，气功外气对放射性同位素计数率的影响不稳定，缺乏明显的规律。

（二）对热释光探测器的研究

热释光探测器是利用对红外敏感而释放较高能量光子的一种探测器件，是一种较新颖的测量放射性剂量的探测器件。曾有研究者报道，氟化锂探测器件对集体练功场地有强烈响应，由于氟化锂探测器对 γ 射线和热中子较敏感，那么，集体练功时究竟是气的什么性能影响了探测器，气是否具有类似于 γ 射线或热中子效应，是值得深入研究的问题。

（三）对激光偏振面的影响

激光偏振面是一种反映激光器工作状态的比较灵敏的指标，它受激光管内放电电流的波动、管内气体的组成及其分压的大小、环境稳定等因素的影响而变化。研究者报道，当练功者远距离作用于激光管时，激光偏振面会随时间的变化而改变。

（四）对晶态的影响

物质的晶态变化与其环境条件的变化有关，如与温度、压力等条件有关。物质从单晶转变为多晶或从多晶转变为单晶的条件是比较严格的，一般情况下很难发生这种变化。研究者将硅单晶作为研究对象，在练功者的作用下，通过 X 射线衍射照片的分析，发现硅单晶转变成为微晶结构。如果此类试验能反复验证的话，人体气效应将能应用于先进的尖端技术上。

综观上述内容，对气功物理效应的研究几乎遍及现代物理学的所有范围。这些研究无疑有助于人们对气功实质的认识，但还不足以得出明确的结论；一些问题还多有争议，有待于气功科研工作者在更广泛、更深入的层次上探索。此外还应看到，气功科研需要先进的物理测试手段支持，而其实验结果或可对当今物理学提出新的课题。

六、仿生物理治疗仪

20 世纪 70 年代以后，科研工作者在以上气功物理效应研究的基础上，研制出多种模拟气功外气的仿生物理治疗仪。例如气功红外信息治疗仪，模拟发功者发放的受低频涨落调制的红外信息，用于临床治疗；气功磁电治疗仪，产生脉冲电流，通过磁性电极探头直接作用于人体穴位上，以疏通经络、平衡阴阳、调和气血；气功次声治疗仪，模拟发功者发出的低频声信号频谱，用于治疗疾病；人造气功仪，利用电子、电磁等技术，在一个小型的发射头中产生由红外、磁场、微波（功率小于 5mW）和脉冲电流所组成的人造外气，较全面地模拟气功外气的物理特性，用以治疗各种疾病，人体对其信息可有粗、细、热、凉的气感效应。

这些模拟仪器的诞生，产生了以气功外气信息用于治疗疾病的"生命信息疗法"的新概念，将生命物理信息和医学科学联系了起来，提供了新的研究线索。

复习题：

1. 气功物理效应研究主要有哪些？

2. 现已观察到的气功的声波效应与气功修炼的关系如何？

3. 如何看待仿生物理治疗仪？

本篇主要包括基本操作、功法概论和功法各论。其中基本操作是核心内容，介绍气功修炼的基本技能；功法概论讲授关于气功功法和练功过程的相关知识；功法各论则介绍现代医学气功的常用功法。

第四章　基本操作

调身、调息、调心是气功修炼的基本操作内容，通常简称为"三调"。各种各样的气功功法均由此三调所组成，其区别是三调的组成搭配不同，但三调缺一不可。三调实际上包括了人可以自主调节自身的全部内容，不仅练功离不开三调，人的任何操作性活动均不可能脱离身体、心理和呼吸的调节。从操作的观点看，气功修炼是将人的自主调节功能发挥至极致以开发自身潜能、增进身心健康的技能。

气功修炼所要求的气功境界是三调融为一体的境界，其过程即是从三调分别练习入手，进而步入三调合一的操作过程。

第一节　调　身

调身是调控身体静止或运动状态的操作活动，也称炼形、身法等。

调身的意义在于使身体的状态与练功所要求的境界相应。例如练静功时身体须保持某一固定的姿势，这与进入静定的气功境界相应；而练动功则多与疏通经络、调动内气运行的气功境界相应，以外动导引内气。另外，一些特定的姿势、动作本身也具有不同程度的保健及治疗作用。

调身的内容包括外在调控和内在调控两大部分。前者是肢体外在间架、位置的调控；后者是肢体内在感觉、关系的调控。二者相互影响，相辅相成。

一、外在调控

外在调控包括姿势和动作的操作。姿势和动作既有区别又有联系，连续操作不同的姿势即是动作，而动作的分解定式就是姿势，故二者可以相互转化。

（一）姿势操作

练功常用的姿势大致可分为站式、坐式、卧式三类。姿势操作主要用于静功。

1. 站式　站式是站桩功的基本姿势，由于站立时肢体安放变化的不同，又有多种形式。

（1）抱球式（三圆式）　两脚左右分开，与肩同宽，两足尖微向内扣，呈内"八"字形（也有要求两足平行或稍呈外"八"字的，不甚严格），五趾轻轻抓地。双膝微屈，膝盖不超出足尖。腰部伸展，臀部似坐高凳。上身正直，含胸拔背，两臂环抱呈半圆形，如抱一圆气球，松肩、坠肘、虚腋。两手与身体的距离不超过一尺，两手指相对，相距约八九寸，五指分开、微屈，相邻手指间约一扁指距离。头部正直，双目轻合。舌不必顶上腭，自然安放。下颌微收。姿势摆好后要求全身放松。所谓三圆式，即指足圆、臂圆、手圆。

（2）托球式、扶按式和提抱式　这三个姿势均从抱球式转化而来，练功的时候也可以互相替换，但不要替换过勤，以免影响练功境界。

托球式的其他要求与抱球式相同，只是站好后两臂要轻轻抬起，微向前伸，手与身体距离一尺许，两手心朝上，五指分开，不要用力，好像托着个气球。初练抱球式时如果两臂劳累，便可把双手轻轻朝上翻转，两臂微向前探，改成此式以缓解疲劳。

扶按式的其他要求亦同抱球式，只是两臂抬起前伸后，两手心朝下，五指分开，双手如扶在桌上或椅背上，或如扶按在水面上。初练抱球式两臂劳累后，亦可转换成此式以歇息。

提抱式又叫浮托式，初练抱球式时，如肩臂感到疲劳，可以把双手往下移至肚脐下边，手心朝上，两手手指相对，距离约八九寸，手与身的距离约五六寸，犹如提抱着一个气球。练此式时要注意虚腋，即两臂不可夹靠身体，腋下要空虚。

（3）休息式　此式的其他要求同三圆式，唯两臂下垂，屈肘伸向背后，两手背轻轻放在腰下髋骨上。这个姿势的运动量小，可以解除初练其他姿势时双臂的疲劳，故称为休息式。

2. 坐式　坐式是练静功最常用的姿势，变化也很多，大体可分为平坐、盘坐、靠坐三种形式。

（1）平坐　平坐是初练坐式时最常选用的姿势。要求坐在方凳或硬椅上，但不要坐满，只坐凳或椅的前 1/3。凳或椅的高度与小腿长度相当，坐下后大腿平直，两膝弯曲成 90°，大腿和躯干亦成 90°。双脚分开同肩宽，平放于地。上身及腰部的安放同站式，臀部可略向后挺出。头部要求亦同站式。双臂可取抱球式或托球式；另外，也可以将两肘外撑，两手心朝下放在大腿根部；两臂自然下垂，两手自然安放在大腿上亦可。

（2）盘坐　盘坐是练静功最适宜的姿势。盘坐可分为自然盘、单盘和双盘三种。

盘坐在佛家气功中称为跏趺坐。跏同加，乃叠加之意；趺同跗，即足背。所以跏趺坐就是双足交叠而坐。跏趺坐又分为全跏趺与半跏趺，全跏趺即双盘，半跏趺即单盘。在全跏趺坐中，又有降魔坐与吉祥坐之分。降魔坐是先以右足压左股（大腿），再以左足压右股，手也是左在上，右在下，即足和手均为左压右，禅宗多传此坐。吉祥坐与此相反，足和手均为右压左，密宗又称此为莲花坐。

盘坐的坐具可以是普通的床、炕，或者用专为打坐特制的矮方凳。这种凳的凳面为方形，比一般坐凳大些。坐具上均应铺坐垫。盘坐于地时，坐垫更应厚些。

自然盘：头部正直，口眼轻闭，松肩坠肘，含胸拔背，腰部自然伸直。两腿交叉盘起，左压右或右压左均可。两足均安放于坐具上，可以分别压在对侧膝下。双臂自然下垂。双手可以分别放在大腿上，或放在膝上；也可以互相轻握，置放于丹田处。根据各人的情况，自然盘时可将臀部稍微垫高一些，一两寸即可。

单盘：头部、上半身以及手臂的安放均同自然盘，只是在盘坐时将一条腿盘在另一条腿上，左压右或右压左可根据各人的习惯。这种坐法只有一足与坐具相接触。

双盘：头、身、手臂姿势均同自然盘，双腿的盘法是先将左足或右足放在对侧大腿上，然后又将对侧的足搬上来，放在右侧或左侧大腿上，两足心均应朝天。如此，双盘坐两足均不接触坐具。出家人打坐，一般取双盘。

（3）靠坐 除背部可以轻靠在椅背或沙发上之外，其余的姿势均同平坐相仿。然而由于背向后靠了，两足可以略向前伸一些。采用此姿势应注意，虽然是靠在椅背上，腰部也应努力伸直，最好是背靠腰不靠。

3. 卧式 卧式有仰卧、侧卧、半卧。练功取卧式时，应注意枕头的高低要适度，大约10 cm，与侧卧时肩膀等高，可保持侧卧时头呈水平状态。床也不宜太软，木板床加适当的铺垫为宜。

（1）仰卧 是卧式中最基本的姿势。仰卧时平躺在床上，脸朝天，头正直，口眼轻闭。四肢自然伸展，两腿可依据个人习惯稍稍分开或并拢。双脚自然斜向两侧，或足尖伸直向前探。双臂自然分放在身体两侧，双手掌心向内，轻贴在大腿外侧；或双臂屈肘向内，两手叠放于下丹田位置（男左手在下，女右手在下）。

（2）侧卧 基本姿势是侧卧于床，左侧卧右侧卧均可，以右侧卧为多。头部略向胸部收，双目轻合。两腿叠置，膝部均自然弯曲，上面的腿弯曲程度大些，使两足均安放在床上。上方的手臂自然伸展，手掌向下放在髋部；下方的手臂屈肘向头部，手掌向上，五指轻轻并拢，放在耳边。

另外，侧卧式也可以将下面的腿自然伸直，上面的腿屈膝上提，将膝部弯曲成90°后放在床上。两腿呈一前一后，不再叠放，并将上侧腿的足心顶在下侧腿的膝部。手臂的安放是将上侧手臂略向前伸，掌心按在上侧膝部；下侧手臂弯曲向上，掌心按在上侧肘部。这个姿势也叫三接式。

（3）半卧 是在仰卧的基础上，将上半身及头部垫高，斜靠在床上，呈半坐半卧的一种练功姿势。两腿可自然伸直，也可在膝下垫物，使小腿高抬起来。这个姿势多用于卧床的患者。

4. 其他形式 除上述常用的站、坐、卧姿势外，本教材"治疗各论"一章中还涉及"互跪""踞坐"等姿势，简介如下。

（1）互跪 双脚平行并立，头身正直，双手自然下垂于身体两侧。静立片刻后两膝缓缓屈曲下跪于床席或跪垫上。跪姿为双脚并行倒竖（脚尖着地，脚跟在上）。跪稳后再根据功法要求前俯或后仰。

（2）踞坐 坐在床上，臀部和两脚掌同时着床席，两膝屈曲向上，两下肢平行并拢，上身为向前俯，双手向前抱住两小腿上部。

（3）伸脚坐 坐于床上，两腿伸直并拢，头身正直。两手自然下垂，亦可握固放于大腿中部。两眼平视前方，舌抵上腭，全身放松。

（二）动作操作

动作操作包括套路或自发动作的操作。前者是一系列连续的设定动作，后者是练功中自然出现的随意性动作。

1. 套路动作　大多数气功动功功法都是设计好的固定套路动作，练功时动作须按功法的套路顺序进行。由于各种动功功法的套路动作各不相同，例如易筋经有十二势，大雁功有前、后各六十四式，五行掌有五节，学习套路动作就需要按功法分别进行，难以一概而论。但依据各种功法套路动作的不同操作风格，可以将其分为不同的动作类型。常见的气功套路动作类型大致有如下几种。

（1）柔韧型　动作柔和、缓慢、连贯，例如太极拳、八段锦。

（2）刚硬型　动作刚健、强硬、有力，常用静力性收缩（等长收缩）的方法以增强练功中的"得气"效应，例如易筋经、五行掌。

（3）按摩型　运气至手，以手按摩（包括拍打）特定的身体部位，例如保健功、放松功。

（4）仿生型　模仿动物的动作，经提炼编成功法，例如五禽戏、大雁功、鹤翔桩。

（5）舞蹈型　动作取材于舞姿，优美而富于观赏性，例如禅定舞蹈。

（6）体操型　动作类似于体操，四肢及躯体动作均较舒展，例如练功十八法。

（7）行走型　以特定的步伐为基础编成的功法，例如新气功疗法、太极步、梅花桩。

当然，这些类型的划分都具有相对性，可以互相交叉与融合。一种气功功法的套路动作可能兼有几个类型的特征。例如五行掌的肢体动作属柔韧型，但其手掌的动作则要求刚硬、有静止性张力。

另应注意，气功修炼中的动作与通常体育锻炼的动作在操作上有重要区别。一般体育锻炼大都使用肌肉的力量，而练功则要求"气到力到"，强调运用内气导引动作，切忌生硬和使拙力。故练动功时，肢体肌肉原则上不应该是紧张的、硬邦邦的（刚硬型动作除外），而是很放松。动功的力量应来自于随心所欲而能够突然集中爆发的弹力，而不是直接使用肌肉张弛的力量。因此，如果练动功后胳膊、腿的肌肉疲劳僵硬、酸麻疼痛，大概在用力方面有所不当。

2. 自发动作的操作　气功修炼中会有自发动作产生，也有专门练习自发动作的功法，称为自发动功。自发动功的动作随内气的运行自然发生，既非预先设定，也不由意识支配。其动作多种多样，可大可小，可柔可刚。

自发动作的操作关键在于不能失控。其动作的发生虽然不由意识支配，但其动作的节奏、力度，以及动作的终止，则应可由意识控制，否则就可能出现偏差。由于自发动功的调控难度较大，一旦失控则有出现偏差的可能，故一般不适合于初学者，本教材不做详细介绍。

二、内在调控

内在调控如前所述，是运动时肢体内部的感觉及关系的调控，即对运动感觉与身体各部分的平衡关系进行操作。此类操作比肢体外在的间架、位置操作要细微，且通常从外在的动作上难以觉察，故较容易被忽视。但内在操作十分重要，因为在练功过程中练功者并不能直接看到自己的整体外部动作，而只能通过对运动中肢体的内在感觉及各部分平衡关系的操作去把握它们。因此，内在操作与外在操作实际上是息息相关，相互影响的。

以下简述主要用于静功的内在操作，这些操作一般在开始练功时按从头到脚或从脚到头的顺序进行，其中的一些原则要领也适用于动功。

（一）头颈

头正颈松是基本要领，还包括收视返听、舌抵上腭等。

头部要正直。一些功法中常提到"头如悬"或"悬顶"，即是说头顶正中好像被一根线向上牵着，这样头部自然就正直了。但头如悬所包含的意义还不止于此，它还包括有颈部舒松的意思。因为头被线牵起来了，便减轻了颈部的压力，颈椎可以松开，有利于督脉的畅通。然而头部的正直又不是绝对的，实际上有些微微前倾，操作时只需把下颌稍稍向内收些即可。因为头部完全竖直时，颈椎是压缩的，不能伸展，唯有头部略前倾，颈椎才能充分展开；另外，下颌微收和头部前倾与含胸拔背的操作也有密切关系，这在谈到胸背操作时还要提及。

收视返听是将视觉与听觉从向外转向内，对外界的事物视而不见、听而不闻。调控视觉对练功至关重要。《阴符经》说："机在目。"《灵枢·大惑论》说："目者，心之使也；心者，神之舍也。"目为练功之要窍，目不乱则神可收。收回视觉，既断幻觉，又阻外界光亮，可以专心练功。目应闭而不紧，紧闭则过暗而昏，不闭则过明而弛。故练静功大都要求双眼轻闭，初练功容易困倦或意念散乱时，可露一线微光。目光一般要求平视或略微下视，例如目视鼻准。这里对视线的要求与睁眼或闭眼无关，但与意守有密切联系，例如，意守丹田和内视丹田的操作有类似之处。一般说来，站式多要求平视，有些功法还要求目光略高于平视。坐式的目光可稍下视，当然平视也可。返听是收回听觉，有多种方法。例如可以听自己的呼吸，即所谓"听息法"，由于练静功时呼吸并不发出声音，因此"听息"是听无声，而不是听有声。如果听到了无声，听觉即回归于自身，此乃练功之佳境。这正是练功中的"此时无声胜有声"。

口要轻轻闭合，舌应自然置放。许多功法，尤其是道家气功，要求舌抵上腭。舌抵上腭又称"舌拄上腭""拄舌"等，是舌尖自然抵在上腭与牙齿的交界处。初练时应轻触即止，并无抵抗之意，使任督二脉交通。练功达到一定程度，舌抵上腭之力自然加大，那是功夫进展中出现的一种现象，不应故意追求。

头部的细微操作还须注意舒展眉头和放松面部肌肉。这不仅仅是调身，还直接与情绪操作有关。许多静功功法都要求面带微笑，其微笑即表示轻松愉快的情绪。而愉快的情绪在调身中的体现就是眉舒面和。微笑并不要求真笑出来，而是要有一点笑意，嘴角不那么绷紧，面部表情安详舒缓，自然愉悦。

（二）上肢

松肩坠肘是基本要领。

首先是肩一定要放松，要自然垂下来，绝对不要耸肩。耸肩不但使肌肉紧张，而且直接影响气机下沉，有碍于腹式呼吸的形成。耸肩在站式练功双臂抬起时比较容易发生，尤其是抬臂过高的时候。因此站桩时无论抱球还是托球，手臂的位置一般都要求放在膻中与下丹田之间。

坠肘是指两肘下垂，不可用力挺紧，它是松肩的延续。松肩不仅是肩膀的放松，而且要顺势松到肘。整个肩臂放松了，坠肘就可以自然形成。无论是站式还是坐式，肘部都常常是肩臂下垂之力的一个支撑点和转折点。坠肘的操作，就是勿使这个点上移。

另外，在站桩时，大多还有虚腋的要求，即双臂不要贴在两胁上，应该分开。这也是为了使肢体更加舒展和舒适，如果双臂紧夹在一起，气血的周流必然受到影响。

（三）胸背

含胸拔背是基本要领。

含胸是使胸三角（天突与两乳头连线组成的三角）放松，使呼吸顺畅，有利于气机下沉，形成腹式呼吸；拔背有利于脊柱伸展，使督脉更为通畅。含胸的操作与下颌内收和松肩有直接关联，收下颌时胸部自然就会往里收一些。练功所要求的含胸，胸部内收的程度很小，只要不是故意挺胸，再加上下颌微收与松肩就足够了。

含胸与拔背的操作是同时的，含胸的程度决定了拔背的程度。含胸过度就不是拔背而是驼背了。拔的意思是挺拔而不弯曲，故含胸拔背操作正确时，脊柱基本上竖直。脊柱在腰背部有一个生理弯曲，含胸拔背的结果是部分抵消这个生理弯曲，因此这时脊柱的竖直程度比日常要更大一些。且由于下颌微收，脊柱在颈部的生理弯曲也被抵消了一部分。故练功中脊柱从上到下都能充分伸展。

（四）腰胯

伸腰沉胯、收腹敛臀是基本要领。

无论是站式还是坐式，伸腰沉胯的操作都十分重要。伸腰是腰部要伸展开、挺直，不能塌腰。其作用主要是将腰部的脊柱伸直。注意伸腰不是挺肚子，腹部还是要略向内收。沉胯是胯部要向下坐，坐式练功要求臀部略向后突出，会阴部略向上提，就是为了更好地沉胯。站式练功要求臀部如坐高凳，用意也在于此。伸腰沉胯除有利于伸展脊柱外，还使身体的重心能够落在下腹，即使是站式，也可将身体的重心下移，这就非常有利于气沉丹田。

（五）下肢

轻松安稳是基本要领。

站式时，在能够保持直立的前提下，两腿要尽量放松，双膝微曲，幅度以不超出足尖为限。双脚的距离一般要求与肩同宽，五趾微微抓地。双脚的脚型有内"八"字、外"八"字和平行式三种。内"八"字即脚尖内扣式站立，这种姿势站立稳固；外"八"字即脚尖外展式站立，这种姿势便于移动；两脚平行式站立又称马步桩，比较符合人体生理的自然姿势，较少人为造作。

另外，站式练功时下肢（连带整个身体）并非完全挺直不动。松静自然站立时，可以有些微微的晃动，这不是站立不稳，而是更稳。而且，微有晃动的站立比完全静止的站立要省许多气力，比较轻松。坐式时下肢可以比站式时更放松。平坐时双脚脚型的安排同站式。盘坐及跪坐双下肢均有压迫，练功后应轻轻拍打按摩之，使气血周流顺畅。

复习题：

1. 盘坐有几种？哪一种盘坐练静功最优？
2. 套路动功有几种类型？请举例说明。
3. 调身的内在调控为什么很重要？

第二节　调　息

调息是调控呼吸的操作活动，也称炼气，又称调气、吐纳等。

调息的意义在于通过调控呼吸而孕育和引导内气，是练功进入气功境界的重要操作环节。

呼吸与内气直接相关，通常练功过程中随着日常呼吸的逐渐减弱，内气的活动逐渐加强。一吸一呼为一息，其中尤以呼气与内气密切相关，内气多随呼气而生发运行，故许多功法注重于调控呼气，例如内丹术。此外，现代研究已证明，调息可以调节自主神经系统中交感神经和副交感神经的张力，从而可以调整相应的内脏组织器官的功能。

　　调息的内容包括两个方面：一是呼吸形式的调控，即进行自然呼吸、腹式呼吸等不同呼吸形式的操作；二是出入气息的调控，使之或强或弱，或粗或细。这两个方面互相关联、相互作用，呼吸形式的改变可以引导气息出入的变化，反之亦然。

一、呼吸形式调控

　　练功的呼吸形式可分为常用呼吸形式和特殊呼吸形式两类。前者是各种功法普遍应用、与基本气功境界直接关联的呼吸形式；后者是某些功法应用，为达到特定的养生或治疗目的的呼吸形式。

（一）常用呼吸形式

　　常用呼吸形式包括胸式呼吸、腹式呼吸和胎息。这三种呼吸形式不但为多种功法所使用，其间也有内在联系。在静功修炼过程中，它们可以看作调息操作从日常呼吸形式转化为练功呼吸形式之统一过程中的三个相互联系的不同阶段。

　　1. 胸式呼吸　胸式呼吸的操作特征是呼吸时可见胸部起伏，吸气时胸部隆起，呼气时胸部复原。人在站立时的自然呼吸形式大都是胸式呼吸；歌唱家、运动员等由于经过了长期的锻炼，可形成腹式呼吸或胸腹式联合呼吸。练功中的自然呼吸，通常是微加意念而进行的有意识胸式呼吸，操作的准则是用意不用力。但在呼吸形式操作之初，完全不用力难以做到，可以用意为主，稍稍用一点力。用力的程度当如古人所说不涩不滑，即出入的气息通畅自如而又稍有约束。练功中胸式呼吸的速度比日常的自然呼吸慢，按现代呼吸生理学的研究，平常人每分钟呼吸是 16~20 次，而练静功时可以减到每分钟 1~2 次，甚至数分钟 1 次。此时的呼吸次数减少但并不闭气，即每次呼吸之间没有刻意停顿，仅是呼和吸的时间均已大大延长。

　　静功修炼的胸式呼吸在胸中的气息出入调匀之后，就可以引导气息向下发展，从胸式呼吸逐步转为腹式呼吸。这个转变不可一蹴而就，而要循序渐进，一般可采用分段下降的方法。例如先下降到心窝部膻中穴处，待此处气感充实了，气息出入稳定了，再向下延伸到脐部，最后到达下丹田。在此气息逐步下降的过程中，胸式呼吸可以过渡为胸腹联合式呼吸，呼吸时可见胸部和腹部同步起伏。

　　2. 腹式呼吸　腹式呼吸的操作特征是呼吸时腹部起伏。依起伏方式的不同，腹式呼吸可分为顺腹式呼吸和逆腹式呼吸两种。顺腹式呼吸是吸气时腹部隆起，呼气时腹部缩回；逆腹式呼吸与之相反，吸气时腹部回缩，呼气时腹部膨出。

　　从胸式呼吸逐渐过渡到腹式呼吸，一般都是过渡到顺腹式呼吸。其方法是以意识引导，深化自然呼吸，在气息下降的同时，顺势加强腹部的起伏运动。吸气时，轻轻用意念使腹肌放松，腹部自然隆起；呼气时，轻轻用意念使腹肌收缩，腹部自然凹下。经过一段时间的锻炼，腹肌起伏逐渐地、自然地加大，腹部取代胸部，成为自然呼吸的出发点和落脚点，顺腹式呼吸即告形成。应注意锻炼时切忌勉强用力。逆腹式呼吸的操作常需经过专门训练，同时需要教师指导，难度较顺腹式呼吸大一些。有些功种强调要训练逆腹式呼吸，认为逆腹式呼吸的方法对推动内气的运行更为有利。例如运气行小周天时，常用逆腹式呼吸法，吸气时内气上行百会，呼气时内气下行丹田。训练逆腹式呼吸法可从一开始就着重注意呼气，而不去理会吸气，意念在呼气时引内气下行，聚于丹田。久而久之，呼气时腹部充实隆起，吸气时则放松缩回，逆腹式呼吸便自然形成了。逆腹式呼吸锻炼逐渐熟练后，还可以配合提肛动作，即吸气时肛门微缩，前阴微收，呼气时肛门及阴部同时放松，这样更有利于内部的气机运行。

无论是训练顺腹式呼吸还是逆腹式呼吸，操作中都切忌故意挺肚子。腹部的隆起或回缩主要依靠气息吐纳自然形成，不必人为刻意造作。操作时应注重在吐纳上下功夫，腹部只是配合。纳气深而多时，腹部自然隆起，而随着腹壁回缩的压力，气息也自然排出。

初形成腹式呼吸时，往往觉得整个腹部都在呼吸。渐渐地，随着气息调整的深、长、柔、细，就会有一个比较局限和明确的呼吸支点形成。这个点就是腹壁回缩时，四周压力向内聚集的中心点。以后吸气便落于此点，呼气则从此点发出。这个点便是练功时实际可感知的丹田。这个点的呼吸便是丹田呼吸。因此，丹田呼吸是在腹式呼吸的基础上形成的。关于丹田究竟位于何处以及丹田的范围大小的问题，长期以来多有争论。若从调息操作的实践看，丹田的位置因各人情况不同可以或高些或低些。按一般说法，丹田位于脐下3寸处。这个位置符合大多数人的情况，基本上准确。但也有人认为丹田即脐，脐下3寸是指人在平躺时候的丹田位置，即脐内3寸。按这种观点，丹田呼吸也就是脐呼吸，即胎息的初级形式。

在严格的意义上，形成腹式呼吸且有了明确的呼吸支点，即丹田呼吸形成之后，方进入练功所需要的呼吸形式。胸式呼吸的操作是为了过渡到腹式呼吸，而腹式呼吸的操作是为了形成丹田呼吸。更进一步，练静功高层次境界要求的呼吸形式是胎息，丹田呼吸则是进入胎息的开始。

3. 胎息　胎息有两种解释。一是气息自脐中出入，如古人所说："初学调息，须想其气出从脐出，入从脐灭……如在胞胎中，故曰胎息。"古人提出胎息是在呼吸形式上返老还童，因为胎中的婴儿是以脐呼吸的。《摄生三要》中说："人在胎中，不以口鼻呼吸，唯脐带系于母之任脉，任脉通于肺，肺通于鼻，故母呼亦呼，母吸亦吸，其气皆于脐上往来。"胎息的第二种解释是体呼吸，即遍身呼吸、毫毛呼吸。如《苏沈良方》中说："一息自往，不出不入，或觉此息，从毛窍中八万四千云蒸雾散，无始已来。"胎息的两种解释或可以看作是它的两个阶段或两种形式，前者是初步的，后者是从前者进一步发展而来的。练功高层次境界所要求的胎息，是取后者，即体呼吸。

脐呼吸作为胎息的初级阶段，其层次与丹田呼吸相等或相当。故以上介绍丹田呼吸时，胎息的初级阶段即已经开始了。以下是胎息的高级阶段，即体呼吸。

体呼吸或毫毛呼吸与胸式呼吸、腹式呼吸最大的不同之处，是呼吸的通道在主观感觉上已不再经过口鼻。胸式呼吸及腹式呼吸，包括丹田呼吸，尽管呼吸的支点变了，但气息出入的通道还都要经过口鼻，或鼻呼鼻吸，或鼻吸口呼，或口呼口吸，或口鼻共同呼吸。体呼吸就不同了，它要求感觉到气息从遍身毛孔出入，避免使用口鼻。体呼吸最初形成时，呼吸的支点还可以保留在丹田，但气息是通过周身毛孔直接向丹田聚散，不再经过口鼻。在主观感觉上，只觉周身毛孔开合，气息往来其间，而口鼻的气息出入已经微乎其微。

从脐呼吸或丹田呼吸过渡到体呼吸，需要一个循序渐进的操作过程。这一操作的中心环节是要不断加强丹田的气感，由此会产生两方面的结果：其一是随着丹田气感的逐渐充实，内气会向周身弥散，整体的气感将形成，且有弥散出体外与外界大气融为一体的趋势。其二是，口鼻出入的气息会越来越弱，渐至似有似无，时有时无。渐渐地，感觉上气息自口鼻的出入趋于停止，而气息自毛孔与外界的交换成为自然。顺此一增一减的趋势因势利导，体呼吸的操作目标就会自然而然地达到。

（二）特殊呼吸形式

练功的特殊呼吸形式有数十种之多，兹选择有代表性的几种做简要介绍。

1. 停闭呼吸　吸气、呼气之间或一次呼吸之后停顿片刻再继续呼吸的方式称为停闭呼吸。例如吸—停—呼、呼—停—吸、吸—停—吸—呼等方式。这种呼吸方法中的"停"可以起到保持当前状态的作用，它肯定、延续了当前状态，因而是一种以逸待劳的操作。故呼气之后的停顿相当于加强呼气，吸气之后的停顿则突出了吸气。

2. 提肛呼吸　提肛呼吸指吸气时有意识地使会阴部肌肉收缩，呼气时放松会阴的呼吸方式。一般练周天功时需配合提肛呼吸，练其他静功也可择时选用。提肛呼吸可用于治疗中气下陷的各种疾病，如内脏下垂及脱肛、痔疮等，如同时配合逆腹式呼吸则效果更佳。

3. 发音呼吸　呼气或吸气时配合吐字发音的呼吸方式即发音呼吸。一般配合呼气时发音可泻实，配合吸气时发音可补虚。发音呼吸有不同的发音方式，例如有些要求使用共鸣，有些则只要求有发音的口型。不同的发音方式有不同的作用机理。

二、呼吸气息调控

相对于呼吸形式的调控，呼吸气息的调控更为细微，所要求的操作均需轻巧、柔和、自然，切勿刻意用力，否则容易引起不适。

（一）形态

古人认为，练功呼吸的气息有四种形态（即呼吸四相），例如《安般守意经》中说："息有四事，一为风，二为喘，三为气，四为息。有声为风，无音为气，出入为息，气出不尽为喘也。"《修习止观坐禅法要》一书还对此做了进一步说明："云何为风相？坐时则鼻中息出入觉有声，是风也。云何喘相？坐时息虽无声，而出入结滞不通，是喘相也。云何气相？坐时息虽无声，亦不结滞，而出入不细，是气相也。云何息相？不声、不结、不粗，出入绵绵，若存若亡，资神安稳，情抱悦豫，此是息相也。"

用现代语言描述，气相是人们自然呼吸时的气息出入之相，其特点是出入无声，但呼与吸之间的转折分明且有少许停顿；风相是加大出入气息量时的气息之相，此时气息的出或入均带出如风吹过隙之音声，故以风名之；喘相是指有意操作的张口抬肩、吸气呼气均粗犷有力的气息之相，例如某些武术气功中发力之前的呼吸；息相就是深、长、柔、细，微煦而绵绵不绝的呼吸。这里绵绵不绝的意思是吸气与呼气之间的转折没有痕迹，如同高手拉提琴换弓时琴音不间断一样。这个转折如果有痕迹，呼和吸之间就必然会有间断，气息就不可能绵绵不绝了。

（二）功用

呼吸气息操作的风相、喘相、气相和息相在练功中各有所用，未必有高下之分。在医学气功功法中，喘相很少用，息相最多用。

日常人们的呼吸气息大约在风相和气相之间，且偏于气相。练动功时大抵是较慢的气相，有些功法要求使用风相，如新气功疗法。练静功所要求的呼吸气息形态大都是息相，前三种均

NOTE

应避免。因为"守风则散，守喘则结，守气则劳，守息则定"，只有"出入绵绵，若存若亡"的息相，才有益于进入深层次的气功境界。

要想把日常的呼吸调为息相，需要有一个锻炼过程。在此调息操作过程中，要以"勿忘勿助"为原则，将呼吸之气息"调柔入细，引短令长"；既要主动去调整呼吸，使其向深、长、柔、细，绵绵不绝的方向变化，又不可故意憋气，勉强去做，须用意不用力。练功过程中出现的胸闷、头晕、劳累等不适，多与呼吸气息的操作不当有关。

待调息有了一定基础之后，气息的调控过程就有可能由有意识变为下意识。此时意识对呼吸已并不专门予以注意，只是跟随即可。有人称有意识控制呼吸的过程为"调息"，而对无意识非主动控制的呼吸，则称为"息调"。

复习题：

1. 什么是腹式呼吸？顺腹式呼吸与逆腹式呼吸有何区别？
2. 胎息有几种？
3. 何谓呼吸四相？息相有何特征？

第三节　调　心

调心是调控心理状态的操作活动，也称炼神、炼己等。

调心的意义在于改变日常意识活动的内容和方式，进入气功境界所需要的意识状态。一般日常生活中的意识活动属外向性，练气功则需要将意识活动转为内向。这一从外向内的转化改变了意识活动的基本规范，从而导致了意识活动内容和方式的变化。

调心的内容包括意念调控和境界调控两个方面。前者是有意的、主动性操作，后者是无意的、伴随性操作。二者的相互关系是：稳定的意念调控有助于形成境界，而特定的境界往往会产生与其相应的意念。

一、意念调控

意念调控指练功中有意引导、形成或消除特定意识内容的操作。这类操作中最普遍的是意守、存想和入静。

（一）意守

意守是在主观感觉上将意识移置于某一现实事物的心理操作活动。所谓"移置"，是迁移、放置之意，即在主观感觉上将意识从头脑中移出，自然安放于意守的事物。古人所谓将心神"轻轻地放在那里"即是此意。

意守过程中安放意识的具体事物被称为意守的对象。意守的对象可以分为两类，一类是身体上或身体内的，一类在身体以外。前者可以是身体的某一部位或者某种行为，例如丹田穴、百会穴或者呼吸活动、气感动触等；后者通常是外界的景物，例如远山或者松树。意守的目的在于排除杂念和诱导感受。排除杂念是以一念代万念，即固定一个念头以截断纷纭的思绪；诱导感受是以意守对象的部位、性质为起因，引发相应的感性经验。排除杂念、以一念代万念的心理操作活动可以安定情绪，去除妄想，稳定意识状态；而由意守对象的部位、性质等特征所引导的感性经验更有直接影响人体气机运行的作用。气功理论认为，意到气到。例如，意守丹田可以使气机下降，而意守百会则效果相反。又如意守远山时视野辽阔，可使人心怀坦荡、气机宣畅；而意守松树给人以挺拔、肃穆的影响，使气机凝重、下沉。这些由意守对象的部位、性质所引发的身心效应，使意守过程从心理操作活动转化为心身操作活动，这正是意守得以影响和调节心身状态的机理所在。

从心理操作活动的特征上考虑，意守与心理学中的注意有性质上的区别。注意是意识活动的指向与集中，其指向性使意识活动有选择地反映特定的事物，表明反映的对象和范围；其集中性使意识对被反映的对象产生明晰、深刻的认识，表明反应的程度。故注意是意识反映事物的心理操作活动。意守则既无须指向又无须集中，因为意守的操作并不反映事物，而只是变换意识本身存在的位置。例如，意守丹田并不是去认识丹田，而是要感觉到意识从存在于头脑转变为存在于丹田。因此，意守是感觉到意识自身移位的心理操作活动。在气功锻炼中，意守不要求对所意守事物产生认识，而只要求将意识"轻轻地放在那里"，即所谓"似守非守"，因为意守的目的不在于认识意守对象的本质，而在于借助意守对象的单一性和感性特征以排除杂念和诱导感受。例如，意守丹田并不是要认识丹田的形象或本质，而是要借以驱逐其他念头和诱导丹田的气感。因此，注意注重理性而意守注重感性，这是二者的又一区别。

但意守操作之初需要由注意引导，以确定意守对象的位置，并帮助意识移置于该处；然注意一旦完成了其引导之功，就须隐退，让意识自然地存在于那里。学练气功时，应认清意守与注意的区别与联系，有不少练功者进步缓慢的原因之一，就是将意守操作为注意，引起"着相"（意识胶着于固定的形象），且诱导不出应获得的感性经验。

（二）存想

存想是想象特定的景物至清晰可见、身历其境状态的心理操作活动，亦称观想。

存想的景物也称存想的对象，大都是练功者所熟悉的情景、事物，或者是所崇敬的偶像。由于摆脱了实有景物的束缚，存想的对象可以是日常生活中根本不存在的，例如神话传说中的人物、景物。因此，存想对象的范围要远远大于意守，凡可以想象的事物都可以作为存想的对象。例如《诸病源候论》所载的医家气功，介绍了存想五脏光色以治病的方法；武术气功中意想增加力量的意念，如推山、托天门、拉九牛等；日常气功锻炼中抚球、按气、贯气、排病气、气热如火、气寒如冰、气利如剑、气柔如绵等意念，也属于存想的范围。

另外应注意，存想的想象与日常生活中的想象有所不同。日常生活中的想象大都不甚清晰，头脑中所形成的事物形象属表象，即脑海中对事物的回忆印象。而存想所要求的想象是脑海中呈现所想象事物的物象，即构建出具体的感知觉。二者的区别正如同想到母亲和梦见母亲的不同：想到母亲时，头脑中的形象不甚清晰，是母亲的表象；梦见母亲时，头脑中的形象清晰可见、栩栩如生，是母亲的物象。在思维心理学上，运用表象的思维属形象思维形式，而运用物象的思维属具象思维形式。思维形式的变化正是调心所导致的意识活动内容和方式的变化之一。

存想的目的与意守相同，即排除杂念和诱导感受，但存想更强调后者。由于不受现实事物的局限，存想对象的设计和选择能够更加充分地考虑到诱导特定感受的需要，从而增进了诱导感受的针对性，也提高了诱导的强度。

存想影响和调节心身的作用从机理上与意守相似，但由于诱导感受的能力有所加强，存想的这些作用要大于意守。此外，当存想的对象是存想者所崇敬的事物时，存想者对于该事物的影响更处于不加分析判断、完全接受的心理状态，这又会大大加速诱导感觉的过程，加深诱导感觉的强度，从而更快地进入所需要的意识状态。

（三）入静

入静是逐渐消除一切思维活动的心理过程。

应注意消除思维活动并不等于消除意识活动，意识活动中除思维活动外尚有其他内容。入静所要达到的恬惔虚无的气功境界，即是没有思维活动的意识空白状态。意识的空白并不是意识的消失，意识仍然存在，只是没有任何意象，是有意识之体而无意识之用。由于意识之体尚在，其用可随时应机而生，故空白的意识境界仍然是孕育着潜在活力和生机的境界。气功古籍中常说入静的境界不是"顽空"，不是"死寂"，而是"如如不动""寂而常照"，这里的"如如"和"照"就是对生机与活力随时可被唤起的描述。

由于思维活动须借助于各种意象进行，消除思维活动就意味着消除意识中的各种意象。对初学者来说，如果一下子放弃所有的意象有困难，入静的操作可以从意守开始。但此时的意守应注重发挥其以一念代万念的作用，而不去强调诱导心身感受；待意象单一的境界已经形成并且稳定之后，再忘却这唯一的意象，便可以入静。另外，入静过程是思维活动逐渐中止的过程，就这一过程的心理操作强度而言，呈逐渐减弱的趋势，这与意守、存想都不相同。如果在入静的过程中感到需要刻意地操作才能维持其状态，那就不对头了。

入静的成功与否和情绪活动也有密切关系，情绪激动时必然浮想联翩，而浮想联翩意味着各种意象纷至沓来，要排除它们显然是难上加难。针对这一点，入静也可以从安定情绪入手，情绪平静下来，思绪也伴随着平静；而当情绪平静至极点时，入静的境界便已随之到来。

入静影响和调节心身状态的机理与意守、存想不同，它不借助于设置特定的意象来诱导心身体验，而是立足于排除一切意象所引起的直接的或潜在的心理、生理影响，使心身回归于完全自然的状态。而心身一旦达到完全自然的状态，其障碍或不适就可能得到自然的调节而趋于康复。故练功入静的过程就是排除非心身自然影响因素的过程，只要习练得当，入静对心身健康必会产生良性效应。

二、境界调控

境界调控是练功中对整体意识状态即意识境界的把握过程。这类操作大都是伴随性的，不是主动引导的过程，而是顺其自然的过程，如水到渠成。

练功时无论采用意守、存想还是入静的操作，在练功的全过程中，意识境界的逐渐深化会显示出不同的阶段和层次，依据念操作的不同内容，意识境界的演进变化也不尽相同。就医疗气功而言，其意识境界对松静的要求较高，故以下主要介绍入静意识境界的演化过程，对意守及存想意识境界的演化亦做简要说明。

（一）入静的意识境界

依据不同的标准和需要，练功入静的过程可以划分为不同的阶段或层次。以下介绍的四阶段划分是以入静过程中不同时期主观体验的不同特征为依据而制定的。按练功入静的一般进程，这四个阶段依次进行如下。

1. 松静阶段 此阶段是入静的浅层，主要体验是身体及精神的放松与安静。真正做到松静并不容易。就放松而言，肢体的放松比较容易，而内脏的放松就不那么容易，然而内脏放松比肢体放松更为重要。肢体放松的某些环节也相当容易被忽视，例如眉眼部分的放松。比肢体和内脏放松深一步的是精神上的放松，其关键是不再有意识地去想什么，杂念还有，可能还很多，但应该不主动起念。真正的放松是身心内外的彻底放松，如此方能为安静打下基础。放松和安静的联系极为密切，它们互相促进，而且融为一体。肢体肌肉放松了，意识才容易静，松本身就是静的开始。故愈松愈静，愈静愈松，深度的松即是深度的静，即松即静而进入宁静舒适的境界。

2. 动触阶段 此阶段发生于松静阶段的基础上，其表现可以归纳为"十六触"，即动、痒、凉、暖、轻、重、涩、滑、掉、猗、冷、热、浮、沉、坚、软。应了解这里的"十六"是"多"的意思，并不是说只有十六触，而是列举了十六触。十六触所包含的内容，多属肌肤或内脏的各种感觉，也有本体感的变化。动触的发作大都只发一触或几触，但也可以多于十六触。典型的动触发作往往先从身体的某一局部开始，然后渐渐遍及整体，一般是缓缓开始，而后随着范围的扩大渐渐增强，充分发作之后，再逐渐减弱，最后慢慢消失。动触阶段的后期，所有的机体感觉均趋消失，身心如释重负，自觉轻捷安稳，周身的气血已经通畅，身心健康已达到新的水平，有病的患者此时多已向愈。

3. 快感阶段 此阶段多比较短暂，然而又十分鲜明，常出现于动触阶段基本消失之后。其快感的体验难以用语言形容，它不同于日常生活中的任何一种快感，似乎又包括了所有这些快感。这种快感既是身体的又是精神的，深邃而透彻，仿佛发自于每一个细胞，每一个毛孔。此快感强烈而持久，然又与宁静相统一。在此快感之中，身心的体验是宁静而淡泊，从淡泊之中透发出无限的、持久的舒适和愉快。入静至快感阶段，标志着练功已经有了相当的进步。

4. 虚无阶段 入静至此阶段，身心所向往的已不是感官或情绪的满足，而是忘却自我，沉浸于宇宙自然之永恒，即古人所谓"天人合一"之境界。一旦自我意识消失，境界便豁然开朗，自觉从有限走向无限，从瞬时走向永恒。此时意识与其所感知的对象已渐渐无所区别，意识既是其自身又是其对象；反之，意识之对象既是其自身也是意识本体。于是混沌境界便到来了，而混沌也就是虚无。虚无并不是没有生机，虚无的境界孕育和净化着无限的、可以创造一切的活力，是一个生生不已的境界。

在练功入静四阶段的划分中，应注意两个问题。第一，各阶段的划分是相对的，这种相对性不仅表现在先后次序上，也表现在各自的内容上。练功入静的自然进程大体依松静、动触、快感、虚无四阶段顺序发展，但不排除各阶段之间的互相易位与融合。第二，由于练功者的身心条件各不相同，每个练功者每一阶段的出现时机也不一样。天赋极佳者可能一开始练功就进入层次较高的阶段，而身心健康条件差或入静操作方法不当者，则可能修习了很长时间仍未进入快感和虚无阶段。懂得入静阶段的相对性和入静进程的因人而异，将有助于练功者扬长避短，更好地把握自己的练功实践。

（二）意守、存想的意识境界

意守和存想意识境界的演化可以有两个方向，一是作为入静的准备性操作，发挥"一念代万念"的作用，然后逐渐淡化意守或存想的对象，转入入静过程。二是在练功过程中不断强化意守或观想的对象，诱导出特殊的心理生理效应。例如站桩功的"意念假借"，藏密气功中的观想上师等。

意守、存想意识境界演化的后一个方向也可以划分为四个阶段，现以站桩抱球为例做简要说明。一是"取象"，即将意守或存想的对象清晰地构建在主观意识之中。就站桩抱球而言，是诱导出抱球的感觉，可想象抱住一纸球，纸很薄，用力球会破，不用力球会飘走，在用力与不用力之间将球抱住。二是"净象"，即将主观意识中构建的对象洁净化、单纯化。站桩抱球的此阶段，是去除想象中所抱纸球上的杂质，例如纸上的任何污点，使之纯净，意念亦随之纯净。三是"变象"，即让主观意识中的构建对象活动起来。例如可使所抱的纸球放大或缩小，但清晰与纯净的程度均不变；也可使球的质地变化，将纸球变为木球、铁球等，感觉亦随之变化，如抱铁球比抱木球重。四是"用象"，即运用主观意识中的构建对象解决问题。如已经有了抱住铁球的感觉，全身的力量就已经增长，此时出拳的力量会远远大于抱纸球时。由于此类意识境界的演化在医学气功中不甚常用，这里就不多介绍了。

复习题：

1. 什么是意守？意守与注意有何区别和联系？
2. 什么是存想？
3. 入静的境界调控有几个阶段？各有何特点？

第四节　三调合一

三调（调身、调息、调心）是学练气功的基本操作内容，三调合一则构成气功境界。故学练气功仅仅学习三调操作还不够，还必须懂得和把握三调合一。古人对三调合一很重视，各种言及修炼的古籍对三调合一的境界和方法也多有介绍。例如隋朝智颛和尚在《童蒙止观》中谈道："……三调身，四调息，五调心。此三应合用，不得别说""此三事的无前后，随不调者而调适之，令一坐之中，身息及心三事调适，无相乖越，和融不二。"道家修炼也不离三调合一。例如在内丹术的修炼中，神气交会于丹田而"产药"，即三调合一。神为心，气为息，丹田为身，交会即合一。唐朝崔希范《入药镜》中所述"得之者，常似醉"的感受，与三调合一练功境界的感受相通。

练功过程中从学练三调到三调合一，有两种常用的基本的方法，以下分别介绍。

一、合并法

合并法是将三调内容先分别操作至熟练，然后再逐步合而为一，包括如下几个步骤。

（一）三调分立

无论学练何种功法，都必须学习其三调操作的内容。如前所述，所有的气功功法均由三调所组成，不同功法的区别只在于三调的不同组成搭配。学练之初，常用的方法是首先逐一学习三调操作的内容，将每一调的操作内容分别掌握至熟练，这就是三调分立。一般主张先学习调身，把姿势、动作学好；再学习调息，掌握所要求的呼吸形式，调匀气息；然后学习调心，把握特定的意念和境界。这个学习顺序是从外到内、逐渐深化的训练过程，符合顺其自然的练功原则。但由于不同功法的三调搭配有不同的侧重，例如有以调身为主的功法，也有以调息或调心为主的功法，故三调分别练习的时间和精力也应有相应的侧重。

在练功之初，三调分别练习是必要的，有助于细致、准确地掌握功法的基础性操作内容，从而为以后练功境界的深化、融合打下基础。如果在此阶段不注意三调的区别，采取眉毛胡子一把抓的学习方法，往往效果不佳，因为操作头绪太多，要领不易掌握。

（二）三调协同

三调操作分别掌握至熟练之后，也就是完成了三调分立过程，下一步就需要三调合练，使功法成形，这就是三调协同。

在练功的这一阶段，起初可能顾此失彼，注意了动作就忘记了呼吸，注意了呼吸又忘记了动作，至于意念、境界还根本顾不上。故首先要使三调操作相互配合起来，动作做到哪里应吸气、哪里应呼气，意念又应落到哪里，均须一一对应。然后，在此对应的基础上，使三调操作之间逐渐产生有机的联系，使之相互推动、相互制约、彼此呼应。而一旦三调之间的呼应成为自然，就可以进一步促进三调操作的协调化和同步化，即形成三调配合有序的节律性操作。三调操作节律的形成是三调协同的标志，因为这意味着三调之间的联系已经稳定，已经不必刻意地去操作。从三调操作的一一对应到彼此呼应，再到形成节律，这是三调协同阶段的三个渐进的、连续的练功环节和进程。

在总体上，三调协同阶段意味着三调仍属彼此分离的状态，但在许多细小的、片断的操作单元上已经开始融合，故这是三调合一的量变阶段。

（三）三调合一

在本质上，气功修炼中的三调本来就不曾分离，调心、调息、调身是统一练功过程中有机联系在一起的三个方面、三种角度。三调中的每一调都与其他两调相联系，每一调都并非完全独立存在。

调心与调息的联系显而易见。一方面，很难设想一个气喘吁吁的人能心静如水；另一方面，心平方能气和，宁静的心态可导致平缓的呼吸。所以调心与调息实际上具有内在的同步性和同一性，不能截然分开。调心与调身也互相关联。调身可以影响调心：练功时身体的静止状态或和缓而有节律的运动与意念活动的单一和情绪的平静相应，而剧烈的运动状态则往往伴随精神紧张。故即使是动功，其运动也力求寓静于动。调心也可以影响调身：如果意识完全静定，身体也动不起来，因为身体的任何动作总需要意识或潜意识的参与。至于调息与调身，联系就更为密切。呼吸频率、呼吸方式和运动强度之间的关系在生理学上已有明晰的阐述，剧烈的运动必然呼吸急迫，而平缓的呼吸也必然导致动作的缓慢和身体的松弛。

因此，随着三调协同的操作不断深入和熟练，三调之间的界限会越来越模糊，而它们之间的有机联系和同一性会日益显现，最终它们之间的自然的有机联系会完全取代有意识的操作，而成为练功境界发展的主导力量，三调合一便会自然到来。

在三调合一的境界呈现之时，身心的主动性操作已经完全停止，其境界中无论是动功还是静功，均由该境界之自然的张弛力量所调控；练功仍在继续，但其操作为自然发生，而非人为把握。

二、引申法

引申法是将三调中的任何一调操作至极致而引导出三调合一境界的方法。

NOTE

由于三调之间有本质的内在联系和同一性，进入三调合一的气功境界可以从其中的任何一调入手，将其操作至极致，就会自然地吸引、吸收其他两调，从而达到一调中包含三调，三调融合为一调的气功境界。

三调之间的本质联系和同一性意味着它们有共同的出发点和归宿之处。将任何一调操作至极致即是将其操作至其出发点和归宿之处。由于三调的出发点和归宿之处是共同的，故回到任何一调的出发点和归宿之处便意味着回到了三调共同的出发点和归宿之处，而那里也就是三调合一的境界。

尽管可以将三调之中的任何一调操作至极致而达到三调合一，但古人多推崇从调息入手。这有一定道理。因为调息居于调心与调身之间，本身具有联络和沟通二者的桥梁作用。从调息入手步入气功境界，比较容易使三调融合为一。例如，练静功时，调息至胎息形式，最初可以丹田为呼吸支点。此时全身的其他部位似乎已不存在，身内身外的界限也已经模糊不清，意识中只有丹田这一点存在，随呼吸而微微开合。除此之外，一切都渺渺茫茫，恍恍惚惚。胎息进一步发展，意识中丹田这一点也将逐渐消失，只觉得气息自周身毫毛出入，内外浑然一体，已连成一片。更进一步，身心息均此一片，无有彼此，都已融为一体，这便是三调合一的气功境界。

三、三调合一境界的特征

首先，在三调合一的境界之中，三调都存在，也都已经消失。因为三调合一之后，每一调的独立性都已经消失，它们已融合为统一的境界。在此境界之中，三者的操作已无从分别，所谓牵一发而动全身，任何一点细微的改变便都是整个境界的改变了。

其次，三调合一的境界也有层次。例如，初进入三调合一境界时，三调已经融为一体，但对三调融合的认知尚存在，即"知道"自己处于三调合一状态，这实际上意味着意识上还有一定程度的主客观界限，还不是完全的"一"的境界。以后，经过更为深入的练习，意识中的"知道"也会逐渐融入三调合一之中，成为三调合一本身的属性，这时完整的"一"的境界才可能形成。可将此三调合一境界的前一层次称为身心合一，而将其后一层次的境界称为天人合一。

此外，如前所述，三调合一的深层次境界只能自然到达，不是主动操作的结果。在三调合一的深入层次，其境界能够自然发展、自我完善，它已经是"活"的，不需要任何人为的干预。正如同孩子长大了就会离开父母的呵护，去独立发展一样，三调合一的境界一旦被孕育成熟，就获得了自如发展变化的能力。因此，从主动操作到自然发展，从必然到自由，是三调合一境界向纵深发展的必由之路。故三调合一的境界并非铁板一块，毫无变化，而仍然是一个生生不已、发展前进的境界。

复习题：

1. 达到三调合一有几种途径？
2. 三调合一的合并法有哪几个阶段？
3. 三调合一的境界有何特征？

第五章 功法概论

医学气功功法是中医气功学的核心和基本内容，气功基础理论研究、临床应用研究、古典文献研究均离不开功法。为了更好地学习和掌握医学气功功法，有必要先了解和掌握一些关于气功功法的一般性知识，如功法分类、练功要领与注意事项、练功反应与偏差防治等。

第一节 功法分类

鉴于气功历史悠久，涉及的学术领域广阔，古代气功功法分布于佛、道、儒、医、武等各家，种类多、数量大，加之今人编创的新功法，种类和数量更为众多。为了解各家各派功法的来源、特点及应用，便于继承和发扬，须对众多的功法进行分类。

一、学术流派分类

自古以来，气功修炼因不同的目的、方法、理论以及传承体系，分为不同的学术流派，其中有代表性者如下。

（一）佛家气功

佛家气功主要指佛家修持的禅定、止观等方法和技术，不包含其教理。佛家的修持注重戒、定、慧三学。戒学是戒律的修习，指趋善去恶等道德修养，以坚强的信念来控制自己的心理和行为。定学是禅定的修习，气功中也叫入定。禅定包括"止""观"两个方面，"止"是以一念代万念，逐渐减少杂念和思维活动，以达到心如明镜止水。"观"是在不起念的状态下洞察心灵，以获得净化和解脱。慧学是智慧的修习，指在解脱的基础上，获得超越性的根本智慧。从气功学角度看，佛家通过戒、定、慧三学进行修炼，以达成修身养性的最高境界。

（二）道家气功

道家气功主要指道家成仙之学中的一些修炼技术，不包含其玄学教理，有代表性的是内丹术，即今人所称的周天功。道家修炼注重养生长寿，其提倡的修炼技术实用且易于操作，例如导引吐纳、抱一守中、炼丹服食、胎息辟谷、性命双修等。从气功学角度看，道家气功始于老庄，练功的一些基本原则如"道法自然""虚静无为""返璞归真"等，在老庄的著作中已经奠定，故《老子》《庄子》不仅在中国哲学史上独树一帜，在中国气功史上也不遑多让。

（三）儒家气功

儒家的修炼以养气为主，孟子之名言"我善养吾浩然之气"即是佐证。儒家气功主要指儒生文人所提倡的养气静坐功夫，有代表性的如坐忘法。近代郭沫若氏在《静坐的功夫》一文中说，静坐始于孔子的弟子颜回。正统的儒家宋明理学派，如程颐、程颢、朱熹等，讲究静坐养身养气。程颢强调"只闭目静坐，为可以养心"。朱熹提倡"半日静坐，半日读书"。应注意儒家的养气与道家的炼气有所区别，道家炼先后天之气，属人身自然之气，而儒家所养的"浩然之气"强调时刻保持情绪的平定安详。

（四）医家气功

我国现存最早的医学经典著作《内经》中记载了当时通用的几种医疗方法，即砭石、毒药、九针、灸焫、导引按蹻，其中导引即古代气功。这说明医学气功源远流长，从源头上就是中医学的有机组成部分。本教材绪论中已概括介绍了历代主要医家及著作中的气功内容，这里不再赘述。医家气功的修炼以防治疾病、保健养生为目的，本教材中所选编的新气功疗法、六字诀、五行掌等均有代表性。此外，现代流行的大部分功法都以医疗保健为目的，不论其来源如何，均可以归入医家气功范围。

（五）武术气功

武术气功主要指内家拳法的修炼技术，也包括硬气功，即所谓"内练一口气，外练筋骨皮"。有代表性的功法如太极拳、站桩功等。武术气功以强健身体、攻防技击为目的，其功法既有讲究意与气合、气与力合、意到气到、气到力到的硬功，也有讲究动作柔软、绵连的软功；同时还要求掌握创伤治疗的按摩、点穴等方法，即所谓武、医结合。近年来由国家体育总局组织编创推广的几套健身气功在编创理念和功法的动作风格上比较近似于武术气功。

（六）民间气功

民间气功指历代在民间流传，师徒相承，学术源流不甚清晰的气功功法。前人练功大都不求名利，只是淡泊养生，强身健体，故不立文字，不求推广，只是历代师徒相传。此类气功有不少已经湮没无闻，有的至今仍在个别单传，不绝如缕而未能推广，值得加强发掘和整理。此外，古代江湖杂耍、卖唱的艺人，有些身怀绝技，其技艺之中常包含一些独特的气功修炼技术，这也属于民间气功的一部分。

以上佛、道、儒、医、武五大学术流派，加上学术源流不甚清晰的民间气功，每个流派均有各自的学术特色，但其间并无严格的界限。

二、动静形式分类

以动静为纲，三调为目，可以概括一切功法。因为气功的外在修炼形式不外乎动与静两类，而一切功法均由三调操作构成。

动功也称外功，以调身为主，从躯干和四肢的姿势、动作入手，所谓外练筋骨皮。动功具有外动内静的特点。动功又有套路动功和自发动功的不同，前者是习得的一系列规定性动作，后者是自然产生的个性化动作。

静功也称内功，以调心、调息为主，从入静、存想、吐纳等入手，没有明显的肢体运动，所谓内炼精气神。静功具有外静内动的特点。静功又可分为以调心为主的静功和以调息为主的静功，二者外在的身体姿势可以一样，但内在的操作有很大区别。

也有些功法属于动静相兼的类型，例如站桩功，可见动与静不可截然分开。

三、三调操作分类

气功修炼的操作内容是调身、调息、调心三调。从此三调操作划分，可分为以调心为主的功法，即从意守、存想、入静等操作入手的功法，例如禅定、坐忘等；以调息为主的功法，即从吐纳、服气、行气等操作入手的功法，如新气功疗法、内养功等；以调身为主的功法，即从姿势、动作、按摩等操作入手的功法，如八段锦、保健功等。当然，每种功法均应达到三调合一的境界，各种功法三调操作的差别只是侧重和入手之处有所不同而已。

四、习练特点分类

在气功的历史发展过程中，由于学术上相互承袭演化，功法上相互交叉渗透，有时很难明确地按某种单一标准进行分类。按照传统气功功法习练上的特点，可综合归纳为如下五大流派。

（一）导引派

导引派以形体运动为主。此导引之意为引外导内，即以肢体运动引导内气运行。导引派的外观以运动肢体和自我按摩为特点，可以概括整个动功。如前介绍，动功可分为套路与自发两大类。其中套路动作有不同的风格类型，例如体操型功法注重形体优美，动作连贯，具有疏通经络、强壮筋骨之效；按摩型是以推、拿、揉、捏、按、压、擦、击、拍等常用手法通利气血、扶正祛邪。自发动功是由静极生动，往往由"小动"到"大动"再回归于"小动"，有时出现按摩拍打动作，具有活动筋骨、畅通气血、祛病健身的作用。

（二）吐纳派

吐纳派以呼吸调控为主。吐纳即呼吸，吐为呼，纳为吸。吐纳派的功法呼吸精气，吐故纳新，以炼气、行气为主。吐纳派又可分为纳气法、吐气法、胎息法三大支。纳气法又称闭气法，练吸为主，吸后停闭至极。吐气法是以练呼为主的呼吸法，呼气时配合发音或不发音。胎息法是一种缓慢细微深长柔和，绵绵不绝的呼吸法，结合想象呼吸由脐出入或由毛窍出入，故又称脐呼吸、体呼吸。

（三）静定派

静定派以宁神练意为主。静乃清净，定为不动。静定派强调意念集中、专注一境、凝神内敛，以达到心如明镜，一尘不染的境界。然此境界蕴含生机，并非死寂。儒家的坐忘，道家的抱一、守中入静，佛家的禅定等都属此类。

（四）存想派

存想派以意守默想为主。存想即观想。存想派用深度想象的方法集中意念，以达到治疗作用，属静功方法。存想的内容可以是体内的内景或大自然的外景，如返观内视脏腑经络；或想象天地自然景色，观日月星辰、云霞缥缈、山川景色、海阔天空之象等，想象的景象越逼真效果越显著。

（五）周天派

周天派以周天运气为主。周天派起源于古代内丹术，故又称内丹派。其修炼是在意守丹田的基础上，意气相依，使内气感觉沿任督二脉乃至奇经八脉周流运行的一派功法。其中沿任督二脉运行的方法称为小周天，任督之外再加上其他经络的方法称为大周天。

复习题：

1. 按学术流派，气功可以分为几类？各类的特点是什么？

NOTE

2. 简述三调操作的功法分类，并列举代表性功法。

3. 按功法的习练特点，可以将气功分为哪几类？

第二节　练功准则

尽管气功功法种类繁多，不同功法的修炼也有些各自的不同要求，但无论练何种功法，均需遵循一些共同的基本准则，这些练功的基本准则有利于提高练功质量，引导正确的练功境界，避免不良反应发生。练功准则包括练功要领和前后调理两个方面。

一、练功要领

练功要领是指习练各种功法必须遵循的基本的操作性要求。理解与掌握练功要领，是较快学会与掌握气功功法的关键因素之一，也是影响练功效果的根本原因之一；相反，违背练功要领，往往容易产生不良反应或气功偏差。因此，学习并掌握气功要领十分重要。

（一）松静自然，准确灵活

松与静是气功修炼中始终都要遵守的基本要领。所谓松，是指形与神、身与心的放松。放松有内、外之分：外松是消除身体四肢肌肉的紧张；内松是消除呼吸、意念方面的紧张。一般来说，松的锻炼通常要经过由外到内，由粗到细的两个不同发展阶段，掌握外松较内松为易。所谓静，是指在练功过程中，保持心境的安宁。但应懂得静只是相对的，绝对的静并不存在。练功所要求的静，包含思维安宁、意念集中等内环境的静，和山林寂静、万籁无声等外环境的静两方面。练功时，应以内静为主，外静为次。如果练功时不能入静，要找出原因，采取有针对性的解决措施，不要片面地归于外界环境的影响。因为外静不如身松，身松不如心静。另外，松与静是相互联系、相互促进的。放松可以促进入静，而入静则又有助于放松。只有真正入静，才能做到完全放松；反之亦然。

所谓自然，是指练功的各项操作活动均须自然达成，不可强求，即调身、调息、调心的活动等都要符合生理心理的自然。此要领体现在操作行为上，就是要勿忘、勿助、勿贪、勿求。如腹式呼吸不能勉强用力将呼吸拉长，而应通过锻炼逐步深入；意守时精神应集中，但又不能过分强调用意。

准确灵活与松静自然相辅相成。例如，就调身而言，准确的动作姿势有利于获得松静自然的效果。如果姿势不端正，既影响身体放松，又影响入静，不仅练功效果欠佳，甚至还会导致损伤、偏差的出现。然而，练功动作姿势的准确，并非是死板地模仿，而是在保证形式上不走样的同时，还要做到不僵、不滞，即举止灵活。此外，灵活的要领还包括练功时须依据各人不同的生理、心理特点和练功阶段，因人、因时、因地制宜，适当地调整功法的难度、强度，以提高姿势动作的准确性，使形神自然放松。同理，准确灵活的要领也适用于调息、调心。

（二）动静结合，练养相兼

动与静是对立的统一，能够相互影响，相互促进，二者结合有利于气功修炼。动静结合有两种含义：其一是指在练功方式上动功与静功相互配合。因为动则生阳，静则生阴，各有所属，专练静功或动功会有阴阳偏颇之虞。如动静兼习，阴阳和合，更有益于健身祛病。其二是指在练动功时，要动中有静，外形运动而思想安静，意念集中，此即所谓以静寓动；而在练静功时，入静放松可促使内气运行，气血流畅，此即所谓静中有动。故动与静的有机结合，既有益于外在的形体运动，又有益于内气的聚集与运行，能够有效地提高练功效果。

至于练养相兼，是指练功与调养并重，即练中有养，又练又养，这对于体质较差及慢性病患者尤其重要。练，是指练功过程，即合理的选择功法、练功强度和练功周期，认真踏实地修炼，养，一方面是指经练功所产生的身体机能改善的状态，例如在入静后，整体机能调和，身体舒适，呼吸柔和、细密、均匀，精神高度安静。练静功的目的就是要达到这种静养的状态，并让这种状态维持并发展，向更高的境界升华。养的另一方面，是指练功必须与修整、调护身心、休养生息相结合，做到张弛有度，而不应无休止地练。此外，初学者练功后可能会觉得疲劳，除休息之外还需要适当增加一些营养，这又是养的另一层含义了。

（三）循序渐进，持之以恒

循序渐进是气功修炼由初级进步到高级的客观规律，只能拾级而上，不会一步登天；持之以恒是指练功必须长期坚持不懈，难以一蹴而就。

气功简便易学，但掌握精髓、练出境界并不容易。在短期内学会一些基础知识和操作技能是可能的。但要想获得良好的练功效果，必须在初学初练的基础上，坚持不懈，逐渐积累经验，才能达到目的。练功的过程要有"只顾攀登，莫问山高"的精神，不能急于求成。功效的获得，都是由小到大，由微至著，随着练功时间的进程而逐步显现出来的。此外，由于练功者体质、病情和掌握练功方法、进入气功境界的程度不同，获得疗效的时间也长短不一。如有的人练了 10 天以后，功效明显，病情改善，体力增强；而有的人要到 1 个月甚至 3 个月以后才能出现功效；还有的人练了相当长的时间，效果也不明显；另有的人初练功时效果明显，过后效果减弱。无论收效与否或收效大小，均需善于分析与总结，去伪存真，扬长避短，以坚定信心，耐心修炼。

气功是技能性知识，要在实践中学习，经过长期扎实的摸索，才能学有所成。古人之所谓"功练千遍，其效自见"即是此意。如果练练停停，三天打鱼，两天晒网，或者朝三暮四，见异思迁，盲目改换功法，或者异想天开，追求所谓的神功异术，那么，再好的天赋也练不成功夫，收不到治疗效果。

二、前后调理

前后调理包括练功前后的一些准备、整理性的身心活动，它们能起到衔接日常生活状态与气功修炼状态的过渡作用。

（一）功前调理

1. 选择整洁、幽静的环境练功。不论室内、室外，均宜光线柔和，空气流通，但应避免在风口练功，注意保暖，防感风寒。一般而言，依山傍水的树林边练功最佳。选择练功设施应注意床、椅、铺、垫的高低、硬软要适宜，材料以木质或蒲制为佳。

2. 功前半小时停止一切剧烈的体育、文娱活动，做好练功的思想准备，抛开一切烦恼之事，使情绪安宁下来，如觉疲劳可稍事休息；应适当着装，练功的衣服宜宽松合体，色泽柔和，布料柔软；摘除帽子、眼镜、手表等附着物。

3. 过饥过饱不宜练功。功前可饮适量温开水，有助于气血运行。练功前排空大、小便，功中也不可久忍二便，否则可引起腹胀不适等症状，影响入静。

4. 开始练功前可做一些松解关节经络的活动，或先行自我拍打按摩，以利气血运行。如有较明显的局部疼痛不适等症状影响练功，可采取一些治疗措施缓解之，再开始练功。

另外，妇女经、孕、产期，不要练意守丹田、腹式呼吸和活动量过大的功法。练功治病的患者，应节制或停止房事。暴风雨和雷鸣闪电天气，禁止练功。患传染病及道德行为不良者，不应参加集体练功。

（二）功后调理

1. 认真做好收功。不同的功法有不同的收功方式，如无特定要求，可按此法收功：无论意守何处，均将意守转移到丹田；可意想身体各部气息缓缓集中于丹田，逐渐恢复自然呼吸；再做一些自我保健按摩，并慢慢睁开眼睛。

2. 若练静功，收功后可稍做肢体活动；若练动功，收功后再做几次深呼吸，静息片刻，再开始其他活动。

3. 练功后不可冷水洗浴、洗手，如有汗出，宜毛巾擦干，或洗热水浴。这是因为人在练功时，大量的血液流向肌肉、皮肤，受到冷的刺激后，皮肤肌肉中的血管骤然收缩，回心血流量突然增加，易加重心脏负担。练功后，也不能立即喝冷水、吃冷饮，以免引起胃肠血管的突然收缩，导致肠胃功能紊乱，引起腹痛、腹泻。

复习题：

1. 练功要领有哪些？

2. 练功时怎样才能做到松静自然？

3. 功前调理有哪些具体事宜？

第三节　练功反应

练功反应是指因练功而引起的特殊感觉和身心变化，包括正常反应和异常反应。练功反应通常在练功过程中出现，有些可以延续到练功后，延续的时间一般不长。

一、正常反应

正常反应又称"功效反应"，是气功修炼进程自然出现的、常规的感觉和身心变化，是练功效果的表现。

（一）动触

练功过程中会出现一些平常不出现的感觉或运动，在气功中称为"动触"现象。动即运动，包括肢体动作、肌肉跳动等；触即感觉，包括感官感觉和机体感觉。《修习止观坐禅法要》中记载的动触有"痛、痒、冷、暖、轻、重、涩、滑"等八种感觉，亦称"八触"，又有"掉（动摇）、猗（修长）、冷、热、浮、沉、软、坚"等八触之说，合计称"十六触"。要注意的是，"八触"或"十六触"中的"八"或"十六"是修辞手法，只是"多"的意思，并不是只限于八或十六。实际上，练功过程中出现的感觉远远超过这些。通常动触中以热感者为最多见，肌肉跳动感次之，再次为其他感觉。此外，有人自觉飘飘欲仙，机体似乎不存在；有人会出现本体感觉异常，如不知自己手、脚、头的位置；有人感到自身高大无比或十分矮小等。动触感觉多出现于局部，且多为短时间出现后又自行消失。这可能与练功时气血运行流畅以及大脑的感受性增强有关，对练功和机体没有不良影响。对于这些动触现象的出现，应该一不好奇，二不追求，任其自生自灭。

（二）疏经通脉

当练功达到一定程度时，有许多练功者会出现各种疏经通脉反应，如感到经络跳动、气机运行，少数经络敏感者会出现循经传感现象，如出现一股热流循经传导。有的患者练功后，因体内真气充沛，经络疏通，冲击病灶，而出现患处疼痛等症状比以前明显，或以往患病症状重新出现，这在练功中称为"翻病"。对此练功者不必疑惧，可适当减少练功时间，坚持下去，待病灶瘀滞之气血疏通后，症状会随之消失。

（三）机能改善

练功后一般会出现消化机能改善的现象，表现为胃肠蠕动加快而产生肠鸣，排气增多，大便通畅，食欲增加，消化吸收能力加强等。亦常见练功者特别是练静功者唾液分泌增多，这时可自然咽下，这样既有助消化，又能滋肾养阴。《素问·遗篇·刺法论》谓"肾有久病者……饵舌下津令无数"，口中唾液增多是练功得法的表现，应缓缓咽入腹中。

练功又能促进机体新陈代谢功能，产生一系列相关反应。如练功中身体温热，这是气机活跃，真气聚集的反应，是练功时血液在体内重新分配的结果。练功中多见汗出，以微微而出时最佳。练功中还可以出现头脑清晰，精力充沛，毛发、指甲生长迅速，皮肤光泽，面色红润，以及白发变黑等"返老还童"现象，有助于益寿延年，青春长驻。

（四）入静

入静是练功者在气功锻炼过程中，在意念放松和神志清醒的情况下，所出现的高度安静、轻松舒适的状态。入静是练静功时的基础状态，但又不局限于静功，动功的练习也要求动中求静。

初练静功的一段时期内，练功者常出现杂念丛生，不能入静的状态，古人称为"散乱"。杂念的排除不可急于求成，否则欲速则不达。练功中可以通过正确运用意守穴位、意守丹田、意守呼吸、默念字句等意念活动，以一念代万念，顺其自然，因势利导，杂念自然会逐渐消失。

与散乱相对应的是昏昏欲睡的状态，古人称为"昏沉"。练功之初，由于环境安静，全身放松，双眼闭合，呼吸悠缓；再加之排除杂念，思维活动减少，大脑兴奋性减弱，很容易陷入昏沉欲睡的状态。这种状态并非不正常，但应避免。如在练功中出现昏沉欲睡现象，可使两眼微露一线微光，目观鼻准，使意识不至昏沉。

二、异常反应

异常反应是因练功时调身、调息、调心操作不当而产生的种种轻度不适，但尚不至影响日常生活和工作的感觉和身心变化，又称不良反应。

异常反应往往出现于练功初期。此时由于人体从生理心理上对练功时的三调需要一个适应过程，加之对功法的操作不熟练，或练功要领掌握不当，会出现一些影响练功进展和日常身心

NOTE

状态的不适感，属不良反应。

异常反应既不是练功效应，也不是练功偏差，只要及时从各方面纠正、调整，一般在短时间内即可自行消失。但如果不予重视，任其长期发展，即会造成偏差。常见的异常反应如下。

（一）头胀头重

练功过程中或练功后，头痛头胀的异常反应比较多见，其常见原因为调心时意守强度过大，思想过于集中；或勉强用意导引气血至头部。如意守强度过大，应采用似守非守的方法，以减少意守强度；有高血压病、动脉硬化症、神经官能症的患者，应以守下（下丹田）不守上（上丹田）为宜。此外，初学者不适宜采用以意导气的练功方法。如功后仍感头痛头昏者，可做数节头部保健功，或有助于缓解头痛头胀。

（二）胸闷憋气

常见原因有：调身时姿势呆板、肌肉紧张、挺胸练功或含胸太过；或由于调息时呼吸过猛、一味追求细匀深长的深呼吸；或停闭呼吸时间过长、意守呼吸强度偏大等。处理的原则是找到原因，对症解决。如纠正练功姿势，挺胸应改为适度含胸，使胸部肌肉放松；呼吸过强或闭气时间过长者应改为自然呼吸，使气息顺畅，如此胸闷等症状即可缓解。

（三）心慌不安

心慌不安者多由于练功时思想有顾虑，姿势不自然，全身不放松；或呼吸用力，过于深长，勉强停闭；或精神紧张等原因所致。有心脏神经官能症或其他心脏病的患者，在练功中出现心慌不安现象较多见。通常只要纠正相应的诱发因素，心脏的不良反应即可消失。如解决思想紧张，端正姿势，全身放松，呼吸自然，心慌症状即会消失。如因心脏神经官能症或其他心脏病引起者，可平时适当服用相应的药物以助纠正。

（四）肌肉酸痛

练功初期，感觉下肢与肩胛等处酸痛胀麻，乏力疲软。这些现象多见于体质较弱者，或初练功者急于求成，采用消耗体力较大的功法，且练功时间过长；也见于调身时姿势不正确，全身肌肉紧张者。体弱者，初期练功应采用卧式或半卧式、靠坐式为主，待体质改善后，再过渡到坐式或站式。急于求成者，应遵循练功要领，循序渐进，每次练功时间的长短要量力而行，切实贯彻练养相兼的原则。此外，要注意做好练功前的准备工作，心情平和，全身放松，再开始练功。

复习题：

1. 练功的正常反应有哪些？
2. 什么是"十六触"？如何对待练功中出现的动触现象？
3. 异常的练功反应有哪些？如何纠正这些异常反应？

第四节　偏差纠治

气功偏差俗称"走火入魔"，是指练功过程中，出现生理心理功能紊乱，思维情绪、行为举止失常，影响正常的生活和工作，且不能自行缓解的身心状态。

"走火"为道家修炼术语，即因火候（意念、呼吸的强度）失调而气机逆乱；"入魔"为佛家修炼术语，为对入静后出现的幻觉信以为真。按现代医学知识，"走火"属生理功能紊乱，"入魔"属心理功能紊乱。由于二者往往相互影响，共同出现，故"走火入魔"并称。

气功偏差比练功的异常反应严重，不但影响了练功者的日常生活，而且需借助第三者调治才能逐渐好转；异常反应则多可自行消失，或对症处理后消失。

一、偏差成因

气功偏差的形成原因大体可分为两类。一类是由于练功三调操作不当引起，即因调身、调息、调心的操作在认识、内容、强度、时间等方面出现问题而造成偏差。例如，如果对意守或存想的对象过于追求，强度过大，时间过长，可能出现幻觉。另一类是精神病高危人群学练气功出现的偏差，此类偏差的练功者本人曾患过精神疾病，或有人格缺陷，或有精神病家族史等，学练气功后出现了偏差症状。

严格说来，第一类偏差是货真价实的气功偏差，因为其偏差的原因是练功操作不当。而在第二类偏差中，气功修炼可能只是诱因，未必是根本的原因。临床上属于第二类的偏差较第一类多见。追查气功偏差患者的病史，有精神病史、精神病家族史者多见，即使并非如此者，大都病前即有内向、孤僻、敏感、思维缺乏逻辑性等分裂性人格的表现。这类人群即使不练气功，也可能因为其他因素而诱发精神疾病。

辨别这两类不同的气功偏差十分重要，因为二者的预后有较大差别。第一类气功偏差预后较好，经治疗大都可以完全康复；第二类气功偏差预后较差，难以治愈，且有可能演变为精神分裂等精神疾病。

二、偏差症状

气功偏差出现时，因生理心理功能紊乱而产生一系列身心症状，可分为躯体症状和精神症状两类。

（一）躯体症状

1. 头部　头昏、头痛、头胀、头部气冲感，或自觉头顶如物压迫、自觉如紧箍箍顶等。

2. 胸背部　胸闷憋气、心慌气短、呼吸紊乱不畅、两胁胀痛、胸背寒热等。

3. 腰腹、会阴部　腹胀腹痛、纳呆便秘、腹泻肠鸣、腰部重痛、丹田积热、遗精滑泄，有的还出现会阴、肛门处漏气感等。

4. 四肢　麻木胀痛、乏力疲软、四肢抖动等。

5. 全身　冷汗淋漓，或由于气机紊乱而出现难以忍受的酸、胀、冷、热等感觉，或内气上下走窜失控，或肢体动作剧烈怪异、大动不止等。

（二）精神症状

一些精神病教科书中称此类症状为"气功诱发或导致的精神障碍"，此类患者如果没有精神病家族史，不属于精神病高危人群，通常预后较好，否则预后不良。

1. 神经衰弱　往往同时存在多种精神和躯体症状。主要表现为外动不已、内动不止、周身气窜而无法控制。除躯体症状外，或伴有夜不能寐、多梦早醒、喜怒无常、记忆力减退、注意力不集中等。

2. 情感障碍　喜怒无常，或忧郁、狂躁、紧张焦虑、悲伤易怒、或哭或笑、打滚吵闹，患者的语言往往与所练气功或气功师有关，呈阵发性，一般发作时间较短，且常伴有轻度意识障碍。

3. 自我意识障碍　患者常有附体体验，即患者自称是被气功师或神、鬼、灵魂附体。其声音变得特殊，其表情、动作、言语模仿所附者。这种现象见于气功特定文化环境中的精神障碍，被称为"与文化相关的精神障碍综合征"。

4. 幻觉妄想　幻觉和妄想是气功偏差常见的症状，其内容多较荒谬离奇。幻觉以幻听和幻视为多见，亦有幻触、幻嗅等。幻觉大部分为假性幻觉，且多与气功内容或宗教、迷信有关，大多不鲜明清晰。妄想有被控妄想、受害妄想、夸大妄想及罪恶妄想。其中以被控妄想为突出，如感到自己被气功师或特殊仪器控制或操纵等。此症患者大多数不承认自己有病，而认为是由于他人恶意加害。患者往往不愿意接受治疗而相信气功师。当练功者出现幻觉、妄想症状时应马上就医，以免延误病情。

三、辨证分型

气功偏差按中医辨证主要分为两型，即气机紊乱型与情志失常型。

气机紊乱型可再分为气滞血瘀和内气游走两证。气滞血瘀证主要原因是意念运用不当，多思多疑，中医辨证为肝郁气滞、气滞血瘀等；主要表现为患者自觉内气停留局部，或头或胸或下腹等，胀痛难忍；治疗原则当以行气通络、活血化瘀为主。内气游走证是由于呼吸及意念运用不当，或练功中受惊而引起，中医辨证为气行逆乱，患者主要感觉内气流转不停、无法摆脱甚至全身乱窜，或全身大动不止，不能自主，心烦意乱；治疗原则为理气安神、引气归元。

情志失常型可分为痰气郁结和痰火上扰两证，均属中医"癫狂"范畴。痰气郁结证多由于练功者本身情志忧郁、性格内向，且练功操作不当，中医辨证为肝郁气结、脾虚生痰、痰气互结，主要表现为各种情志障碍；治则当以疏肝解郁、化痰开窍为主。痰火上扰证多为练功者本身心理缺陷，或急躁易怒者，加之练功操作不当，或执幻为真而引起，中医辨证为肝火痰热上扰心神，主要表现为各种精神症状以及失眠头痛等；应采用清肝泻火、开窍涤痰的治疗原则。

四、纠治方法

首先应消除患者的紧张情绪，树立纠偏信心。可让患者参加文体活动或轻微的体力劳动，消除悲观心理，增加乐观情绪。另外，此类患者往往对气功修炼认识不当，追求过高过多，故应根据患者出偏的实际情况，从练功原则、练功要领等方面进行分析引导，帮助患者正确认识气功，以助偏差纠正。下面介绍几种常用的纠偏方法。

（一）自我纠偏

一旦发生偏差，应立即停止练功，针对诱发偏差的原因，及时进行自我纠偏，改变不当的姿势、意念、呼吸等三调操作方式，同时配合自我按摩、点穴、导引等方法。

1. 躯体放松　放松法可以缓解紧张，适用于身形紧张、呼吸紧张、意念紧张所致的偏差。具体练法参照基本功法中放松功，或气功临床上常用的放松操等。

2. 自然行步　自然站立，全身放松，然后开始向前步行。出足后，前足跟先落地，头颈自然伸直，两手自由摆动，目视前方。行步的速度可每分钟 60~70 步，根据个人的体力情况，每次可行步 20~30 分钟，或 60 分钟，每天早晚 2 次；步行时保持全身放松、自然。此法对疏通全身气血、转移出偏者紧张的思想情绪、调整人体阴阳平衡，均有很好的作用，且方法简单，易学易练。

3. 震动经络 治疗轻度气机逆乱可用震动经络法，以疏导气血，消除症状。取自然式站桩，头身正直，两手自然下垂，膝自然伸直，全身放松；然后配合吸气抬起足跟，呼气下顿足跟，且下顿时能感觉直震到后脑。每次练习可震动 36 次，每天可酌情练习 3~4 次。

4. 经络拍打 自然站立，全身放松，两足与肩同宽，以手掌按人体十二经脉循行路线拍打。其顺序：①从胸部沿两臂内侧拍打到手心，先左侧后右侧。②从手背沿两臂外侧拍打到头部，先左侧后右侧。③从头部向后沿背经两腿后面，拍打到足跟，再到足背，然后由足背向上，经两腿前至腹前，再向上拍打经胸至头面部。每天自我拍打 1 次，轻拍重拍各 1 遍。拍打可以疏通气血，调畅经气，平衡阴阳，使气机紊乱的偏差得以纠正。

5. 穴位按摩 用三指或手掌推或者擦膻中穴和大椎穴，每次 10 分钟，每天 1~2 次，能通全身的阴脉和阳脉，使乱窜之气得以归经。亦可用自己手掌心摩擦脚掌心，并有意地将气下沉到脚心，每天擦摩双脚心 300 次。

以上自我纠偏方法，患者可依据不同的偏差表现和身体特点及习惯，选择运用。

（二）纠偏治疗

气功偏差的患者出现症状后，如通过自我纠偏未能消除，应即赴医疗机构就治，以免延误病情。临床上常用的治疗方法如下。

1. 心理疏导 引起气功偏差的原因很多，有的是看书自学，盲目瞎练，对练功的要领没有掌握而出偏；有的是其本身心理就有缺陷或情绪郁结，经学练气功而诱发偏差；还有的对气功出现的某些景象或感受道听途说，一知半解，却在练功中刻意追求以致出偏。因此，在临床治疗偏差患者前对其进行心理疏导、解释沟通非常重要。通过解释交流，既宣讲了正确科学的气功修炼方法以及练功准则，帮助患者纠正错误的认识，同时又帮助他们解除一些心中的郁结，使他们能树立对医生及治疗的信心，更好地配合治疗。

2. 气功导引 应用气功导引的方法治疗气功偏差，可谓是"以其人之道，还治其人之身"，是针对偏差形成原因的治疗方法。此法应由有相当气功修炼水平的医师施术，如果应用得当，能够有较好的治疗效果。

（1）整体施治

点穴拍打按摩：根据偏差的临床辨证分型，确定相应的治则治法后，治疗者运气于掌中，循经取穴，如头部的百会、印堂、太阳、神庭、风池，胸部的天突、膻中、期门、中脘，腹部的气海、关元、大横、天枢等，通过点穴拍打按摩上述穴位以及相应部位，达到疏经通络、开窍化痰和引气归元的功效。

外气导引：对一些偏差症状较严重的患者，除教患者自我纠偏外，可由气功医师发放外气导引纠偏。根据不同偏差表现，可采用理气法、降气法等。外气导引纠偏对部分患者有较好的疗效。

（2）对症纠偏

泰山压顶：由于练功中意守强度过大，出现头部重压、气聚头顶的不适感，称为"泰山压顶"。纠治方法：①暂时放弃所练功法，改练整体放松功，练功后自我按揉太阳穴、风池穴各

100 次。②气功医师半握拳，以大拇指尖推患者百会穴，运用外气向下推按，反复进行，待患者觉得头部轻松，有泰山搬掉之感即可。

漏气遗精：练功中或练功后，自觉有气从前后阴或会阴部进出，称为漏气，可发展为遗精。纠治方法：①经常擦揉丹田及肾俞至微热即止，可使漏气遗精逐渐减少、消失。②做提肛收腹运动。③气功医师向患者脐中、关元、命门发放外气，使小腹微热即可。

气窜不止：是指患者感觉全身到处有气流窜，或气阻夹脊、玉枕，或盘旋于头部，即所谓气冲头，或气冲于胸，或下窜丹田等，有的经久不愈。纠治方法：①停止练功。②根据气滞局部或气流全身的不同，采用局部或全身拍打，可自我拍打或由气功医师拍打。拍打的穴位、经脉，可取百会、玉枕、肺俞、膏肓、命门和督脉、膀胱经、胆经等。③选练六字诀中的"嘘""呼"二诀。

外动不已：由于练功者盲目追求动触现象，出现头部、身体摇动不能自主，前俯后仰，手舞足蹈，甚至翻滚、跳跃不能控制。纠治方法：①停止练功。②对大动不止者，可由医师乘其不防备时突然用手掌猛击其背部，或突然大声喝令停止。这种突然的强刺激，有时能即刻收到效果。③气功医师对患者大椎、曲池、合谷、肩井穴行外气按摩，或循一定的经络进行外气导引，使气循经络路线行走，调整逆乱的气机，就可能逐渐纠正外动失控现象。

出偏入魔：练功中或练功后，出现精神抑郁或狂躁、神情恍惚、幻听幻视、哭笑无常等现象。这是最严重的偏差。纠治方法：①做心理治疗。②气功医师点按百会、印堂、人中、合谷、大椎等穴，并发放外气顺任脉导引经气归入丹田。

除以上纠偏方法外，尚可采用中西药物、针灸、推拿等方法纠偏。临床上根据具体情况，可单用一种方法，或几种方法结合纠偏。中医中药方面可按前面辨证分型，确定治则。例如，据清代《张氏医通》记载，"入魔走火"如用豁痰安神降火药不效，可用天王补心丹等治疗。西医则可按照精神病常规治疗。

复习题：

1. 气功偏差主要有哪些症状？主要原因是什么？
2. 如何进行自我纠偏？
3. 气功医师纠偏有哪些方法？

第六章　功法各论

本章主要介绍古代医家气功有代表性的功法，以及近年来在社会上流传较广、影响较大，用于临床疗效较好的其他各家功法。希望大家在学习中能触类旁通，举一反三。

第一节　五禽戏

五禽戏是模仿五种禽兽——虎、鹿、熊、猿、鸟的动作创编而成的，以肢体运动为主，辅以呼吸吐纳与意念配合的导引类功法。

五禽戏之名首见于《后汉书·方术列传》："佗语普曰：人体欲得劳动，但不当使极耳。动摇则谷气得消，血脉流通，病不得生，譬如户枢，终不朽也。是以古之仙者，为导引之事，熊经鸱顾，引挽要体，动诸关节，以求难老。吾有一术，名五禽之戏：一曰虎，二曰鹿，三曰熊，四曰猿，五曰鸟。亦以除疾，兼利蹄足，以当导引。体有不快，起作一禽之戏，怡而汗出，因以著粉，身体轻便而欲食。普施行之，年九十余，耳目聪明，齿牙完坚。"由此可见，五禽戏历史悠久，几近两千年，是现在所知套路功法的先驱，且是行之有效的养生祛病导引功法。五禽戏功法的完整记载，始见于陶弘景的《养性延命录》。

五禽戏的流传众说纷纭。有认为在汉魏时已经失传，现所见各流派的五禽戏皆为后人所编创，非是华佗原本所传之法；也有认为华佗所传五禽戏并未失传，一直在秘密流传。但大多数研究者持前一观点。后世五禽戏发展成不少流派，继承了华佗五禽戏的思想，但各有其不同的风格和特点。概括起来，有以模仿五禽动作为主的；有着重内练以静为主的，有着重外练以动为主的；有以动中求静为主的，有以刚劲为主的，有以练柔劲为主的；有以治病养生为主的，有以强身健体为主的。但总是以外动内静、动中求静、动静相兼、刚柔并济为要。坚持该功法的锻炼，确能起到导引气血、强身健体、祛病延年的功效。

一、功法

本教材介绍的五禽戏是现代气功专家通过模仿熊、虎、鹿、猿、鸟五种动物的形态动作编创而成，所以锻炼时要表现出动物的不同特性，如浑憨、凶猛、灵巧、恬静和柔和等；同时也要配合不同的意念活动与呼吸法。

（一）熊戏

1. 预备式　身体自然站立，两脚平行分开与肩同宽，两臂自然下垂，两眼平视前方，凝神定气。

2. 功法操作　重心右移，右腿屈膝，左脚收至右脚内侧，左足尖点地，左脚向左前方迈出一步，脚跟先着地，然后重心前移成左弓步，左肩向前下方下沉，身体随重心前移由右至左晃动两圈，重心再后移至右腿，收左脚踏实。提右脚，右脚尖点于左脚内侧。右脚向右前方跨一步，接行前势，唯方向相反。一左一右为 1 次，共做 6 次。如果场地条件允许，可做行步功法，向前行进练习。在练功中意念自己模仿熊在移动，同时配合自然深长的呼吸。

操作提示：习练该节时应将自己比作熊，熊从外形上看好似很笨拙，要表现出浑憨沉稳的特性。故此功应缓慢沉稳，不宜过快。靠肩的晃动带动肩、肘、腕及髋、膝、踝甚至内脏等得到锻炼。同时肢体尽量放松，呼吸均匀柔和。

本节功法具有疏肝理气，增强脾胃、肝肾及四肢关节活动的功能。对体虚脾弱、慢性胃炎、高血压、胃溃疡、便秘、胃下垂、肾虚腰痛等有一定治疗作用。

（二）虎戏

1. 预备式　脚跟并拢成立正姿势，松静站立，两臂自然下垂，两眼平视前方。

2. 左式　①两腿屈膝下蹲，重心移至右腿，左脚虚步，脚掌点地、靠于右脚内踝处；同时两掌握拳提至腰两侧，拳心向上，眼看左前方。②左脚向左前方斜进一步，右脚随之跟进半步，重心坐于右腿，左脚掌虚步点地；同时两拳沿胸部上抬，拳心向后，抬至口前两拳相对翻转变掌向前按出，高与胸齐，掌心向前，两掌虎口相对，眼看左手。

3. 右式　①左脚向前迈出半步，右脚随之跟至左脚内踝处，重心坐于左腿，右脚掌虚步点地，两腿屈膝，同时两掌变拳撤至腰两侧，拳心向上，眼看右前方。②与左式②同，唯左右相反。如此反复左右虎扑，次数不限。

操作提示：本节功法练习时需注意收脚出脚时要沉稳，推掌时要刚劲威猛但又不失弹性，寓柔于刚。以后练习日深尚可运内劲推出。

本节功法具有练形与练气的双重功效，能在外练筋骨的同时增强人体内气，对人体精气神、筋骨髓均有一定的锻炼作用；又能充盈肺气、健腰补肾、调节中枢神经系统，对防治神经衰弱、老慢支等疾病疗效较显著。

（三）猿戏

1. 预备式　脚跟并拢成立正姿势，两臂自然下垂，两眼平视前方。

2. 左式　①两腿屈膝，左脚向前轻灵迈出，同时左手沿胸前至口相平处向前如取物样探出，将达终点时，手掌撮拢成钩手，手腕自然下垂。②右脚向前轻灵迈出，左脚随至右脚内踝处，脚掌虚步点地；同时右手沿胸前至口平处时向前如取物样探出，将达终点时，手掌撮拢成钩手，左手同时收至左肋下。③左脚向后退步，右脚随之退至左脚内踝处，脚掌虚步点地；同时左手沿胸前至口平处向前如取物样探出，最终成为钩手，右手同时收回至右肋下。

3. 右式　动作与左式相同，唯左右相反。

操作提示：本节功法主要锻炼一种灵巧性，模仿猴类的机敏灵巧。练习时手脚动作要轻灵，保持全身的协调性，同时要表现出猴子的天性。此功可反复练习。

本节动功具有固纳肾气、运行气血、滑利关节的功效，又能调节全身的神经系统，增强其协调性；对神经衰弱、腹泻、便秘以及老年性骨关节病等具有一定疗效。

（四）鹿戏

1. 预备式　身体自然直立，两臂自然下垂，两眼平视前方。

2. 左式　①右腿屈膝，身体后坐，左腿前伸，左膝微屈，左脚虚踏；左手前伸，左臂微屈，左手掌心向右，右手置于左肘内侧，右手掌心向左。②两臂在身前同时逆时针方向旋转，左手绕环比右手大些；同时要注意腰胯、尾闾部的逆时针方向旋转。久之，过渡到以腰胯、尾闾部的旋转带动两臂的旋转。

3. 右式　动作与左式相向，唯方向左右相反，绕环旋转方向亦有顺逆不同。

操作提示：本节功法动作舒缓柔和，体现出鹿这种动物的温良柔顺。操作时要缓慢柔和，缓缓伸展至极处，能让脊柱得到充分的伸展和锻炼。

本节功法能充分伸展与锻炼脊柱，起到舒展筋脉、通调督脉之功效；又能通过挤压按摩内腑增强胃气、促进胃肠蠕动，对慢性泄泻、便秘、前列腺疾患、心血管疾病、老慢支等有较好疗效。

（五）鸟戏

1. 预备式　两脚平行站立，两臂自然下垂，两眼平视前方。

2. 左式　①左脚向前迈进一步，右脚随之跟进半步，脚尖虚点地；同时两臂慢慢从身前抬起，掌心向上，与肩平时两臂向左右侧方平举，随之深吸气。②右脚前进与左脚相并，两臂自侧方下落，掌心向下；同时下蹲，两臂在膝下相交，掌心向上，随之深呼气。

3. 右式　同左式，唯左右相反。

操作提示：本节主要模仿鸟类飞翔动作，故要特别表现出鸟类振翅凌云之势。练时应注意肩臂放松、动作柔和，两臂与身体的动作要协调，同时要与呼吸密切配合。

本节动功能疏肝养血、升清降浊，又能调节心肺、脾胃的功能，对高血压、糖尿病、忧郁焦虑、胆囊炎等疾病具有一定的疗效。

五禽戏锻炼要做到全身放松，意守丹田，呼吸均匀，形神合一。练熊戏时要在沉稳之中寓有轻灵，将其慓悍之性表现出来；练虎戏时要表现出威武勇猛的神态，柔中有刚，刚中有柔；练猿戏时要仿效猿敏捷灵活之性；练鹿戏时要体现其静谧怡然之态；练鸟戏时要表现其展翅凌云之势。如此方可融形神为一体。

二、应用

五禽戏通过模仿动物不同的形态动作及气势，结合各自的意念活动，能起到舒经通络、强健脏腑，灵活肢体关节的功用。本功法刚柔相济、可刚可柔、亦刚亦柔，既有虎戏之威猛，亦有鸟戏之柔和，尚有猿戏之灵巧，故能适合大多数人的锻炼，包括某些慢性疾病患者。坚持本功法的锻炼，对人体神经系统、心血管系统、呼吸系统、运动系统和消化系统有一定的调节作用，对治疗诸如脾虚气滞、慢性胃炎、胃溃疡、高血压、便秘、慢性支气管炎、骨关节病及前列腺肥大等有一定作用。

本功法可整套进行锻炼，也可分节选取合适者进行锻炼，既可按次数练习，也可不限次数反复锻炼，方便灵活。练习者可以自行掌握，以体热微出汗为度。

复习题：

1. 编创五禽戏的指导思想是什么？

2. 五禽戏模仿哪五种动物，各有何特点？

3. 五禽戏有哪些治疗作用？

NOTE

第二节　六字诀

六字诀是我国古代流传下来的一种养生方法，为吐纳法。因其功法操作的核心内容是呼气吐字，并有六种变化，故常称"六字诀养生法"。六字是呬（属肺金）、吹（属肾水）、嘘（属肝木）、呵（属心火）、呼（属脾土）、嘻（属三焦）。

该功法在南北朝陶弘景的《养性延命录》中，有这样的描述："纳气有一，吐气有六。纳气一者谓吸也，吐气者谓吹、呼、唏、呵、嘘、呬，皆出气也。"自隋以来，历代文献对六字诀有不少论述，例如孙思邈的《千金方》、汪昂的《医方集解》、龚廷贤的《寿世保元》。各代练功家总结出便于记忆的六字诀歌诀很多。明代冷谦著《修龄要旨》，把六字按照五脏的关系与四季配属起来，要理清晰，朗朗上口。其歌诀为："春嘘明目木扶肝，夏至呵心火自闲，秋呬定收金肺润，肾吹唯要坎中安，三焦嘻却除烦热，四季长呼脾化餐，切忌出声闻口耳，其功尤胜保神丹。"

六字诀是根据中医学阴阳五行、天人合一、生克制化的理论，按春、夏、秋、冬四时节序，配合五脏（肝、心、脾、肺、肾）属性及角、徵、宫、商、羽五音的发音口型，以呼吸、意念和肢体导引，引地阴之气上升，吸天阳之气下降，吐出脏腑之浊气，吸入天地之清气，结合后天之营卫，推动真元，使气血畅行于五脏六腑之中，达通瘀导滞、散毒解结、调整虚实、健康身心、益寿延年之实效，可用于治疗脏腑功能失调的病证。

一、功法

（一）预备式

两脚平站与肩同宽，头正项直，百会朝天，内视小腹，轻合嘴唇，舌抵上腭，沉肩坠肘，两臂自然下垂，两腋虚空，肘微屈，含胸拔背，松腰塌胯，两膝微屈；全身放松，头脑清空；呼吸自然平稳，切忌用力；应体现出头空、心静、身正、肉松之雅境。每变换一个字都从预备式起。每次练功时预备式可多站一会儿，待体会到松静自然、气血和顺之时再开始练功。

呼吸法：自然呼吸，先呼后吸。待心平气和，呼吸匀细，若有若无之时，进一步调整为腹式呼吸。吸气时将气引深，两唇轻合，舌抵上腭，横膈肌下降，由胸腔沉入腹部，腹部自然隆起，腹肌放松，空气自然吸入。全身所有肌肉都要放松，思想也随之松弛。呼气时读字，同时提肛缩肾（收腹敛臀，阴上提），横膈肌上升，重心后移至足跟。念某一个字时，从它相关经络的井穴引地气上升，脚趾轻微点地。气吐尽则胸腹空，万不可着意，否则呼气时流入经络之气难以下行，留于头部易头晕，留于胸部易胸闷。所以说呼有意、吸无意，无意便是顺其自然。头脑空，肌肉松，头顶悬则气下沉。六个字均用这种呼吸法。

每个字读 6 次后需调息 1 次。其方法是，吸气，两臂从体侧徐徐抬起，手心向下，待腕与肩平时，以肘为轴转小臂使手心翻向上，旋臂屈肘使指尖向上，掌心相对，高不过眉，向中合拢至两掌将要相合时，再向内画弧，两手心转向下，指尖相对；呼气，两手似按球状由胸前徐徐下落至腹前，两臂自然下垂，恢复预备式。

六字诀的锻炼应注意发音、口型、动作及经络走向四个方面。它们与三调操作的关系是：

发音与口型属调息，动作是调身，关注经络走向属调心。

（二）嘘字诀

发音：嘘（读需，字音 xū），属牙音。

口型：两唇微合，有横绷之力，舌尖向前并向内微缩，舌两边向中间微微卷起，牙齿露有微缝，向外吐气。

操作提示：发音吐气时，嘴角后引，槽牙上下平对，中留缝隙，槽牙与舌边亦有空隙。发声吐字时，气从槽牙间、舌两边的空隙中呼出体外。

动作：吸气自然，呼气足大趾轻轻点地；两手由带脉穴处起，手背相对向上提，经章门、期门上升入肺经之中府、云门，两臂如鸟张翼，手心向上，向左右展开，两眼返观内照。两臂上升开始呼气并念"嘘"字。两眼随呼气之势尽力瞪圆。呼气后，则放松恢复自然吸气，屈臂两手经面前、胸腹前徐徐向下，垂于体侧。可做 1 个短暂的自然呼吸，稍事休息（下同），再做第 2 次吐字。如此动作做 6 次为 1 遍，然后做 1 次调息，恢复预备式。

气机运行：意念领肝经之气由足大趾外侧之大敦穴起，沿足背上行。肝经过太冲、中都至膝内侧，再沿大腿内侧上绕阴器达小腹，夹胃脉两旁，属肝，络胆，上行穿过横膈，散布于胸胁间，沿喉咙后面经过上颃骨的上窍，联系于眼球与脑相联络的络脉，复向上行，出额部与督脉会于泥丸宫之内；另一支脉从肝脏穿过横膈膜而上注于肺，经中府、云门，沿手臂内侧之前缘达手大拇指内侧的少商穴。故做嘘字功时，工夫稍长，可能眼有气感，开始发胀，有的人感到刺痛，流泪，大拇指少商穴处感到麻胀，慢慢眼睛明亮，视力逐渐提高。

练嘘字诀可治眼疾。肝火旺、肝虚、肝大、食欲不振、消化不良，以及两眼干涩、头目眩晕等病证，练此功都有效。

（三）呵字诀

发音：呵（读喝，字音 hē），为舌音。

口型：口半张，舌尖抵下腭，腮稍用力后拉，舌边靠下牙齿。

操作提示：发声吐气时，舌体上拱，舌边轻贴上槽牙，气从舌与上腭之间缓缓呼出体外。

动作：吸气自然，呼气念"呵"字，足大趾轻轻点地；两手掌心向里，自冲门穴处起，循脾经上提，至胸部膻中穴处，向外翻掌，掌心向上上托至眼部，呼气尽；吸气时，翻转手心向面，经面前、胸腹前，徐徐下落，垂于体侧。稍事休息，再重复做，共做 6 次，调息，恢复预备式。

气机运行：以意领气，由脾经之井穴隐白上升。脾经循大腿内侧前缘进入腹里，通过脾脏、胃腑，穿过横膈膜流注心中，上夹咽，连舌本入目，上通于脑。其直行之脉从心系上行至肺部，横出腋下，入心经之首穴极泉，沿着手臂的内侧后缘上行，经少海、神门、少府等穴直达小指尖端之少冲穴。故做呵字功时，小指尖、中指尖可能有麻胀之感，同时与心经有关之脏器也可能会有相应的感受。

呵字诀可用于心悸、心绞痛、失眠、健忘、出汗过多、舌体糜烂、舌强语謇等病证的治疗。

（四）呼字诀

发音：呼（读乎，字音 hū），为喉音。

口型：撮口如管状，唇圆似筒，舌放平向上微卷，用力前伸。这个口型动作，能牵引冲脉上行之气喷出口外。

操作提示：发声吐气时，舌两侧上卷，口唇撮圆，气从喉出后，在口腔中形成一股中间气流，经撮圆的口唇呼出体外。

动作：吸气自然，呼气念"呼"字，足大趾轻轻点地；两手由冲门穴处起，向上提，至章门穴上翻转手心向上，左手外旋上托至头顶（注意沉肩），同时右手内旋下按至冲门穴处，呼气尽；吸气时，左臂内旋变为掌心向里，从面前下落，同时右臂回旋变掌心向里上穿，两手在胸前相叠，左手在外右手在内，两手内旋下按至腹前自然下垂于体侧。稍事休息，再以同样要领右手上托、左手下按做第 2 次呼字功。如此左右手交替共做 6 次为 1 遍，调息，恢复预备式。

气机运行：当念呼字时，足大趾稍用力，并以意念引经气由足趾内侧之隐白穴起，沿大趾赤白肉际上行。脾经过大都、太白、公孙，于内踝上 3 寸胫骨内侧后缘入三阴交，再上行过膝，由腿内侧经血海、箕门，上至冲门、府舍入腹内，属脾脏，络胃腑，夹行咽部连于舌根，散于舌下；经气尚可于舌注入心经之脉，随手势高举之形而直达小指尖端之少冲。念呼字的气感与呵字相同的原因也在于此。

脾虚、腹泻、腹胀、皮肤水肿、肌肉萎缩、脾胃不和、消化不良、食欲不振、便血、女子月经病、四肢疲乏均可练呼字诀治疗。

（五）呬字诀

发音：呬（读嘶，字音 sī），为齿音。

口型：两唇微向后收，上下齿相对，舌尖入两齿缝内，由齿向外发音。

操作提示：发声吐气时，上下门牙对齐，留有狭缝，舌尖轻抵下齿，气从齿间呼出体外。

动作：吸气自然，呼气，两手由急脉穴处起向上提，过腹渐转掌心向上，抬至膻中穴时，内旋翻转手心向外成立掌，指尖与喉平，然后左右展臂宽胸推掌如鸟张翼，同时开始呼气念"呬"，足大趾轻轻点地。呼气尽，随吸气之势两臂自然下落。共做 6 次为 1 遍，调息，恢复预备式。

气机运行：当念呬字时，意念引肝经之气由足大趾外侧之大敦穴上升。肝经沿腿的内侧上行入肝，经气由肝的支脉分出流注于肺，从肺系（肺与喉咙相连系的部位）横行出来，经中府、云门，循臂内侧的前缘入尺泽，下寸口经太渊走入鱼际，出拇指尖端之少商穴。故做此功两臂左右展开时，可能会有气感，以拇指、食指气感较强。

呬字诀用于外感伤风、发热咳嗽、痰涎上涌、背痛怕冷、呼吸急促而气短、尿频而量少等病证的治疗。

（六）吹字诀

发音：吹（读炊，字音 chuī），为唇音。

口型：口微张，两嘴角稍向后咧，舌微向上翘并微向后收。

操作提示：发声吐气时，舌体、嘴角后引，槽牙相对，两唇向两侧拉开收紧，气从喉出后，从舌两边绕舌下，经唇间缓缓呼出体外。

动作：吸气自然，呼气读"吹"字，两臂从体侧提起，两手经长强、肾俞向前画弧，沿肾经至俞府穴处，如抱球两臂撑圆，两手指尖相对；然后，身体下蹲，两臂随之下落，呼气尽时两手落于膝盖上部，在呼气念字的同时，足五趾抓地，足心空如行泥地，引肾经之气从足心上升。下蹲时身体要保持正直，下蹲高度直至不能提肛为止。呼气尽，随吸气之势慢慢站起，两臂自然垂于身体两侧。稍事休息再做，共做 6 次，调息，恢复预备式。

气机运行：当念吹字时足跟着力，并以意念引肾经之经气从足心涌泉上升。肾经经足掌内侧沿内踝骨向后延伸，过三阴交经小腿内侧出腘窝，再沿大腿内侧股部内后缘通向长强、脊柱，入肾脏，下络膀胱；上行之支脉入肝脏，穿横膈膜进入肺中，沿喉咙入舌根部，另一支脉从肺出来入心，流注胸中，与心包经相接，经天池、曲泽、大陵、劳宫到中指尖之中冲穴。故做吹字功时可能手心和中指气感较强。

吹字诀对于腰腿无力或冷痛、目涩健忘、潮热盗汗、头晕耳鸣、男子遗精或阳痿早泄、女子梦交或子宫虚寒、牙动摇、发脱落，有较好的疗效。

（七）嘻字诀

发音：嘻（读希，字音 xī），为牙音。

口型：两唇微启稍向里扣，上下相对但不闭合，舌微伸而有缩意，舌尖向下，有嬉笑自得之貌、怡然自得之心。

操作提示：发声吐气时，舌尖轻抵下齿，嘴角略后引并上翘，槽牙上下轻轻咬合，呼气时使气从槽牙边的空隙中经过，呼出体外。

动作：呼气念"嘻"字，足四、五趾点地；两手如捧物状由体侧耻骨处抬起，过腹至膻中穴处，翻转手心向外，并向头部托举，两手心转向上，指尖相对。吸气时，两臂内旋，两手五指分开由头部循胆经路线而下，拇指经过风池，其余四指过侧面部，再历渊腋，以意送至足四趾端之窍阴穴。共做 6 次，调息，恢复预备式。

气机运行：读嘻字时，以意领气，出足窍阴、至阴上踝入膀胱经，由小腹处上升，历络下、中、上三焦至胸中，转注心包经，由天池、天泉而曲泽、大陵至劳宫穴，别入三焦经。吸气时即由手第四指端关冲穴起，沿手臂上升贯肘至肩，走肩井之后，前入缺盆注胸中联络三焦。上行之支穿耳部至耳前，出额角下行至面颊，流注胆经，由风池、渊腋、日月、环跳下至足窍阴穴。简而言之，意领时，由下而上，再由上而下复归胆腑。练嘻字功，呼气时无名指气感强，下落时足四趾气感强，这是少阳之气随呼气上升与冲脉并而贯通上下，三焦理气之功能发挥，促进脏腑气血通畅之缘故。

嘻字诀适用于三焦不畅引起的耳鸣、眩晕、喉痛、咽肿、胸腹胀闷、小便不利等病证。

二、应用

根据中医整体治疗理论，本五行相生之原则，六字诀全套练习，每个字吐 6 次，六六三十六次小周天；早晚各练 3 遍，如某一脏器有病，相应之字可加练 1~3 倍。但不宜只单练 1 个字，以免引起不适。加练的字可安排在练功前、后，配合 6 次呼吸。

六字诀的疗效以泻实为主，适用于脏腑实证，通过呼气发音，并延长呼气时间来实现。如高血压病一般表现为肝阳上亢，以口缓缓呼气，适当延长呼气并随之放松全身，同时默念"嘘"字，以平肝火，除头晕、头痛，降血压。六字诀临床应用范围："呵"心气诀，适用于心神烦躁、口舌生疮及热痛等病证；"呼"脾气诀，治疗痰湿热生、泻痢肠鸣、吐水等病证；"呬"肺气诀，治疗咳嗽痰涎、胸膈烦躁、喉舌干等病证；"嘘"肝气诀，用于治疗肝火旺，眼中赤色兼多泪等病证；"吹"肾气诀，治疗眉蹙耳鸣、黑瘦等病证；"嘻"三焦诀，清利三焦之火旺。

对于脏腑虚证，按五行生克规律，可以泻为补。例如肺气不足，当以增加"呵"字诀的次数来补肺气，原理是火克金，泻其克己一方，也就起到扶己助己之作用。

复习题：

1. 六字与五脏有何配属关系？

2. 六字发音的口型要领是什么？

3. 六字诀有何养生意义？临床如何应用？

第三节　易筋经

易筋经是动功功法的一种。该功法重视姿势、呼吸与意念的锻炼，按人体十二经与任督二脉之运行进行练习，锻炼起来，气脉流注合度，无迟速痞滞的偏倚现象，是气功中的上乘功法。易筋经起于北魏太和十九年（527 年），相传为印度达摩和尚所创，宋元以前仅流传于少林寺僧众之中，自明清以来才日益流行，且演变为数个流派；但也有学者认为，此功法源于道家。"易"是改变的意思，"筋"指筋肉，"经"为方法。顾名思义，"易筋经"就是通过锻炼来改变人体筋肉的方法。

一、功法

（一）韦驮献杵势

歌诀：立身期正直，环拱手当胸，气定神皆敛，心澄貌亦恭。

1. 姿势

（1）左腿向左横跨一步，两脚距离与肩同宽，两手自然下垂，头端正，两目半开半合，平视前方，舌抵上腭，松肩垂肘，含胸拔背，收腹松胯，膝松微屈，足掌踏实，全身放松，自然呼吸，心境澄清，神意内敛。

（2）两手变阴掌，慢慢地向上抬起与肩平，变阴阳掌向胸前靠拢，两掌心相对，缓缓屈肘。两拇指少商穴轻轻接触，合十当胸，指尖向上。松肩沉肘。

操作提示：两手上提至与肩相平，掌心向下，指尖向外是为阴掌；屈腕，变立掌是为阴阳掌。

2. 呼吸与意念　练（1）势时自然呼吸，练（2）势时用腹式呼吸，气沉丹田，自觉气脉流动时，意念随呼吸在吸气时导引气从指尖而出，进入鼻内，下沉丹田；呼气时，气从下丹田上胸，循手三阴经入掌贯指。

（二）横担降魔杵

歌诀：足趾柱地，两手平开，心平气静，目瞪口呆。

1. 姿势　接上势，两掌慢慢变阴掌，左右分开，肩肘腕平，掌心向下，成"一"字形，同时足跟微微抬起，脚尖点地（功夫深了只用趾点地）。凝神贯注前方，含胸拔背，收腹松胯，舌抵上腭。

操作提示：足跟抬起，脚尖点地时要控制身体平衡，可将脚趾分开后再抬脚跟。

2. 呼吸与意念　自然呼吸，意念集中于两掌内劳宫穴及足趾部。练纯熟了改用腹式呼吸，在吸气时意念集中于劳宫，呼气时意念集中于足趾大敦穴。

（三）掌托天门

歌诀：掌托天门目上观，足尖着地立身端，身周腿胁浑如植，咬紧牙关不放宽。舌下生津将腭抵，鼻中调息将心安，两拳缓缓收回处，用力还将挟重看。

1. 姿势

（1）接上势，两手从左右缓缓向上做弧形上举，将阴掌变成阳掌，掌心向上，指尖相对，直对天门（前发际上 2 寸），呈托天状。同时两足跟提起，微微向外分开，足尖着地，闭住阴蹻库（会阴穴），放开膀胱经之会阳穴，牙关咬紧，舌抵上腭，两目用内视法，通过天门，注视两手掌之间。

（2）两手握拳，两臂顺原来路线缓缓下降至"横担降魔杵"的架子。

2. 呼吸与意念　开始用鼻吸口呼，后改为鼻吸鼻呼，气沉丹田。呼吸细匀长缓，绵绵不断。吸气时意守丹田，呼气时将意念逐渐转入两掌之间，等气脉运行时，则以意随气。

（四）摘星换斗

歌诀：只手擎天掌覆头，更从掌内注双眸，鼻吸口呼频调息，用力收回左右眸。

1. 姿势

（1）接上势，右手向右上方缓缓高举，离前额约一拳；同时左手放下，并反手以手背贴于左侧腰眼部。两目注视右手之内劳宫穴。

（2）左手高举，右手放下，手背贴于右侧腰眼处，两目注视左手内劳宫穴。

2. 呼吸与意念　呼吸用鼻吸口呼法，把息调匀，意念注视高举之手的劳宫穴，并将内劳宫、两眼与在腰眼处之手背的外劳宫穴用意念连成一条气线，随着呼吸的吐纳，腰眼发生一凸一凹的运动。

操作提示：在呼气时注意内劳宫，吸气时注意下边手的外劳宫。意念内劳宫、眼睛、腰眼随着这种凸凹开合的动作，做微微的运动。

（五）倒拽九牛尾

歌诀：两腿前弓后箭，小腹运气空松，用意存于两膀，擒拿内视双瞳。

1. 姿势

（1）接上势，右手从腰眼离开，微向下垂，顺势变成阴掌向右前方抄去，至与肩相平，五指撮拢成"擒拿手"状，腕微屈，指尖朝上向外，劲蓄袖底。同时右腿跨前弯曲，左腿伸直，成前弓后箭步。左手也同时放下，向左后方抄去，右手与额同高，左手与左箭腿成15°。

（2）再换左弓右箭步，左手反折抄向左前方，右手收回伸向右后方，动作要领同前。

2. 呼吸与意念　呼吸用鼻吸口呼法，意想两手拉成一条线，似拽牛尾巴之状。吸气时，两眼内视前伸之手，向后倒拽；呼气时，两眼内视后伸之手，向前顺牵。与少腹丹田的气运开合相应运动着，两腿和腰、背、肩、肘等身段各部，亦都随着倒拽和前牵的韵味相应地颤动。如此反复操作 3~5 次。

（六）出爪亮翅

歌诀：挺身兼怒目，推窗望月来，排山还海汐，随息七徘徊。

1. 姿势

（1）接上势，借前手向后倒拽之势，前腿后收，两脚并拢，两手收回，掌指翘立笔直，掌心向外，变成"排山掌"，放于胸胁部待势。

（2）两手以"排山掌"向前缓缓推出。开始前推，轻如推窗，推至肩肘腕平时，五指用力外分，身体直立闭息，两目张开，不可瞬动眨眼，平直地望着前面，集中心念，观看两掌。

NOTE

（3）再把“排山掌”缓缓向胸胁内收，贴于左右两侧胸胁处，如此反复做7次。

操作提示：随向前推掌，五指慢慢外分，掌指翘立笔直，产生麻热感；两掌向胸胁收回，五指自然伸直并拢。

2. 呼吸与意念 用鼻吸口呼法，向前推掌时，配合呼气，推至极点微停息。开始时轻轻用力，前推至极点，则重如排山。收回时吸气，意念集中于两掌中间。

（七）九鬼拔马刀

歌诀：侧首屈肱，抱头拔耳，右腋开阳，左阴闭死，右撼昆仑，左贴胛脊，左右轮回，直身攀举。

1. 姿势

（1）接上势，右手向上提，朝脑后做圆周运动，用掌心贴枕部“玉枕关”，用食、中、无名三指轻轻夹拉左耳的尖端“天城穴”（在两耳尖端，把耳轮折卷，有折缝处），肩肘相平，右腋张开；左手向左方画弧，反手以手背贴于脊部两肩胛间，左腋紧闭。

（2）右手放下，反手提起，以手背贴于两肩胛间。同时左手提至脑后，用掌心贴在玉枕关，手指轻轻压拉右耳。左腋张开，右腋紧闭。

2. 呼吸与意念 以鼻吸鼻呼法，吸气时意念集中在抱头攀耳之手的肘尖，微微拔牵，头颈同时与掌相应地运动；呼气时意念集中在贴于背部手背的外劳宫穴，气沉丹田。左右反复6~7次。

（八）三盘落地

歌诀：上腭抵尖舌，张眸又咬牙。开裆骑马式，双手按兼拿，两掌翻阳起，千斤仿佛加，口呼鼻吸气，蹲足莫稍斜。

1. 姿势与要领

（1）接上势，两手向左右平伸，肩肘腕相平，成“一”字形，掌心向下，同时左足向左跨一大步，两脚的距离大约二尺五寸（人高矮不同，可略大或略小些）。

（2）两膝弯曲慢慢下蹲成骑马裆势，含胸拔背，至大腿与小腿成90°为标准。两腿下蹲的同时，两阴掌亦缓缓下按，按压至与膝相平为止。动作缓慢，稳稳用力，舌抵上腭，两眼睁大。

（3）将下按之掌翻转为阳掌，如托重物之状，随两腿的慢慢伸直一起上升，与胸相平为止。初练反复操作3~5次。

2. 呼吸与意念 以鼻吸口呼法，姿势下按时呼气，上升时吸气，气沉于丹田。意念集中于两手掌，像托拿沉重的东西。

（九）青龙探爪

歌诀：青龙探爪，左从右出，左掌纠行，蹺傍胁部，右爪乘风，云门左露，气周肩背，扭腰转腹，调息微嘘，龙降虎伏。

1. 姿势

（1）接上势，左脚向内收回，至与肩等宽待势。

（2）手翻掌向下，变成阴掌“龙探爪”（五个手指的末节指间关节屈曲，掌心空而圆），用腰之劲运动，左肘尖领先，向左后方缩去；同时右掌也翻转向下，变成阴掌“龙探爪”，借左掌后伸的姿势，右掌如乘风破浪一般朝左侧面探爪。将左期门穴、云门穴放开，右边的期门穴、云门穴闭着。随着左掌后缩，右掌左探，腰部、腹部相应地扭转，同时要放得很松，才能将"带脉"锻炼得柔韧如丝，松紧合度。

（3）左探爪做完，再向右缩、右探。向左右探爪时，要同时微微发出"嘘"音相配合。头颈亦跟随左探、右探动作转动。

2. 呼吸与意念 用鼻吸口呼法。左缩左探或右缩右探的过程中吸气，将气缓缓送入丹田，缩探至尽处，呼气，口念"嘘"字，手十指末节指间关节轻轻一抓，意念集中于两手掌。

（十）卧虎扑食

歌诀：两足分蹲身似倾，左弓右箭腿相更，昂头胸作探前势，翘尾朝天掉换行，呼吸调匀均出入，指尖着地赖支撑，还将腰背偃低下，顺势收身复立平。

1. 姿势

（1）接上势，随即抬起右脚，向右前方跨进一步，成右弓左箭步，同时两手向前，五指着地，掌心悬空（初练可用整个手掌着地），头向上略抬。

（2）前足收回，足背放于后足跟上，先做一个俯卧撑，再下俯，臀部慢慢向后收，两目平视，腰部放松，似虎扑食之准备动作。

（3）头昂起，前胸以低势（约离地 4 寸），头、腰、臀、四肢呈波浪形向前运动，似向前扑食之状，目视前方。至前臂呈垂直时，胸稍停，再收回。如此反复 3~5 次，最后还原成右弓左箭步。

（4）做完收回站起，再以同法变左弓右箭步，照前法做足次数，还原成弓箭步后，站立成中裆（两脚与肩等宽）。

2. 呼吸与意念 呼吸用鼻吸口呼法，两手扶地，变前弓后箭步时，用意调匀呼吸。撑起、后缩吸气；下俯、前冲呼气。意念凝注前方，有向前扑捉之感。

（十一）打躬击鼓

歌诀：两掌持后脑，躬腰至膝前，头垂探胯下，口紧咬牙关，舌尖微抵腭，两肘对手弯，按耳鸣天鼓，八音奏管弦。

1. 姿势

（1）接上势，两脚与肩宽，站立正直，待势。

（2）两手抱头，掌心按耳，两掌的中指尖微微接触，指头贴在"玉枕关"处。两肘屈曲，肘与肩平行。摆好姿势后，食指击打"玉枕关"频频敲击，耳中发出"隆隆"的响声，称之为"鸣天鼓"。

（3）鸣天鼓之后，双手抱头，慢慢俯身弯腰，将头向两膝的空当中间弯垂下去，以不能再垂弯为度，两腿挺直，腰胯放松，舌抵上腭，咬紧牙关，两目从胯裆中观看身后的天际。

（4）随即慢慢直立起来，还原全身笔直的架子，再度"鸣天鼓"与下弯。反复做 3~5 次。然后站立正直接下势。

操作提示：身体前俯弯腰时，动作要缓慢，量力而行，动作不可过猛。患有脑血管病者慎做此势。

2. 呼吸与意念 用鼻吸鼻呼法，在弯腰、直立过程中慢慢地微闭口呼吸（久练后可闭住呼吸，直立起来），弯腰时注意丹田，直立时注意两手掌。

（十二）掉尾摇头

歌诀：膝直膀伸，推手及地，瞪目摇头，宁神一志，直起顿足，伸肱直臂，左右七次，功课完毕，祛病延年，无上三昧。

1. 姿势

（1）接上势，将两手从脑后向正前方推出去，使两臂伸直，与肩相平，掌心向下。

（2）将两掌十指交叉扣起，掌心向地，慢慢向胸前收拢，至与胸两拳远时，弯腰，随即慢慢下推及地，两腿挺直。仍保持弯腰姿势，再向前、左、右各推一下，头亦随之摇摆。

（3）再缓缓伸腰，两掌同时上提，双掌松开。

操作提示：向下弯腰时量力而行，两掌不能及地也可。患有脑血管病者慎做此势。

2. 呼吸与意念　本势用自然呼吸。在推掌及地时意念集中在两掌心，直立时意念集中于鼻尖。

（十三）收功势

接上势（3）之姿势，两手竖掌向前推出，两脚跟微微提起，前脚掌着地。两手掌逐渐向外翻，至肩、肘、腕平时，掌心向外，画弧向两侧，翻掌提至腋下，掌心向上，两脚跟同时落地，脚掌提起；然后再推出，反复共7次。最后恢复至第一式韦驮献杵势收功。自然呼吸，意想自身之气与天地分离，收归自身，下沉丹田。

二、应用

易筋经是保健强身和发放外气的基础功法。通过练习此功法，能活跃激发人体周身气机、提高气的敏感性与传布性。它既能练气，又佐以练力，久练后可使气力倍增，既是气功、推拿、针灸医师作为行气布气的基础训练功法，也是老、弱、病、残的康复手段。易筋经具有疏通经络、运行气血、防病健身之作用，临床可用于神经衰弱、胃肠疾病、呼吸系统疾病、肢体关节疼痛、颈腰椎疾病和痿证。

本功法每天练1~2次。初练首先要将姿势练熟，然后再进行呼吸、意念和姿势的配合锻炼，最终达到三调合一。练功的运动量可根据个人的体质和体力情况灵活掌握，逐渐增加，不可操之过急。中老年人练此功法，不可向上提气，提足跟之动作可以不做，否则易引起血压升高、头痛、头晕等。心脑血管病患者练时宜用意而少用力，各势均顺其自然，量力而行。

复习题：

1. 如何理解易筋经之名称？

2. 易筋经共有几节动功？每节如何操作？

3. 为什么易筋经可作为针灸推拿医生的基本锻炼功法？

第四节　八段锦

八段锦是调身为主的气功功法，练习中侧重肢体运动与呼吸相配合。八段锦是由古代导引术总结发展而成的一种传统养生功法，据说在隋唐时期就有此名，但该功法大多认为是在南宋初年创编的；有文字记载首见于宋代洪迈的《夷坚志》，距今已有800多年的历史。

古人称上等的丝织品为锦。八段锦的名称是将该功法的八节动作比喻为上等的丝织品，以显其珍贵，称颂其精练完美的编排和良好的祛病保健作用。八段锦可以作为辨证施功的基本功法之一。该功法柔筋健骨、养气壮力、行气活血、调理脏腑，且其运动量恰到好处，既达到了健身效果，又不感到疲劳。现代研究认为，这套功法能改善神经调节功能，加强血液循环，对腹腔内脏有柔和的按摩作用，可激发各系统的功能，纠正机体异常的反应，对许多疾病都有医疗康复作用。

八段锦在流传过程中有坐功和站功之分，站功自清朝开始分南北两派。北派托名岳飞所传，以刚为主，动作繁难；南派附会梁世昌所传，以柔为主，动作简易。本节介绍南派站功，前人将其动作要领及基本作用编成歌诀，经过不断的修改，至清光绪初期逐渐定型为七言诀："两手托天理三焦，左右开弓似射雕；调理脾胃须单举，五劳七伤往后瞧；摇头摆尾去心火，两手攀足固肾腰；攒拳怒目增气力，背后七颠百病消。"

一、功法

（一）两手托天理三焦

两足分开与肩同宽，松静自然，凝神调息，舌抵上腭，气沉丹田，鼻吸口呼。两手由小腹向前伸臂，手心向下向外画弧，顺势转手向上，双手十指交叉于小腹前；随吸气，缓缓屈肘沿任脉上托，当两臂抬至肩、肘、腕相平时，翻掌上托于头顶，双臂伸直，仰头目视手背，稍停片刻；随呼气，松开交叉的双手，自体侧向下画弧慢慢落于小腹前，仍十指交叉，掌心向上，恢复如起势。稍停片刻，再如前反复 6~8 次。

操作提示：两手上托时采用逆腹式呼吸法。当两臂沿任脉上托至与肩相平时不要耸肩，手臂至头顶上方时稍用力上托，使三焦得以牵拉。

该势主要是四肢和躯干的伸展运动，使手臂、颈、肩背、腰等部位的肌肉、骨骼、韧带得到调理，对颈椎病、肩周炎、腰背痛等有一定的防治作用。手臂上举时配合吸气，可增大膈肌、肋间肌的运动，加大呼吸深度，使更多的富含氧的血液供给大脑，让大脑更清醒，解除疲劳。此外，该式采用逆腹式呼吸法，腹壁的起伏对腹腔的内脏起到充分的按摩作用，促进腹腔、盆腔内脏的血液循环。

（二）左右开弓似射雕

松静站立同前，左足向左横跨一步，双腿屈膝下蹲成马步站桩，两膝做内扣劲，两足做下蹬劲，臀髋呈下坐劲，如骑马背上，两手空握拳，屈肘放于两侧髋部，距髋约一拳；随吸气，两手向前抬起平胸，左臂弯曲为弓手，向左拉至极点，开弓如满月，同时，右手向右伸出为箭手，手指作剑诀，顺势转头向右，通过剑指凝视远方，意如弓箭伺机待发，稍停片刻；随呼气将两腿伸直，顺势将两手向下画弧，收回于胸前，再向上向两侧画弧缓缓下落两髋外侧，同时收回左腿，还原为站式；再换右足向右横跨，重复如上动作，如此左右交替 6~8 次。

操作提示：两臂自体侧抬起平胸时，身体易出现前后晃动和耸肩，纠正方法是两足抓地，气沉丹田，沉肩坠肘。

练习此势重点是颈椎、胸椎和腰椎的左右旋转运动，可改善相应部位的血液循环，特别是头部的血液循环；并同时对心肺进行有节律的按摩，从而增强心肺的功能；再加上伸臂、扩胸、转颈，使肩臂、颈部和胸肋部的肌肉、骨骼、韧带得到锻炼和加强。

NOTE

（三）调理脾胃须单举

松静站立同前，两臂下垂，掌心下按，手指向前，成下按式站桩，两手同时向前、向内画弧，顺势翻掌向上，指尖相对，在小腹前如提抱式站桩，随吸气，翻掌，掌心向下，左手自左前方缓缓上举，手心上托，指尖向右，至头上左方将臂伸直；同时右手下按，手心向下，指尖向前，上下两手作争力劲。稍停片刻，随呼气，左手自左上方缓缓下落，右手顺势向上，双手翻掌，手心向上，相接于小腹前，如起势。如此左右交换，反复做6~8次。

操作提示：两臂上下争力时易出现上下用力不均、躯干倾斜等现象，所以操作时尽量用力均匀，保持立身中正。

此势主要作用在中焦，由于两臂交替上举下按，上下对拔争力，使两侧的肌肉和肝胆脾胃等脏器受到牵引，促进胃肠的蠕动，改善消化功能。

（四）五劳七伤往后瞧

松静站立同前，先将左手劳宫穴贴在小腹下丹田处，右手贴左手背上，配合顺腹式呼吸，吸气使小腹充满；随呼气，转头向左肩背后望去，想象内视左足心涌泉穴，以意领气至左足心。稍停片刻，再吸气，同时将头转向正面，以意领气，从足心经大腿后面上升到尾闾，再到命门穴；随呼气，再转头向右肩背后望去，如此交替6~8次。

操作提示：头向左右转动时幅度要一致，与肩齐平，避免脊柱跟着转动。

此势能使整个脊柱、两大腿，乃至全身均得到运动，有助于改善神经系统功能，消除疲劳，从而使脏腑气血得以调整，可用于防治高血压、颈椎病、眼病。

（五）摇头摆尾去心火

松静站立同前，左足向左横开一步成马步，两手反按膝上部，手指向内，臂肘作外撑劲。呼气，以意领气由下丹田至足心；吸气，同时腰为轴，将躯干摇转至左前方，头与左膝呈一垂线，臀部向右下方作撑劲，目视右足尖，右臂绷直，左臂弯曲，以助腰摆。稍停片刻即呼气，如此左右摇摆6~8次。

操作提示：此势操作时易出现躬腰低头太过，转身角度太过或不及。纠正方法为转动角度头与左右足尖垂直为度，屈膝左右转动幅度一致，大约90°，腰部要伸展。

练习此势强调入静放松，以解除紧张。该势结合呼气时以意引气由下丹田至足心，并意守涌泉，可引气血下行，以泻心火，使头脑清醒。同时运动腰、颈部的关节，有助于任、督、冲三脉经气的运行，可用于防治颈椎、腰椎疾病，以及心火亢盛所致的失眠、心烦、心悸等症。

（六）两手攀足固肾腰

松静站立同前，两腿绷直，两手叉腰，四指向后按肾俞穴。先吸气，同时上身后仰；然后呼气，同时上体前俯，两手顺势沿膀胱经下至足跟，再向前攀足尖，意守涌泉穴。稍停后，随吸气，缓缓直腰，手提至腰两侧叉腰，以意引气至腰，意守命门穴。如此反复6~8次。

操作提示：操作此势时易出现身体后仰太过，弯腰屈膝现象。纠正方法是身体后仰以保持平衡稳固为度，上体前俯时两膝要伸直，向下弯腰的力度可量力而行。

此势的动作重点在腰部，腰为肾之府，长期运动腰部可起到和带脉、通任督的作用。具有强肾、醒脑、明目的功效。患有高血压、脑血管硬化者，操作时头不宜过低。

（七）攒拳怒目增气力

松静站立如前，吸气左足横出变马步，两手提至腰间半握拳，拳心向上，两拳相距三拳左右，屈肘，意守丹田或命门穴；随呼气，将左拳向左前击出，顺势头稍向左转，怒目圆睁过左拳视远方，右拳同时向后拉，使左右臂争力。稍停片刻，两拳同时收回原位，松开虚拳，向上画弧经两侧缓缓下落，收回左足还原为站式。如此左右交替6~8次。

操作提示：操作此势时易出现耸肩、塌腰、闭目等现象。纠正方法：松腰沉胯，沉肩坠肘，气沉丹田，脊柱正直，怒目圆睁。

该势主要运动四肢、腰和眼肌，能增强肺气，增加肌力，具有强筋健骨之功。

（八）背后七颠百病消

松静站立如前，膝直足开，两臂自然下垂，肘臂稍外作撑，意守丹田，随吸气，平掌下按，足跟上提；同时，意念头向上虚顶，气贴于背，随呼气，足跟下落着地，手掌下垂，全身放松。如此反复6~8次。

操作提示：足跟提起时注意保持身体平衡，十个脚趾稍分开着地。百会上顶，两手下按，使脊柱尽量得以拔伸。患有脊柱病变者足跟下落要轻，不可用力过重。

此势两脚跟有节律的弹性起落，通过震动，使椎骨之间各关节韧带得以锻炼，并使浊气自涌泉排出；同时有利于脑脊液的循环和脊神经功能的增强，防治椎体病变。

二、应用

八段锦可强身健体、舒筋活络，也可针对不同病患进行辨证施功。如肝郁气滞，表现为胸闷、急躁易怒、两胁胀痛、头晕耳鸣等，当疏肝理气，可选练第一、二式经常练习。脾虚气滞，表现为脘腹胀痛、食少纳呆、恶心呕吐、消化不良等，应健脾理气，可用第二、三式。心肾不交，眩晕耳鸣、失眠多梦、腰膝酸软、五心烦热，当交通心肾，补肾清心，用第五、六式。清阳不升可用第四、七式；肝阳上亢可用第四、八式。心脑血管疾病患者，选练前四式为宜；呼吸系统疾病患者，多练第一、二、三、七式；消化系统疾病患者多练第三、五式；颈腰椎病患者多练第四、五、六式。无病之人作为防病保健可以全套锻炼。

复习题：
1. 八段锦的名称有何含义？
2. 站式八段锦操作每节的操作要领是什么？
3. 站式八段锦如何进行辨证施功？

第五节　五行掌

五行掌据传是从五台山传下来的养生祛病功法，20世纪50年代起运用于临床，证实确有一定疗效。五行掌功法的气功功理完全依据中医的五行学说，其五节正功对应于五脏及其经络，非常有利于辨证施功，还可以与六字诀配合练习，以增强疗效。故五行掌是一种具有代表意义和典型意义的医疗气功功法。

五行掌属动功，初学时，可分为三个阶段。第一阶段以调身为主，自然呼吸，不用意念，练好架势，上体要中正安舒，不可前俯后仰，抬臂要肩、肘、腕端平，翘掌、立掌、勾手要保持一定的紧张度，以获得麻胀等气感，出脚保持四正八隅的方向，弓步有重心的虚实变换，马步要重心中正。第二阶段加入调息的内容，动作熟练后，重点放在呼吸与动作的同步配合，呼吸应细、静、匀、长。第三阶段加入调心的内容，意守经络是重点，开始可把意念放在一侧，当产生气感后，同时意守两侧；注意不要刻意追求气感，做到似有似无，以免出偏。练功运动量大小，可按具体情况灵活掌握，每法可按3、5、7、9的次数递增运动量，最多不过9次。总之，要符合循序渐进的原则，以自然舒适为标准，不要练至疲劳再收功。五行掌的锻炼重点在腕、掌、指，年轻人可用作训练发放外气的方法。

一、功法

（一）起式

1. 调身　面向东方，自然松静站立，手臂下垂，脚跟并拢。

（1）双掌外旋至掌心向前，带动双臂略外展；掌带臂走，从两侧上举平肩，掌心向上。

（2）双手臂继续上举至垂直，掌心向内。

（3）双掌内翻下行带动双臂屈肘下行平肩，掌心向下。

（4）双手下行至臂伸直，双掌按向外下方。

（5）双掌内旋，带动双臂归位。

（6）重复5次。

2. 调息　每一个完整动作与一次呼吸相配合，具体如下。

（1）动作（1）和（2）吸气。

（2）动作（3）和（4）呼气。

（3）动作（5）屏气。

3. 调心

（1）双手臂上升和吸气时，意想和感觉整个身体变轻，好像要飞起来。

（2）双手臂下降和呼气时，意想和感觉整个身体变重，好像回落到地上。

4. 操作提示　起式是由静到动的过渡，非常必要，要像做正功一样认真对待。动作须连续和不间断地完成，以形成整体动作。意想出真实的感觉，但足跟不离地。

（二）推法

推法属木，行气肝经，春天宜练，面向东方。

1. 调身　面向东方。

（1）双掌向上平提齐肩，左脚跟同时上提，左脚尖点地。沉肩含胸。

（2）转肩翻掌，将平掌转为立掌，同时左脚向左前方45°方向，用前脚掌擦地前移大半步。立掌坐腕，双肘微屈，上臂与肩平。

（3）双手立掌向左前方推出，呈弓步。

（4）双掌内翻，双臂自然下垂，撤腰坐臀，勾左脚尖。

（5）左侧动作连续做5次后，转向右侧连续做5次。

2. 调息

（1）动作（1）和（2）吸气。

（2）动作（3）呼气。

（3）动作（4）屏息。

3. 调心

（1）动作（1）暗示清气从足大趾沿肝经上至两胁。

（2）动作（3）感受双手如推开重门，同时暗示浊气沿肝经出于足大趾。

4. 操作提示 注意转肩翻掌不是旋腕翻掌；左脚掌擦地前移，不是离地迈步。做推法时，动作宜缓慢，配合柔和的自然呼吸，目光注视双手，屈腕立掌稍用力，使指尖有麻酥酥的得气感。吸气时足大趾微微上翘，可意守大敦穴，这样容易得气。

（三）拓法

拓法属火，行气心经，夏天宜练，面向南方。

1. 调身 面向南方。

（1）~（3）同推法。

（4）双手立掌自左向右平移；双腿由弓步变马步，双足平行；身体随之右转。

（5）双掌内翻下行，双臂自然下垂；双腿同时弯曲下蹲，上身竖直。

（6）左侧动作连续做5次后，转向右侧连续做5次。

2. 调息

（1）动作（1）吸气。

（2）动作（2）~（4）呼气。

（3）动作（5）屏息。

3. 调心 自动作（3）转为动作（4）时，意想和感觉用双掌拓碑帖，平整而有力地从一侧移向另一侧。

4. 操作提示

（1）下蹲的程度可因人而异，原则上以大腿平膝为好。

（2）此式呼气时间长于吸气，须注意保持呼气过程的平缓流畅。

（四）云法

云法属土，行气脾经，长夏宜练，面向南方。

1. 调身 面向南方。

（1）左掌及前臂上提齐肩，左膝同步上提平，与上身成90°角；左脚尖下指地面，左脚踝靠右腿膝。

（2）左掌及前臂继续上提，至掌心齐目时外翻向外，带动前臂以左肘为圆心外展画圆至与肩平，左膝、足姿势不变。

（3）左掌及前臂继续画圆向下，自然到底；左膝、足同步向下归位。

（4）做完1次左侧动作后，做1次右侧动作，左右交替进行，各做5次。

2. 调息

（1）动作（1）时吸气。

（2）动作（2）和（3）时呼气。

3. 调心 用眼角余光觉察手掌的运动轨迹，同时意想和感觉左右躯体的气机运行如行云流水般此起彼伏，如环无端。

4. 操作提示 学练拓法，画圆以肘为圆心，不是以肩。画圆时眼睛的余光跟随手掌的移动，头不动。手、眼、头、腿、呼吸、意念要配合好，初练较难，可分解动作逐一练习。如先取站式或坐式，练手、眼、头与呼吸的配合，目光随手转，头随之也转动，吸短呼长，吸快呼慢，熟练后再配合迈步。注意重心变换，掌握平衡，吸气时尽量抬腿，暗示清气上升，足尖向下用力，意守隐白穴容易得气，呼气时落腿宜轻，暗示浊气尽出而清气下降。动作要轻灵如猿猴。

（五）捏法

捏法属金，行气肺经，秋天宜练，面向西方。

1. 调身　面向西方。

（1）双手五指捏合，左手向上捏合，左臂、左腿向左前方45°伸出，呈左弓步；同时右手向下捏合，平肩屈臂，邻近右腋窝。

（2）撤腰坐臀勾左足尖。上身姿势不变。

（3）转腰撤左手伸右手，左右手相遇时相互调转方向，变为左手向下捏合，右手向上捏合。

（4）向前伸左手，向后撤右手，左右手相遇时再次相互调转方向。

（5）左侧动作连续做5次后，转向右侧连续做5次。

2. 调息

（1）动作（1）和（2）时吸气。

（2）动作（3）时呼气。

3. 调心　撤腰坐臀、撤左手时，意想和感觉拉弓射箭的姿态和力量。

4. 操作提示　做捏法时，躯干的前后平移、左右转动，应缓慢轻柔，两臂尽量前后伸展以扩胸，呼吸时靠指捏拢的力量使鱼际、太渊穴产生气感。初练手脚配合不好，可单练手或腿的分解动作。整个动作中目光始终跟随前手，头亦随之摆动。

（六）摸法

摸法属水，行气肾经，冬天宜练，面向北方。

1. 调身　面向北方。

（1）左足向左前方45°擦出，呈左弓步，双手水平下按于前下方，双掌靠拢但不接触，掌心向下，指尖伸向正前方。

（2）撤腰勾左足尖，转体向右，双掌向右后方画圆，完成1/4。

（3）转腰撤手坐臀，继续画圆，双掌运行至接近左大腿外侧，完成划圆的1/2。

（4）还原左弓步，双掌向左前方划圆完成3/4。

（5）身体右转，双掌继续划圆至完成。

（6）左侧动作连续做5次后，转向右侧连续做5次。

2. 调息

（1）动作（1）和（2）吸气，即划前半个圆时为吸气。

（2）动作（3）和（4）呼气，即划后半个圆时为呼气。

3. 调心　双手划圆时意想和感觉正在按住一个浮在水面的球，既不要让球浮出水面，又不要让球沉入水面，在用力与不用力之间，保持双手的水平划圆动作。

4. 操作提示　练摸法时，双掌与地面平行划圆，如磨豆腐一般，手高不过脐，躯干要正直，腰部随双掌转圈，划圆时尽量保持水平，不要有上下起伏。应加强对肾俞、命门等穴的意守。吸气时足尖用力上翘，呼气时指尖用力上翘，以加强气感。

（七）收功

收功属相火，与三焦相应，行气于任督二脉，四季可练，面向东方。

1. 调身　面向东方，前4次动作同起式，第5次动作如下。

（1）双手上升至最高处时两手相合，顺势下落于胸前合十。

（2）保持双手合十的姿势，闭目静立片刻。

（3）双手缓缓放下，回归为自然站立而结束。

2. 调息

（1）前4次呼吸同起式。

（2）第5次动作吸气同起式，双手合掌时转呼气，双手下落至胸前呼气止。

（3）双手合十静立时做5次呼吸，第5次呼气时双手缓缓放下。

3. 调心

（1）前4次同起式。

（2）第5次在双手合十静立时进入无念的安静状态。

4. 操作提示　双手胸前合十时，要沉肩坠肘，两臂齐平。收功动作和起式、五节正功同样重要，不要忽视。

二、应用

五行掌用于养生保健、调理亚健康状态，可以按五行相生即木、火、土、金、水的顺序全套练习；用于慢性疾病的康复，可在医师的指导下，按照五行生克原理辨证施功，重点练习其中的一两节。每日可练2次，每次20~30分钟，3个月为1个疗程。

1. 推法　具有疏肝理气、平肝潜阳的作用，可用于胸胁胀满、急躁易怒、腹痛泄泻、郁郁寡欢等肝气不舒的症状，也可用于头痛耳鸣、眩晕恶心、目赤口苦等肝阳偏盛的症状。

慢性肝炎、月经不调、高血压、青光眼、慢性疲劳综合征、慢性胃炎、消化性溃疡等疾病，凡见上述症状者可参照使用。

2. 拓法　具有清心泻火、养血安神的作用，可用于心烦口渴、口舌生疮、口苦咽干、尿黄淋痛等心火亢盛的症状，也可用于心悸、怔忡、失眠、多梦、喜笑悲泣无常等心血不足的症状。

神经衰弱、心血管神经官能症、心律失常、泌尿生殖系统及妇科的慢性炎症等疾病，凡见上述症状者可参照使用。

3. 云法　具有健脾和胃、消食导滞的作用，可用于食少、脘腹胀满、噫气、呕恶、泛酸、腹痛、肠鸣、泻痢、痰饮、水肿、肢倦身重、舌根强痛、黄疸、小便不利等脾胃功能虚实不调的症状。

慢性胃炎、消化性溃疡、慢性肠炎、慢性肝炎、胃肠道功能紊乱等疾病，凡见上述症状者可参照使用。

4. 捏法　具有宣畅肺气、降气除痰的作用，可治疗项背强痛、咳嗽、咽痒、咽痛、口干、气逆、哮喘、痰多、寒热、无汗、胸闷胀痛、呼吸气促、尿频黄赤等肺功能虚实不调的症状。

感冒、慢性支气管炎、哮喘、支气管扩张、肺气肿、肺结核（恢复期）等疾病，凡见上述症状者可参照使用。

5. 摸法　具有温阳祛寒、益阴泻热的作用，可用于腰膝酸软、畏寒肢冷、眼睑浮肿、小便不通、阳痿、遗精、早泄、精冷、不孕不育、眩晕耳鸣等肾阳不足的症状；也可用于潮热、盗汗、心悸、失眠、口干、咽痛、咳痰带血、喘息、背痛、黄疸、腹泻、嗜睡等肾阴亏乏的症状。

神经衰弱、肺结核、肺心病、肾病、高血压、低血压等疾病，凡见上述症状者可参照使用。

6. 收式　有通利三焦、协调五脏、调畅气机、平秘阴阳的作用，虚实均可用，无病保健康。

复习题：

1. 五行掌如何运用五行学说？
2. 五行掌在临床上如何应用？
3. 初练五行掌可分为哪三个阶段？

第六节　保健功

保健功系根据传统导引法整理改编而成，由全身自上而下的自我按摩及运动组成。其动作缓和柔韧，男女老少皆宜，既有保健作用，又可以防治疾病。

唐代僧人慧琳说："凡人自摩自捏，伸缩手足，除劳去烦，名为导引。"（《地经疏义》）保健功就是这种"自摩自捏"的导引法，其作用如明代养生家高濂所说："……按摩导引之术，可以行血气，利关节，辟邪外干，使恶气不得入吾身中耳。传曰：户枢不蠹，流水不腐。人之形体亦由是也，故延年却病，以按摩导引为先。"（《遵生八笺》）

一、功法

（一）静坐

端坐、盘坐或靠坐均可。闭目、含胸，两手握固置于两侧腿上，舌抵上腭，意念轻守丹田，自然呼吸或顺腹式呼吸，排除杂念、身心松适，静坐约50息时间。

操作提示：坐姿可以根据练功场地及习练者的身体情况进行选择。静坐时间也可灵活掌握，30~50息均可。意守丹田一定要"轻"，做到"似守非守"，不可刻意。

通过静坐，松静自然，排除杂念，可安神定志，培育元气，为以下的功法练习做好准备。

（二）鼻功

拇指微屈，用两手拇指第二节指背轻轻自上而下摩擦鼻翼两侧9~18次；再以指关节揉按迎香穴9~18次。

此法可改善呼吸道、鼻腔内的血液循环，加强上呼吸道的抗病能力，可防治感冒及鼻炎。迎香穴为手足阳明经交会穴，对胆胃气逆造成的右上腹疼痛，如胆道蛔虫症等，有辅助治疗作用。

（三）目功

闭目，微屈拇指，以指间关节沿眉由内向外轻擦 9~18 次，再同样轻擦上下眼睑 9~18 次。

两手互搓至热，用手心热熨眼珠 3 次，用两手中指指腹点揉睛明、鱼腰、瞳子髎、承泣等穴各 9~18 次。两目轻闭，眼球顺时针、逆时针旋转各 9~18 次，两手互搓至热，用手心热熨眼珠 3 次，轻轻睁开双眼，由近至远眺望远处的绿色标的物。

操作提示：旋转眼球速度要慢，旋转次数由少渐多，刚开始练习时不一定要达到规定的次数，否则部分习练者可有目胀、头昏、呕吐等反应。

此法可改善眼部血液循环，加强眼肌的活动能力与神经调节能力，调肝明目、增进视力、防治目疾。

（四）擦面

将两手掌互搓至热，按在前额，经鼻侧向下擦到下颌，再由下颌反向上至前额，如此反复进行，共 18~36 次。

此法可以改善面部血液循环，常年坚持可使面色红润，皱纹少生，具有美容作用。手足阳明经循于面，故此法可疏通阳明经气。

（五）耳功

接上式，用搓热的两手心搓揉耳郭 9~18 次；两手交替经头顶拉扯对侧耳郭上部 9~18 次；用两手大鱼际压在耳屏处堵塞耳道，然后突然放开，如此按放反复 9 次；两手鱼际堵住耳道，手指自然位于后脑枕部，此时用食指稍稍用力按压中指并顺势滑下弹击后脑枕部 24 次，可听到"咚咚"的声响，古称鸣天鼓。

操作提示：操作此式两手掌一定要稍用力压住两耳，堵住外耳道，方能产生较好的效果。

《灵枢·口问》说："耳为宗脉之所聚也。"手、足三阳经直接联系于耳，阴经则通过别支（经别）合于阳经而与耳相通。《素问·缪刺论》载："手足少阴太阴，足阳明之络，此五络皆会于耳中。"说明耳部与全身各脏腑、经络有密切联系，因此按摩耳郭可刺激耳窍上全身脏器组织的功能对应点，起到调节全身脏腑经络，改善脏腑器官功能的作用。

按放耳道造成耳道内压力的变化，对增强耳膜弹性，防止耳膜内陷有较好的作用。

《素问·海论》说："髓海不足，则脑转耳鸣。"鸣天鼓可给大脑以温和刺激，能调节中枢神经，对防治头晕头痛、耳鸣耳聋、健忘，及老年性痴呆有一定作用。

（六）口功

叩齿：上下牙轻叩 36~72 次。

搅舌：古称赤龙搅海，用舌在口腔内壁与牙齿之间顺时针、逆时针各旋转 9~18 次。产生津液暂不下咽，接下式。

鼓漱：用上式产生的津液鼓漱 18~36 次，再将口内津液分 3 次咽下，咽时意念诱导津液慢慢到达下丹田。

操作提示：叩齿时可先叩门齿，再叩大齿，也可以同时一起叩。搅舌时，次数由少到多，不可强求一次到位，尤其是对高龄有动风先兆的人，由于舌体较为僵硬，搅舌较困难，故更应注意。可先搅 3 次，再反向 3 次，逐渐增加以能承受为度。鼓漱动作，不论口中是否有津液，都做出津液很多状的鼓漱动作。

此法可益肾固本，引津上朝，健脾益气，滋阴柔肝。肾主骨，齿为骨之余。常叩齿可益肾

NOTE

固本；搅舌令口内津液增多，开口于口腔的消化腺（下颌下腺、舌下腺、腮腺等）分泌功能增强，促进食物的消化吸收。

（七）项功

两手十指交叉抱后枕部，两手与项争力前俯后仰 3~9 次；以前臂运动带动两掌，两掌根部着力，撞击项部 3~9 次。

以两掌大小鱼际交替揉按风池穴，顺、逆时针各 9~18 次。

颈项为六条阳经与督脉交汇处，风池穴为手足少阳及阳维交会穴。本式对鼓舞阳气、畅达枢机、活跃气血有较好的作用。对于因寒邪郁遏或负重损伤引起的颈部经脉阻滞，出现头昏、头痛、目眩、上肢麻木、肩背酸痛等有较好的防治作用。

颈项处有坚固的韧带，丰厚的肌肉和皮肤，保护着深部重要的血管、神经。此式可大大改善局部血液循环，增强项部柔韧性，使该部重要的血管、神经和颈椎的功能得到充分的保护和发挥。

（八）揉肩

以左手掌揉右肩 18 次，再以右手掌揉左肩 18 次；以左手拇指或掌根部与余四指捏拿对侧肩井 18 次，交换用右手捏拿对侧肩井 18 次；肩关节按照前→上→后→下的方向旋转 9~18 次，再反向旋转 9~18 次。

此式揉、拿、转，使肩部的肩髃、肩井、肩贞、肩髎诸穴得到很好的按摩，对疏通经脉、调畅枢机，促进肩关节的血液循环，改善关节的功能有较好的作用，能防治肩关节疾病。

（九）夹脊

两手轻握拳，上肢弯曲，肘关节呈 90°，前后交替摆动各 18 次。

操作提示：前后摆动时，两腋略收。

本式可增强肩关节及胸背部肌肉的活动，改善血液循环。疏通十二经脉及任、督脉的经气，增强内脏功能，可防治肩关节、胸腰椎病变及内脏疾病。

（十）搓腰

将两手搓热，捂于双侧肾俞穴上，再以命门穴和肾俞穴为中心搓腰，上下搓 18 次，左右搓 18 次。

操作提示：本式先捂肾俞，次上下、次左右搓腰部。

腰为肾府，本式可壮腰健肾、防治腰脊疼痛及痛经、闭经等病证。

（十一）织布式

伸脚坐势，双膝并拢，足尖向上。先吸气，两手心向前，指尖相对，俯身推向足尖，配以呼气，推尽即返回，指尖相对，手心向里，身体回正、吸气，如此往返推 36 次。

操作提示：初练时可自然呼吸，待动作熟练后再配合呼吸。前推幅度可从小到大，不必一步到位，以免拉伤腰部肌肉。动作往返应以腰带动手，而不是以手带动腰。

腰部的前倾和回正使腰背肌群充分地舒缩，配合呼吸调节交感神经的兴奋性，从而改善血液循环，加强组织代谢，对多种原因引起的腰背痛有较好的防治作用。

（十二）和带脉

自然盘坐，两手握固，上身左俯前倾，右转后仰，旋转 18 周。再右俯前倾，左转后仰，旋转 18 周。俯时呼气，仰时吸气。

操作提示：本式可先自然呼吸，动作熟练后再配合呼吸。

本式通过腰部的旋转和俯仰，使胸、腰椎，腰背和胸腹肌肉以及胸、腹腔内脏器得到较全面的张弛锻炼；使十二经脉、奇经八脉，尤其是带脉、任脉、督脉得到调整和疏通。故本式可调畅气血、强腰固肾、调和带脉，防治腰背痛及内脏疾患。

（十三）搓尾闾

用两手食指和中指并拢，上下搓尾闾两侧各 36 次。

操作提示：尾闾为足太阳膀胱经的支脉，从腰中下夹脊贯臀处，尾骨下长强穴是督脉络穴，督脉与足少阳、足少阴的交会穴。

本式可通督益肾，疏通膀胱经气，刺激肛门周围神经，改善肛周血液循环，防治痔疮、脱肛及妇科盆腔病证。

（十四）擦丹田

将两手搓热，右手心捂于右下肢相当于耻骨结节外上，距正中线约 2 寸的气冲穴处，左手掌心沿大肠蠕动方向绕脐做圆周运动，即右下腹→右上腹→左上腹→左下腹→右下腹，如此周而复始 100 次，再搓热两手，以左手捂右下腹，右掌搓丹田 100 次。

操作提示：男性习练者可改为一手用掌心托兜住同侧阴囊，另一手搓丹田。

本式健脾益气，柔肝补肾。可增强内脏活动，改善腹部血液循环，增强肠蠕动，有助于消化，防止腹胀、腹痛、便秘、小便不利等。

（十五）揉膝

两手心搓热，捂于两膝头，同时揉两膝关节各 100 次，点揉足三里穴 100 次。

膝关节，属人之八溪。《灵枢·邪客》说："人有八溪……以候五脏……凡此八溪者，皆机关之室，真气之所过，血络之所游……"故都是支撑人体的十分重要的部分。

本式可舒经活血，柔筋健骨，有防治关节炎及延缓衰老的作用。

（十六）擦涌泉

以涌泉穴为中心，用左手中食指擦右足心 100 次，再以右手中食指擦左足心 100 次。

操作提示：擦涌泉时要稍用力，令脚掌发热为度。

涌泉为足少阴肾经井穴，本式可开窍宁神，交通心肾，使气血下行，防治高血压，消除头目眩晕等。

二、应用

保健功共十六节，有强身健体、舒筋活络、调畅气血、防病治病的作用。可以有选择地习练，也可早晚常规性习练。

其中，鼻功、目功、擦面、搓腰、擦丹田、口功等，可作为其他功法在收式后恢复常态时用。

保健功最适宜患多种慢性病的患者以及中老年人习练。

复习题：

1. 什么叫鸣天鼓？鸣天鼓有何治疗作用？

2. 摩面、耳功、口功、项功、搓腰、擦丹田、擦涌泉各有什么治疗作用？

3. 结合实际谈谈保健功练习的注意事项。

NOTE

第七节　站桩功

站桩功是传统的站式练功法，虽强调调身，但也非常注重调整意念和呼吸。"桩"有树木深根在地，固定不动之意。站桩功是武术气功的代表功法，但也用于养生和治疗。在漫长的发展过程中，站桩功形成了纷繁复杂的流派，但总以站立姿势为其基本练功姿势，故名站桩功，亦简称站桩或桩功。《诸病源候论》中有"倚壁""立身"等站式名称。20 世纪 50 年代，站桩功曾作为医疗气功的主要功法之一在全国推广应用。多年的医疗实践表明，其对多种疾病的治疗作用是肯定的。

站桩功的姿势流派虽多，但也有一些代表性的桩势，如自然式桩功、三圆式桩功、下按式桩功、混圆式桩功、探马式桩功、伏虎式桩功、少林剑指桩等。如以其姿势难度来分，则可分高位站桩、中位站桩和低位站桩三种。高位站桩指站桩架势高，膝关节微屈，消耗量较小，适合于年老体弱的患者锻炼。中位站桩是介于高低位之间的一种架势，膝关节夹角约 130°，消耗量适中，一般体质较好的患者可使用。低位站桩架势低，膝关节夹角约 90°，消耗量较大，适合于无病之人或身体已基本恢复健康的患者锻炼。

一、功法

（一）自然式站桩

1. 调身　以立正姿势做准备，身体保持自然直立，气静神怡。然后左脚向左横跨一步，两脚平行，相距与肩等宽或稍宽于肩。膝关节微屈，松胯收小腹。两手垂于体侧，掌心向内，肘关节微屈。十指分开，指间关节自然微屈，掌心内凹，掌面距身体约 15cm。保持头正身直，虚灵顶劲，沉肩虚腋，含胸拔背，直腰蓄腹，扣地展膝。两目微闭或凝视正前方较远处的某一目标。齿轻合，口稍张，舌微卷，颔内收。面部含似笑非笑之意。

2. 调息　采用自然呼吸为主，逐渐加大呼吸的深度、幅度，并逐渐向腹式呼吸法过渡。

3. 调心　采用"三线放松法"为主，逐渐向意守法过渡，如意守下丹田，意想丹田部发热，当有温热感时逐渐将热感向整个腹部布散，最后做 3 个深长呼吸，将意念收回到丹田。

操作提示：以自然呼吸始，逐步过渡到顺腹式呼吸。呼吸的频率可逐渐减慢，但应以不感到憋气为度。意念训练可采用"三线放松法"，并逐渐向意守法过渡。一定要自然而不做作，保持上虚下实，力求躯体稳定。

该桩式是以松静自然的态势，将机体调整到相对平衡的状态，是气功、武术、太极拳等最为基础的入门锻炼方法。该桩式对神经系统有很好的调整作用，能够改善紧张状态，安神定志；亦对促进下肢静脉血的回流有明显作用，对糖尿病微循环障碍、高血压小动脉痉挛等有一定疗效。

（二）三圆式站桩

1. 调身　分抱球式和环抱式。抱球式和环抱式主要是根据手臂弯曲程度的大小而分，屈曲较小的称抱球式，屈曲较大的称环抱式。抱球式动作，上肢呈半圆形，两手呈抱球状，掌心相对，手指相对，高度与胸相平。两目平视，或稍向前下方。环抱式动作，两手似抱树，掌心朝内，置离胸前两尺左右。目光平视或视向前下方。站立姿势可按本人情况，取高、中、低位来练习。

2. 调息 呼吸要慢细匀长，随着姿势体位从高位向低位过渡，呼吸调整应加深、加长。

3. 调心 意想双手、双臂中各有一回旋的气球，顺时针旋转 36 圈，由小到大，再逆时针旋转 36 圈，由大到小；双足踏实，如踏井石，落地生根，不可放松。

操作提示：两手指张开似抱球状（手圆）；两臂环抱如抱树状（臂圆）；两足尖内扣，呈半圆状（足圆）。呼吸深长，意守旋转之气球，用意要松，若有若无，绵绵若存。

该桩式是将身体的姿势动作，在双手、两臂、两足弓之间摆成三个圆形；同时，根据膝关节的角度分成高、中、低三个体位锻炼。呼吸方法多采用顺腹式呼吸，意守丹田的程度有所加强。该桩式对循环系统和呼吸系统调整作用非常明显，能够有效提高周围组织的供血供氧；通过膈肌的升降度变化，调节肺的牵张功能，提高呼吸效率；对调节运动系统的作用是全面的，三圆姿势促使肩关节、肘关节、腕关节及髋关节、膝关节、踝关节等保持协调，对关节病和脊柱病有很好的疗效。同时，也对促进下肢静脉血的回流有明显的作用，对糖尿病微循环障碍、高血压小动脉痉挛等起到康复作用。

（三）下按式站桩

1. 调身 两脚左右分开，间隔与肩同宽，两臂下垂于体侧，两手指伸直向前，指尖向前，前臂与地面平行，掌心朝下，五指分开，掌心似按向地面。目光平视或视向前下方。其余同三圆式。

2. 调息、调心 采用顺腹式呼吸，并延长呼气时相，呼气时用意念引导气沉丹田，并意守丹田之气，如雾露蒸腾，弥漫周身，濡养四肢百骸、五官九窍，最后收气归入丹田。

操作提示：手指伸直，前臂尽量与地面平行，掌心下按，足圆、膝关节屈曲。呼吸调畅，意念轻柔缓和，守护丹田，不可丢弃。

该桩式也是根据屈膝的角度分成高、中、低三个体位锻炼。呼吸方法多采用顺腹式呼吸，意守丹田的程度有所加强。该势对上肢部的锻炼更加明显，对机体的作用除具有三圆式作用之外，对上肢部疼痛、肩关节周围炎、网球肘、腕管综合征、指部腱鞘炎等病有很好的康复作用。

（四）伏虎式站桩

1. 调身 左脚向左前方跨出一步，右脚在后，站成丁字形，两腿相距 1m 左右，身体往下稍蹲，如骑马状；前后两腿屈曲成 90° 角；左手顺势摆在左膝上方约 10cm 处，右手竖在右膝上方约 10cm 处，左手似按着虎头，右手似把着虎尾根部，头仰起，眼向左前方注视。右腿在前时，和上述姿势相反。

2. 调息 呼吸先采用顺腹式呼吸方法，逐渐向逆腹式呼吸过渡，呼吸节律、频率要慢，加大幅度和深度。

3. 调心 两目前视，意想胯下有猛虎被伏，意气相合，运气至双胯、双腿、双足，意想两手力按虎头、虎尾。犹如古树，落地生根盘根。

操作提示：呼气时微下蹲，手钳虎头虎尾，两膝内扣帮助两手压制虎身，昂头注视，神气充足。意气相合，注意下盘锻炼，呼吸要深长而不做作。

该桩式一般适用于青壮年长期锻炼，能够有效锻炼双下肢骨骼肌力量，尤其对股四头肌、股二头肌、腓肠肌群等作用明显。在锻炼骨骼肌力量的同时，能够加强肌肉与关节、韧带、周围血管、神经等组织的协调性，对促进机体整体的稳定性、协调性有很重要的意义。该桩式适用于腰骶部、下肢部慢性软组织损伤，如对腰椎间盘突出症恢复期、慢性腰肌劳损、骶髂关节紊乱、膝关节和踝关节损伤恢复期有很好的康复作用。

（五）少林剑指站桩

1. 调身　左脚向左横跨半步，两脚平行，两脚相距约45cm。屈膝下蹲，成马步桩式。在屈膝下蹲的同时，双臂向正前方缓缓抬起；同时双掌自然变为剑指，抬到与肩平。指尖向前，掌心向下。两臂与肩平成一线。上身正直，微收小腹，轻提尾闾，含胸拔背，头正颈直，下颌后收，使百会穴、会阴穴和两脚跟连线的中点成一直线。两膝自然外开，膝不超过脚尖，膝与脚尖成一直线。两眼平视，双目微闭，似看非看。全身放松，松而不懈。

2. 调息　采用顺腹式呼吸为主，配合逆腹式呼吸方法，气沉丹田。

3. 调心　意想丹田中有温热之气团，由小到大，由弱到强，再意想此气团循足三阴经，下至足底涌泉穴，落地生根。之后，将意念引回丹田部，使之由大到小，由强到弱，弥漫周身，濡养神智。

操作要点：两脚平行，略比肩宽；双手食指、中指并拢成剑指；两臂平伸，肩、肘、腕平伸，与肩同宽；膝关节屈曲成高、中、低三个体位。躯干部要放松。呼吸以顺腹式呼吸为主，尽量延长呼吸时相和深度，意守的部位要低，以有温热感为度，并使之循足三阴经上下。

该桩式主要锻炼全身的骨骼肌、关节、韧带，尤其对四肢的锻炼更为明显。呼吸方式多采用逆腹式呼吸。该桩式能调动全身经络气血的运行，是桩式中对人体影响较为明显者之一；能改善全身血液循环、淋巴循环，加强心脏功能、促进回心血量、提高每搏输出量、改善微循环等作用明显。

（六）休息式站桩

1. 调身　站姿同"自然式站桩"。两掌提至腰后，以腕背部轻置于两腰眼穴处，腕关节微屈，十指自然分开，指间关节微屈，掌心内凹。沉肩、垂肘、虚腋，其余要求与"自然式站桩"相同。本桩式调心、调息均应以轻柔和缓为原则，如休息之状。

2. 调息　采用自然呼吸法。

3. 调心　可将意念集中到腰部，以腰部发热为度。

操作要点：掌置于腰部，似休息之状，呼吸要轻柔、和缓，用意宜轻，似有似无，反复练习。

该桩式调身、调息、调心均自然有度，介于练功与生活状态之间，体现休息之意；能够改善自主神经功能状态，提高副交感神经的兴奋性；双掌背置于腰眼部，有辅助腰椎恢复正常曲度的作用，且"腰为肾之府"，取强腰补肾之用。

二、应用

站桩功是以站式为主，使躯干、四肢保持一定的姿势，而让肌肉呈持续的静力性紧张，思想集中。所以，能够一方面使中枢神经得到休息，提高自主神经的自主性，加强周围神经的协调性，从而提高整个神经系统的统一协调作用，保持身体机能于一种相对的动态平衡状态；另一方面，能够促进血液循环，改善脏器、周围组织的供血机制，提高回心血量，能够明显增强人体的新陈代谢。因此，该功法是强壮身体的重要功法。

本功法以神经衰弱、高血压等为主要适应证，对溃疡病、关节病、糖尿病及慢性软组织损伤性疾病等也有很好的康复治疗作用。老年人或病患、身体虚弱者，在桩式的选择上，以休息式、自然式和三圆式高位为主；青壮年人，可以针对个人的情况，在休息式、自然式、下按式和三圆式的基础上，一方面向低位桩式锻炼，一方面可以选择伏虎式或少林剑指站桩进行锻炼。

在具体训练时，随着练功的深入，逐步由重形过渡到重意，达到"只求神意足，不求形骸似"的境界。至于呼吸，在初学阶段采用自然呼吸，不要过多地分散注意力，待练习一段时间，有了一定体会之后，则慢慢将呼吸融入意念之中。练功者应全神贯注地体会各种练功的意境，让三调融为一体，即"三调合一"。

由于每个人的体质状况不同，耐受力不同，尤其对于患者而言，尚有虚实之变化，所以，要针对不同的个体制定合理的训练量。训练量过大，疏泄太过，易伤正气，训练量过小，不足以激发和调动人体正气，难以达到练功目的。站桩功的训练量由练功姿势、练功时间、训练频度、持续时间、意念内容与强度等决定。对于初学者而言，可首先选择一种桩势练习，时间从15分钟开始，逐步增加到60分钟为止，每天练2~3次，连续1~3个月为1个疗程，意念宜简明、轻淡。如无不良反应，可继续增加训练量，如有一些练功反应，但尚能坚持练功者，可维持原训练量；如反应强烈，影响正常生活、工作，或病情恶化者，则应暂时停止练功，查明原因后再决定是否继续练功。

复习题：

1. 站桩功代表性的桩势有几种？如何操作？
2. 如何根据不同的桩势进行调心？
3. 如何掌握站桩的运动量？

第八节　回春功

回春功是传承全真道华山派的一套疗效显著的气功功法，最早源于金元时期，至今有近800年历史。回春功历来为道家内部秘传的延年修真功法，以"炼形生精，还精补脑"为宗旨，以清静无为、道法自然为原则，在练功过程中强调松、静、圆、柔等特点，是一种动静双修，精、气、神、形并炼的全身性柔韧型动功。

回春功的修习强调乐字当头、妙炼"下丹"，着重调理和改善人体的内分泌系统，特别是下焦生殖系统。该功法能够有效地健运全身十四经络，通利关节筋脉，特别是全方位地运动脊柱，起到对人体四肢百骸、五脏六腑全面的调整作用，因而对于多种慢性病、虚弱病证有较显著的疗效。长期习练此功还有健身美容、延缓衰老之功效，并能够改善性功能。

一、功法

回春功包括动功、静功两大类，动功中又以站、坐、蹲、卧为主，跪、滚、爬、养颜功为

NOTE

辅。囿于篇幅，这里只介绍回春功站功第一部分。

（一）预备势

1. 自然站立　面南而立，两脚分开，两脚外沿约与两肩外沿同宽；两臂下垂于体侧，中指尖轻贴大腿外侧足少阳胆经风市穴；全身表里自然放松，头部端正，颈项舒直，双唇轻闭，下颌微收，目光内敛，神态自然。

2. 虚静呼吸　在自然站立的基础上做 3 次虚静呼吸，吸——意念安静，呼——意念全身放松。

（二）六合求中（调身功）

1. 左右摆动求中　身体向左、向右来回摆动 6 次，再回到正中位；然后表里放松，感到全身轻松。

2. 前后晃动求中　身体向前后晃动 6 次，再回到正中位；然后表里放松，感到全身轻松。

3. 上下伸展求中　在徐徐地吸气的同时，全身舒展上伸，然后徐徐地呼气，表里放松，意念神阙与命门之间的正中位。至此，身体重心处于最舒适的位置，全身感到轻松、愉悦。

（三）意念青春（调心功）

1. 自然站立，同预备式。

2. 意念青春。中老年人可回忆本人年轻时形体、面容和精力的最佳状态，使自己当年青春焕发、精力旺盛、体态健美、面容可爱的形象依稀浮现在脑海中。青少年可在自身形态的基础上，把本人的形象（从形体姿态到精神风貌）想象得更优美健壮，似乎自己已经具有这样理想的形象了。

3. 在出现了本人"已经回复"青春年华或比较理想的形象之后，再想象仿佛来到了一个周围是高山流水、树木葱郁、百花盛开、芳香扑鼻、大地回春、幽雅宁静的自然环境之中。在这样的环境中，修炼养生长寿、恢复青春活力的微妙功法，心情自然十分愉悦、舒畅，面容由衷地流露出惬意的微笑。

4. 在保持上述姿态和心神的基础上，使自己的一呼一吸，都比平常的呼吸稍缓慢、轻悠、深长、细匀一些。练功 1 分钟左右，以自我"进入角色"为达到要求。然后，双目慢慢张开。

（四）导气令和（调息功）

1. 继意念青春式，重心左移，右脚尖稍向右摆。收左脚，两脚跟相靠，脚尖分开，双臂下垂于体侧，中指尖手厥阴心包经中冲穴轻贴大腿外侧足少阳胆经风市穴，全身表里放松，颈项舒直，头部端正，双唇轻闭，下颌微收，呼吸缓匀轻悠，神态安详，面含微笑，呈立正式。

2. 两手翻掌，掌心向前，吸气，双手由下而上顺势上抬至双臂与肩相平时开始足跟渐渐提起；双臂继续上举至头顶上方时左右手掌、手指相合，双手呈合十状。略停，呼气，脚跟缓缓落地，全身放松，双手合十，沿任脉渐渐下行至大拇指（少商穴）对着天突穴时，稍停片刻，再吸气。呼气，合掌继续沿任脉下行，指尖由朝上转为向下，继续下行，在任脉的关元、中极、曲骨穴前，慢慢向左右分开，双臂顺势下垂于体侧，全身放松，呼气，如立正式站立。然后左右脚分开，呈自然站立。

（五）吐故纳新（服气功）

1. 自然站立　同预备式，做 1 次虚静呼吸。

2. 弯腰屈膝　徐徐呼气，同时腰（命门穴）向后、向下，屈膝，上体前俯下落，膝关节屈曲约120°角，两臂自然下垂，合谷穴向前。耸肩、举踵、吸气：两下肢慢慢直立，双肩缓缓上耸，两脚跟徐徐上提，小腹微鼓（顺腹式呼吸），头稍稍上抬，颈轻松上伸，胸廓舒适微扩展；随着缓慢地引体舒展向上，同时深细轻悠地以鼻缓缓地吸气，随着吸气的渐渐深入，两肩缓缓地向后画圆弧，全身呈比较饱满的姿态。落肩、松体、呼气：两肩向后稍呈圆弧后即徐徐下落，两脚跟慢慢放下，肢体松弛，头微微前倾，腰前弯（臀部后坐），两膝微屈，两臂自然下垂于身旁，随着肢体舒徐下运，同时细慢轻悠地以口徐徐呼气。吐故纳新以1呼1吸为1息，共做6息。最后回复自然站立，自然呼吸。

3. 收式导引 收左脚，左脚跟向右脚跟靠拢，上体稍弯腰前倾，双手由两侧向裆前合十。以两肩上耸带动合十（掌指向下）沿任脉的曲骨、中极、关元上提，提至神门对神阙穴时，合十上旋，指尖向上，继续沿任脉徐徐举至膻中穴前，以上为吸气，接着两肩后转、呼气。然后合十继续慢慢上举，一直举过头顶；与此同时，两脚缓缓提起，全身有跃跃欲上的趋势，此属第2次吸气。待合十上举至顶端时，开始徐徐下行，两脚跟随之缓缓落地，合十下行至膻中穴前，掌指尖缓缓向下，继续下行至中极、曲骨穴前两掌分开，两臂和两手自然下垂于体侧，呈立正式；以上为第2次呼气；然后左右脚分开，呈自然站立式。

（六）青龙游春（龙游功）

1. 虚静呼吸 起式前，先做1次虚静呼吸。

2. 龙游起式 自然立正式，两脚相并、两踝相靠、两膝内侧紧贴，两腿尽可能并齐；然后上体稍前倾、弯腰、两手从体侧向裆前合掌（五指自然相并，掌心和手指对称相合，指尖向下），然后合掌沿任脉上提（指尖向下），当合掌提至腕对脐中后，上体回复正直，指尖转向上。合掌继续上举过头顶，大陵穴对神庭穴；同时，徐徐举踵。

3. 龙游左式下行

（1）龙游下行第1个半圆弧：合掌，沿人体正面中线自头顶上方向面部左侧下落弧至左耳斜前方（1/4圆弧），指尖斜向左上方，头、上体顺势向左倾斜，臀部扭向右方，同时，两腿仍并拢，稍屈膝，微微下蹲。然后，两臂合力由面部左侧向身前中线慢慢画弧（1/4圆弧），至大陵穴对天突穴，两手仍合掌，右手在上，左手在下，指尖斜向上；此时，头、上体和臀部回到正中；同时，两腿仍并拢，继续稍屈膝下蹲，身体重心有所下降。

（2）龙游下行第2个半圆弧：合掌由天突穴前继续向胸前右边画弧（1/4圆周），指尖斜向右上方；此时，头部、上体跟随合掌运行而斜向右边，臀部则扭向左边。同时，两腿继续徐徐下蹲。合掌两臂由右胸前向身前中线慢慢画弧（1/4圆周），画至大陵穴对神阙穴，左手在上，右手在下，指尖向前，头部、上体和臀部回归正中；同时，两腿继续屈膝徐徐下蹲，身体重心继续下降。

（3）龙游下行第3个半圆弧：合掌由神阙穴前继续向身前左下方画弧（1/4圆周），此时，头部、上体跟随合掌运行而向左边倾斜，臀部则扭向右边，同时，两腿屈膝继续徐徐下蹲；然后合掌继续由身前左侧向身前正中线画弧（1/4圆周），画至腕部对两膝内侧的曲泉穴，右手在上、左手在下，指尖向下，头部、上体和臀部随之回归正中；两腿仍然相并，继续屈膝徐徐下蹲至全身呈半蹲状。

4. 龙游左式上行

龙游下行完成后，不要停顿，便开始龙游上行。合掌自下而上画3个连接的半圆弧。

（1）龙游上行第 1 个半圆弧：当画完龙游下行第 3 个半圆后，在膝前合掌，两臂继续向身前右上方画弧（1/4 圆周），仍然右手在上，左手在下；此时，头部、上体跟随运行向右倾斜，臀部仍向左边。同时，两腿仍相并，两膝仍屈，缓缓站起一些。两臂继续从身前右边向身前正中线画弧（1/4 圆周），画至大陵穴对神阙穴，右手在上，左手在下与下行第 3 个半圆合成一个完整的圆，指尖向正前方；头部、上体和臀部各自随之回归正中，屈蹲的双腿稍稍站起一些，身体重心亦开始徐徐上升。

（2）龙游上行第 2 个半圆弧：合掌在神阙穴前继续向身前左上方画弧（1/4 圆周）；此时，头部、上体随合掌运行向左边倾斜、臀部则扭向右边。同时，两腿仍相并，两膝仍屈，缓缓站起一些。两臂继续由身前左边向身前正中线画弧（1/4 圆周），画至大陵穴对天突穴，左手在上、右手在下，指尖斜向前上方，与下行的第 2 个半圆合成一个完整的圆；头部、上体和臀部各随之回归正中，两腿继续相并，仍屈着稍稍站起一些，身体重心徐缓地续有上升。

（3）龙游上行第 3 个半圆弧：合掌由天突穴前继续向右上方画弧（1/4 圆周）；此时，头部、上体跟随合掌运行向右边倾斜，臀部扭向左边；同时两腿仍相并，两膝尚微屈，并慢慢站起至两膝稍直。双臂继续沿头右侧向头顶正中线画弧（1/4 圆周），这时合掌变成立掌，指尖向上，大陵穴对神庭穴，与下行的第 1 个半圆合成一个完整的圆；同时，徐徐举踵，头部、上体和臀部随之回归正中，全身回复到龙游起式。

至此，龙游下行与上行已完成一次完整的游程，不要停顿（即把龙游上行的完成式作为下次龙游的起式），接着做下次全程龙游，连续做 3 次。

5. 龙游右式下行　当做完龙游左式第 3 次以后，就开始龙游右式，也做 3 次。龙游右式的操作方法与左式相同，唯方向相反。

6. 龙游收式　紧接龙游右式上行完成时，相合的手掌在头顶分开，五指微屈，左手在上，顺势摆向头的右上方，右手向右摆至肩、肘、腕相平，掌心向上，身体微向右倾斜，两手如抱球状，仍举踵。接着两掌又同时摆向左方，脚跟缓缓着地。然后双手在印堂穴前（两眉的中间）合掌；合掌举过头顶，同时举踵吸气。合掌沿身前任脉下行至裆前横开，两手中指尖轻贴风市穴，同时缓缓呼气。两脚脚尖分开，再做 1 次虚静呼吸，然后左脚分开，呈自然站立式。

（七）大鹏翱翔（鹏翔功）

1. 自然站立　同预备式，做 1 次虚静呼吸。

2. 大鹏翱翔起式　紧接预备式，双手五指自然微屈，劳宫穴相对，自下而上由身前向两旁缓慢扩展举起，举至与肩同高后，左手弧形向下运行至少泽穴对任脉的曲骨穴，右手弧形上运至少商穴对印堂（前额正中）而下行，接鹏翔左式。

3. 鹏翔左式　紧接起式，身体重心渐渐移至右脚，左脚向左侧偏前方迈出小半步，躯干随之稍向左转，目光先于手运；与此同时，左手不动，右手掌心向下下压至胸前，两手右手在上，左手在下相对似上下抱球状（此后至收式前，始终保持这一距离）。左脚踏实，渐渐屈膝成左前弓步，右脚在后，脚尖踮地也屈膝，两腿根部相合，屈膝下蹲；与此同时，以腰带动身躯渐渐向左下方扭转，左手在前向左下至左上方做圆弧形运行，右手跟随下落，至两手与小腹相平，两手相对，目光先于手运。然后，左膝渐渐稍直，与腿根部相摩，腰稍直，左转，带动双手继续做圆弧运行；此时，双手已改变为左手在上（掌心向下），高过于头，右手在下与胸水平（掌心向上）；与此同时，头转向正前方，目光注视一下前方约 5m 远的地方。至此，已完成左式，接转右式。

4. 鹏翔右式　腰慢慢右转，身体重心逐渐向正中，开裆；同时，双手向身中线做圆弧运行，逐渐转变为右上左下，目光仍是先于手运，操作方法与左式相同，唯左右相易。如此左右式交替，连绵不断，左右式各做 4 次。

5. 鹏翔收式　当做完最后一次右式，双手运至身前时，身体重心已转至左脚，双手向左右分开，顺势做收式导引，然后左脚分开，呈自然站立式。

（八）金童柔身（柔身功）

1. 自然站立　同预备式，做 1 次虚静呼吸。

2. 柔韧转体左式　在上述预备式基础上，双腿稍屈膝，臀部后坐，以腰带动身躯和上下肢进行柔和而富有韧性的活动。先由左肩缓缓向上、后、下、前牵引圆转，右肩徐徐向下、前、上、后弧形转动，胯和大小腿则随之，身体重心由两脚均衡负担而渐渐趋向于侧重左脚，右脚尖踮地，脚跟提起向外转，大腿根部向左腿根部扣紧；同时，颈项松弛，头部保持正直，面带微笑，目光仍然平视前方，两臂自然下垂，腕放松，指自然蜷曲，随着腰和两肩的圆转，两臂自然地围绕着身体转动；当右肩转到身前，右手斜垂于裆前、掌心朝内，则左肩转到身后，左手背斜式按摩至骶骨为止，掌心朝外。

3. 柔韧转体右式　当柔韧转体左式完成，即开始柔韧转体右式，做法与"柔韧转体左式"相同，唯方向相反。如此左右交替，连续柔韧转体，左右式共做 8 次。完成后回复到本式的预备状态，做收式导引，然后左脚分开，呈自然站立式。

（九）温肾养精（养精功）

1. 自然站立　同预备式，做 3 次虚静呼吸。

2. 全身轻缓悠动　先由小腹开始轻微而缓慢地悠动，接着带动全身轻微、缓慢、富有弹性地垂直地松弛抖动 32 次，约 16 秒。

3. 进而中速悠动　当上述轻微缓慢垂直地松弛抖动后，以中等速度松弛抖动 136 次，约 45 秒。

4. 末尾减速悠动　在中等速度垂直地松弛抖动后，就逐渐降低抖动速度和幅度，并趋于停止抖动，抖 32 次；从降速至停止的过程以 16 秒左右为宜。

5. 虚静呼吸　在松弛抖动停止后，做 3 次虚静呼吸，以颐养肾气，更好地温肾养精。

（十）顺息养气（养气功）

1. 自然站立，同预备式，免做虚静呼吸。

2. 两手掌心向前，缓慢地从体侧斜向上举，举到头顶上方时，两手掌心相对，十指向上，然后屈腕，掌心向下，十指相对，两中指相距约 10cm。两手从神庭穴前上方慢慢下移，贴近身前沿任脉两侧下行，先后经过头、胸、腹部，即上、中、下三个丹田的身外部位至小腹下方曲骨穴附近分开，回到体侧。双手如此上行（犹如捧气）、下行（犹如贯气）为 1 次，共进行 8 次；一次比一次做得更缓慢、更柔和，因而气感也越益增强。意念天地精英之气，被我所抱，贯入体内，并导引体内已活跃起来的精气，由上而下沉聚到下丹田。

（十一）虚静养神（养神功）

1. 在"顺息养气"的最后一次下行后，双手在裆前抱拳呈"太极图形"（右手五指自然松开，大拇指和中指轻轻相扣成圆环；左手五指松开，以大拇指穿过右手的圆环，点着无名指与掌间的横纹；两手的其余手指均宽松相握）。拳眼斜向上向外，然后，两眼轻闭，全身放松。

2. 运用顺腹式呼吸，即吸气时，随着缓慢、细匀、轻悠地深吸气，膈肌圆顶收缩下降，小腹自然微鼓；呼气时，随着缓慢、细匀、轻悠地徐徐呼气，膈肌恢复原位，小腹自然放松。顺着上述的姿势和呼吸，在吸气时，意念身心清静无为（无牵无挂、清清静静），并默念一个"静"字。在呼气时，意念：身心无比舒畅（全身表里自然放松），并默念一个"松"字。上述呼与吸的时间，初学者可掌握在每次各约 4 秒钟，在身、心、息的统一状态下，操作 8~16 次，1~2 分钟。

3. 虚静呼吸 8~16 次后，抱拳松开，两臂自然下垂于体侧，接着做收式导引，并静养片刻。

二、应用

回春功秉承了道家自然无为、专气致柔的学术思想，通过愉快地回想青春年华的良性意念，结合舒缓的吐故纳新和柔和的导引按摩，能自然地达到疏通经络、健运筋骨、平衡阴阳的功效。同时通过不同的姿势，微妙地健运性腺系统，有益于调节包括性激素与脑垂体激素、甲状腺激素等内分泌的功能，促使精气旺盛。本功法特别适合于中老年人以及患有某些慢性病与虚弱性病证的患者锻炼，如冠心病、慢性支气管炎、高血脂、肥胖症、糖尿病、高血压、前列腺肥大、性功能减退、习惯性便秘、消化功能减退等。

以上功法既可以全套锻炼，也可以选择其中的一两节或两三节单练习。但练习者必须注意本功法导引动作较多较难，特别是细微小动作较难掌握，所以必须在良师的指导下认真学习，方能很好掌握。其次，中老年锻炼者须循序渐进，不可贪多求全，要能勤而行之，方能收到强身健体、祛病延年之效。

复习题：
1. 试述回春功的来源与宗旨。
2. 回春功站功的动作特色是什么？
3. 回春功站功第一部分主要包括哪些功法？

第九节　放松功

放松功是静功的一种，是通过有意识的放松，把身心调整到自然、轻松、舒适的状态，解除紧张，消除身体和大脑的疲劳，恢复体力和精力；同时能使意念逐渐集中，排除杂念，安定心神，疏通经络，协调脏腑，有助于增强体质，防治疾病。

放松功是近代气功人士在继承古人静坐意守的基础上发展起来的一种功法，侧重精神内守，意导气行，与慢细匀长的呼吸配合。古代虽无其名，但有类似的修炼内容，如《苏沈良方》中的"静守""静坐"，近代丁福保介绍的"松弛法"，美国的"渐进性放松疗法"，日本的"松弛反应"，苏联的"自我暗示""放松训练法"都与放松功相似。

该功法安全有效，不受环境条件限制，易学、易练、易见效益，站、坐、卧、行均可；既适合健康人练习，是练功入静的基础，又适合患者康复练习；能促进气血运行，是高血压、冠心病等心脑血管疾病的首选功法之一。

一、功法

（一）意松法

意松法是在意念的主动调节下，配合呼吸，对人体进行从头到脚，或逐段、分块，或整体、局部地进行放松的一种方法。常用的方法如下。

1. 三线放松法　三线放松法是将身体划分成两侧、前面、后面三条线，三条线各有 9 个放松部位和 1 个止息点，练功时沿此三线自上而下依次放松的方法。此法比较适合于初练气功意念难以集中者，是放松功的基本方法之一。

第一条线：头部两侧→颈部两侧→两肩→两上臂→两肘→两前臂→两腕→两手→十个手指。

第二条线：面部→颈前→胸部→腹部→两大腿前→两膝→两小腿→两脚→十个脚趾。

第三条线：后脑部→后颈→背部→腰部→大腿后→两膝窝→小腿后→两足跟→两脚底。

锻炼时除按静功的一般要求调整身心外，还需轻闭双目，轻轻闭上嘴。先注意一个部位并吸气，然后呼气并默念"松"；再注意下一个部位并吸气，再呼气并默念"松"。如此反复，直至三条线上的所有部位全部放松完。每放松完一条线，即在止息点轻轻意守一两分钟，三条线的止息点分别是中冲、大脚趾和涌泉穴；最后将注意集中在第四个止息点下丹田三四分钟。再静立片刻，待口中津液增多后，将津液分三次吞咽，用意引至下丹田，名为"玉液还丹"。如此为一个循环，每次锻炼可练一个，也可练两三个循环，并以睁眼擦掌收功。

该法通过"松"而达到"通"之目的，"松"是通的必要条件，而"通"是取得疗效的关键环节。"通"能使浊气下降，清气上升，气血畅通，身体轻捷。此外，玉液吞咽有助于健胃、消食，治疗消化不良等病证，具有补养精气的作用，使肾水上升，心火下降，水火既济，实其腹而虚其心。

初练三线放松功者可采用仰卧或平坐式较易放松，练功纯熟者，可在各种姿势，如站、坐、卧、行中练习。其调息方法一般从自然呼吸开始，逐步过渡到腹式呼吸，但均要求长呼短吸。

2. 分段放松法　把全身分成若干段，自上而下分段进行放松，常用的分段有如下两种。

（1）头部→肩臂手→胸部→腹部→两腿→两脚。

（2）头部→颈部→两上肢→胸腹背腰→两大腿→两小腿及脚。

练功时意守一段，默念"松"两三遍，再意守下一段，周而复始，放松两三个循环，止息点在脐中。本法适用于初练功对三线放松感到部位多，记忆有困难者。

3. 局部放松法　在三线放松的基础上，单独就身体的某一病变部位或某一紧张点，默念"松"20~30 次。本法适用于三线放松掌握得比较好，而病变部位或紧张点有可能进行放松者，如青光眼的眼部、肝病的肝区等。

4. 整体放松法　整个身体作为一个部位，默想放松。整体放松有如下三种方法。

NOTE

（1）似喷淋流水般从头到足笼统地向下放松。

（2）以脐为中心，笼统地向外放射状扩张放松全身，并默念"松"。

（3）依据三线放松的三条线，逐条沿线流水般地向下放松，不停顿。

本法适用于三线放松、分段放松掌握得比较熟练，能较好地调整身体、安定情绪者；或初练功感到进行三线、分段放松均有困难者；或肝阳上亢、阴虚火旺等上实下虚的患者。

5. 倒行放松法　把身体分成前后两条线进行倒行放松。

第一条线：脚底→足跟→小腿后面→腘窝→大腿后面→尾闾→腰部→背部→后颈→后脑→头顶。

第二条线：脚底→足背→小腿前面→两膝→大腿前面→腹部→胸部→颈前→面部→头顶。

（二）振颤放松法

自然站式，均匀呼吸，意想全身如网状通透，将体内病气、浊气向下抖动排出到地底下。全身振颤、抖动，重点在两手腕和两脚踝及脚跟，每次振颤 2~5 分钟，每分钟振颤频率 130~160 次。振颤后静立 3~6 分钟，根据身体状况也可以适当延长时间，或练习其他动静功法。凡不适宜做其他放松法者，均可通过振颤放松法的锻炼而达到松静效果。

临床实践证明，通过对全身有节律地进行振颤运动，对促进气机的下降、疏通经络具有重要作用，可调气、降气。振颤放松法动静结合，单独练这一法，持之以恒，不但能强身健体，而且对肝阳上亢或上实下虚证，如高血压、神经衰弱、血管神经性头痛、更年期综合征等有显著作用。振颤法还常常作为其他功种放松、入静的预备和引导方法。

（三）拍打放松法

初学气功或学练其他放松法不见效者，采用拍打的方式由外动促使内动引导放松，容易见到效果。如果将拍打放松法与按摩点穴法结合起来，效果会更好。拍打放松法是从头到脚依次分段有节律拍打放松，同时口中默念"松"字导引。

拍打路线：头部→颈部→两肩→两肘关节→两手背→两手指头→胸腹→背腰→两髋→两大腿→两膝→两脚背→两脚趾。

二、应用

放松功是学习气功入门的基础功法之一，也是入静、入定等高级功夫的基础，适应范围较广。脑力劳动者练习放松功，可以快速消除大脑的疲劳；体力劳动者练习，可以快速消除肌体的疲劳。高校的大学生练习放松功既可减轻疲劳，又可增强记忆和缓解考试前的紧张情绪。对难以入睡、失眠患者，放松功可以帮助入睡。对"亚健康"人群，放松功有良好的调节、恢复和治疗作用。临床实践证明，该功法用于治疗高血压、冠心病、青光眼、神经衰弱、胃肠病、哮喘等病证，均取得较好疗效；对于各种原因引起的疼痛，也有较好的缓解作用。

复习题：

1. 如何理解放松功中松和通的关系？

2. 三线放松法的三条放松路线是什么？

3. 放松功可用于治疗哪些病证？

第十节 内养功

内养功是以吐纳为主的气功功法。于明末清初时流传于民间，新中国成立后经挖掘、整理并推广应用。数十年来经临床实践证明，内养功治疗消化系统疾病、呼吸系统疾病及其他多种慢性疾病疗效显著，是一种简便高效的优秀医疗气功功法。

在数十年的应用实践中，该功法的治疗范围不断扩大，功法本身也得到不断充实和发展。如今内养功分为静功和动功两种练习形式，要求"形气神合"贯穿于整个功法始终，而在不同的层次又各有侧重。停闭呼吸（亦称为"不平衡式呼吸法"）和意念的配合是内养功的锻炼重点。在具体操作上强调呼吸停顿、默念字句、舌体起落、气沉丹田，具有使大脑静、脏腑动的特点。通过特定的姿势、呼吸和意念的锻炼，实现形体放松、呼吸调和、心神恬静，从而起到静心守神、培补元气、平衡阴阳、调和气血、疏通经络和协调脏腑功能的作用。

内养功分初、中、高级三个层次，动功和静功贯穿于各层次练习。初级动功包括保健按摩法、保健导引法，初级静功包括松静筑基法；中级动功包括易筋行气法十二式和行气延寿法十二式，中级静功即吐纳停闭息调法；高级动功为灵性自动法，高级静功为神气合一法。

这里主要介绍初级静功和中级静功。

一、功法

（一）初级——松静筑基法

1. 调身 初级静功练习时以仰卧式、靠坐式、松静站立式为主。

（1）仰卧式 仰卧于床上，枕头的高低以舒适为标准，两手轻松自然置于身体两侧或双手相叠置于中脘部，两腿舒伸，脚跟并拢，脚尖自然分开。鼻吸鼻呼，两眼轻闭或微露一线之光，神不外驰。

（2）靠坐式 靠坐在沙发或床上，颈部和腰部需垫实，不可悬空。双手轻松置于沙发扶手上或两手相握放于丹田部位。两腿自然屈曲或舒伸。眼、口轻闭，鼻吸鼻呼。

（3）松静站立式 两脚平行分开与肩同宽，两膝微屈，松腰松胯，收腹敛臀，两臂在身体两侧自然下垂，指尖朝下，松肩、虚腋。下颌微内收，百会穴朝天。两眼轻闭，鼻吸鼻呼。

2. 调息 初级静功首先采取自然呼吸，随着功夫的不断加深而过渡到腹式呼吸，并配合呼吸默念"静"字诀和"松"字诀，以达到相对入静和放松的目的，为练习中级功较为复杂的停闭呼吸法打下基础。

（1）自然呼吸 即不改变平时的呼吸运动形式，顺其自然。

（2）腹式呼吸 腹式呼吸是指随呼吸腹部有明显起伏的呼吸方法，又有顺腹式和逆腹式之分。随吸气腹部隆起，随呼气腹部缩回的为顺腹式；反之，随吸气腹部回缩，随呼气腹部膨出的为逆腹式。不论顺腹式还是逆腹式呼吸，均要求使呼吸达到悠、匀、细、缓、深、长的运动形式。但不可为追求腹部的起落勉强延长呼吸，以免出现不适。

3. 调心 用意守法，分为活位意守和定位意守两种形式。活位意守即配合五种"松静"的练习方法进行意守；定位意守即以气海穴为中心的丹田意守。

（1）活位意守

开降法：配合吸气意想从机体（部位）的中心点或中心轴由里向外打开，同时默念"静"字诀，使自己尽快安静、平静下来；配合呼气意想从上向下松降，同时默念"松"字诀，并体会松的感觉和效应。

聚降法：配合吸气意想清新能量之气向机体（部位）的中心点或中心轴积聚，呼气由上向下松降。余同上。

升降法：如进行整体练习，即配合吸气由足部向上升至膻中部位高度，配合呼气由头顶百会向足部松降。如进行特殊部位练习，即配合吸气从此部位的底线高度向顶线高度上升，呼气时从顶线高度向底线高度松降。余同上。

开合法：即配合吸气意想由机体（部位）的中心点或中心轴向外打开，配合呼气意想向中心点或中心轴松合（意合体松）。余同上。

聚散法：即配合吸气意想清新能量之气向体内（部位）中心点或中心轴积聚，配合呼气意想浊气、病气散泻出去，机体随之而放松。

以上方法根据需要选择练习 10~15 分钟后，采取定位意守的方法进行养气。

（2）定位意守　即丹田意守，以气海穴为中心，如同自己拳头大小的区域，上缘为神阙穴、下缘为关元穴，位于小腹内。轻轻意守 5~10 分钟，以培补元气。

此初级功为中极功练习打下快速放松、快速入静的基础，同时可作为预备功、矫正功应用。

（二）中级——吐纳停闭息调法

1. 调身　在初级功的基础上，增加侧卧式、尾高位式、平坐式和壮式。

（1）侧卧式　有左右之分，多以右侧卧为主。向右侧卧于床上，头的高低用枕调节，以舒适为标准。上身在保持自然生理曲度的基础上，呈含胸拔背状。右上肢自然屈曲，五指舒伸，掌心向上，置于脸前枕上，距脸一拳左右。左臂自然伸直，掌心向下，放于同侧髋上。右腿自然舒伸，左腿屈曲成 120°，两膝相叠。双目轻闭或微露一线之光，鼻吸鼻呼。左侧卧与其姿势相同，四肢体位相反。关于左侧还是右侧，应根据病情和个人的习惯而定。为便于胃的排空和不因重力而造成心脏负担，多以右侧卧为主；有心脏疾患或胃张力低下、排空迟缓者均宜选用右侧卧；而胃黏膜脱垂症的患者宜选用左侧卧式。

（2）尾高位式　基本与仰卧式相同，不同处，即将臀下用物垫高 10cm 左右，使练功者的体位呈一马鞍形。两腿舒伸，亦可两腿屈曲，两脚向臀部收回并平行分开与肩同宽，两膝靠拢，成一立体三角形。此式是治疗脏器下垂所采用的特殊姿势。

（3）平坐式　平坐在没有靠背的凳子上，两脚平行分开与肩同宽，小腿与地面垂直，膝关节屈曲成 90°，两手掌心向下自然放在两大腿上。胸微微内含，脊背自然竖起，松肩垂肘。下颌微内收，百会穴朝天，鼻吸鼻呼，两眼轻闭或微露一线之光，神不外驰。

（4）壮式　脸向上仰卧于床上，枕头垫高到 25~30cm。肩背随之垫实而呈一坡形，不可悬空。两手掌心向内贴两大腿的外侧，两腿舒伸，两脚并拢，脚尖上翘。此式虽卧于床，但较为费力，通常在练功后期为巩固疗效、增强体质而选用。

2. 调息　中级功不仅要求有规范的姿势和意念的调练，更侧重于调息，强调通过不平衡的停闭呼吸法的锻炼，来调整体内阴阳失衡的现象。使大脑皮质及皮质下中枢神经系统得到很好调整，交感神经和副交感神经的兴奋与抑制更加协调，使体内的阴阳平衡达到一个新的水平和状态。并且通过停闭调息的锻炼而达呼吸协调的目的。

（1）停闭呼吸法　中级静功中的停闭呼吸法有三种形式，软呼吸法、硬呼吸法和双补法，其中软呼吸法和硬呼吸法是临床上常用的基础停闭呼吸法。软呼吸法又称为滋阴法，其呼吸运动形式为吸—呼—停；硬呼吸法又称为补阳法，其呼吸运动形式为吸—停—呼。对于年老体弱、病情较重，不适合动功练习的患者，多采用双补法，其呼吸运动形式为吸—停—吸—呼。

软呼吸法：可采取鼻吸鼻呼或鼻吸口呼进行练习。先行吸气，随之将气徐徐呼出，呼毕再行一定时间的闭气。这种呼吸法比较适合于慢性肝炎、肝硬化初期、习惯性便秘、高血压、萎缩性胃炎、胃肠动力不足、慢性支气管炎、哮喘等。

硬呼吸法：要求口唇轻闭，以鼻呼吸。先行吸气，然后进行一定时间的闭气，再将气徐徐呼出。此法适宜于胃及十二指肠溃疡、胃下垂、慢性胃炎、慢性肠炎、幽门狭窄、泄泻、低血压等。

双补法：此法有一定的难度，但对消化和呼吸方面的作用更为显著。练习时应先吸少量的气，即行一定时间的闭气，然后再行吸气，最后徐徐呼出。

呼吸方法的选择，软呼吸法适用于阴虚者，此法有滋阴潜阳的作用；硬呼吸法适宜于阳虚者，此法具补阳扶正的功效；气血虚亏者可采用双补法。但不论是哪一种呼吸法，停闭的时间和呼吸的长短均要掌握得恰到好处，即掌握好呼吸的火候，避免因呼吸不当而产生不舒适的症状。一旦出现憋气现象，可采用初级功中的松静法，予以调节矫正。

（2）舌体起落与停闭呼吸的配合　在中级功里，舌体配合呼吸进行上下起落运动的锻炼，称为"舌动"或"舌体起落"。舌体起落可以起到集中思想，排除杂念，刺激唾液腺大量分泌唾液，增进食欲，加强食物消化和吸收的作用；也有引君火下降，奉阴精上升，水升火降，水火既济的作用。

舌动与软呼吸法的配合：吸气时舌抵上腭，呼气时舌体落下，停闭时舌落下不动。

舌动与硬呼吸法的配合：吸气时舌抵上腭，停闭时舌抵上腭不动，呼气时舌体落下。

舌动与双补法的配合：吸气即舌抵上腭，直至呼气舌体落下。

在进行舌体起落锻炼时，口腔内会产生大量的唾液，需平心静气地将其徐徐咽下，用意念诱导送入丹田。古称"常养玄谷芝，灌溉瑶池水"。

（3）默念字句与停闭呼吸的配合　默念字句也是内养功中级功修炼的一个重要手段，即练功中选择美好的、有利于身心健康的词或字句用意默念，不出声音。默念字句具有以一念代万念的作用，并通过词句的暗示，诱导相应的生理效应，加速疾病的治愈和体质的恢复。临床上常用的字句因人因病而异。如精神紧张者，可选用"我松静"；脾运失健者，宜选用"大脑静，脏腑动"；气血两亏者宜选用"恬惔虚无，真气从之"；气滞胸胁者，宜选用"气沉丹田，真气内生"；糖尿病患者，宜选用"血糖降，尿糖无"的字句，等等。默念字数开始要少，一般先以3个字开始练习为好，待呼吸调至柔细深长后，则可增加字数，但以不超过9个字为宜，如"我练功身体好""坚持练功身体能健康"等等。

如果选练的字诀是3个字，即吸、呼、停各念1个字，比较好掌握。如果选用4个字以上的字诀默念，就要按一吸一呼各念1个字，其余的字均在停闭时默念的要求来练习。

默念字句和软呼吸法的配合：吸气默念第一个字，呼气默念第二个字，停闭默念剩余所有的字，如"练功身体好"，即吸气默念"练"，呼气默念"功"，停闭默念"身体好"。以此类推。

默念字句和硬呼吸法的配合：吸气默念第一个字，停闭默念中间所有的字，呼气默念最后一个字。如"恬惔虚无"，即吸气默念"恬"，停闭默念"惔虚"，呼气默念"无"。以此类推。

默念字句和双补法的配合：此法配合有多种形式，常用的以默念3个字为宜，即吸、停、吸各念1个字，呼气便徐徐呼出。

默念字句对呼吸的快慢和停闭时间的长短有一定影响，尽管字句的默念所用的时间没有统一规定，可灵活掌握，但默念时字与字间隔的时间应该是相等的。随着功夫的不断加深，停闭的时间会逐渐延长，默念的字数可不断增加。但初学者不能一味追求默念字数的多少，而造成憋气现象的出现。内养功中级静功需将姿势、意守、舌动、默念、腹式停闭呼吸全部兼顾起来，对初学者有一定难度，应按循序渐进的原则逐一掌握，切莫急于求成。患者可根据病情需要优先选择其中的某项，有针对性地练习。如难以入静者先选择默念，消化不良者可先增加舌动，年老多病增加默念和舌动均觉困难者，亦可单纯练习停闭呼吸。

3. 调心 取意守法，中级静功的意守部位有丹田、涌泉、膻中和外景。

（1）意守丹田 与初级静功同。

（2）意守涌泉 意守两足涌泉穴，或闭目默默回忆大足趾的形象。血压偏高、肝阳上亢者，或意守丹田意念容易偏重者，均可选用意守涌泉或足趾。临床上也可根据患者的不同情况选择意守命门、足三里等。

（3）意守膻中 即意念轻守两乳之间的膻中穴。女子练功多守此部位，尤其在月经期，可避免经期延长、经血过多的现象出现。另也可根据病情和练功的进度选用这一部位。

（4）意守外景 即意守体外的某一美好、有利于身心健康的景物，如花卉、大海、明月等等。对于杂念纷纭不容易意守丹田的初学者，或精神紧张、抑郁的患者，可先选择外景意守。

意守部位的选择一般以丹田为主，既可培补元气，也可随呼吸节律的腹壁起伏运动，较好地集中思想，排除杂念。但无论意守何处，都应做到似守非守，绵绵若存，顺其自然。

内养功中级静功每个功时为45~60分钟，练功即将结束时，要停止默念和舌动，将腹式停闭呼吸改为匀缓柔和的自然呼吸，进行养气。养气时丹田部位有温暖充实的感觉，同时意想自己松静怡然，整个身体如同沉浸在温暖的池水里，愉悦恬静，轻松舒适，静静地颐养丹田真元之气5~10分钟后收功。

练功结束时，由静变动，要逐步从气功入静的状态中走出来，避免收功过急，先慢慢将双眼睁开，再将两手搓热后浴面、叩齿、咽津、揉腹、搓腰、和带脉等进行收功。

二、应用

内养功对消化性溃疡、胃下垂、胃黏膜脱垂、肝炎、习惯性便秘等消化系统疾病有显著疗效，对肺结核等呼吸系统疾病及其他多种慢性疾病也有显著疗效。现代研究证实，练内养功对大脑皮质有良性抑制作用，并能促进胃肠蠕动、消化、吸收和消化腺的分泌，还可以改善呼吸系统功能，提高机体免疫系统功能。

练内养功治疗疾病，应每次练功20~40分钟，每天练功2~4次，3个月为1个疗程。

复习题：

1. 简述内养功初级静功的五种活位意守法。
2. 对比内养功中级静功三种停闭呼吸法的异同。
3. 内养功的适用范围有哪些？

第十一节 强壮功

强壮功是根据古代释、儒、道各家的练功方法进行整理，取其精华，去其糟粕，综合而成，也是传统内丹术的筑基功法。该功法具有养气壮力、培肾固本、健体强身的作用。以治疗神经系统疾病为主，对于增强体质、陶冶情操、开发智能也具有良好的效果。

一、功法

（一）调身

包括自然盘膝坐、单盘膝坐、双盘膝坐、站式（高、中、低位站桩）和自由式 5 种。

1. 自然盘膝坐 两小腿交叉盘起，左压右或右压左均可，两足均安放于坐具上，足掌向后外，两大腿置于两小腿上，臀部着垫，头颈躯干端正，两眼轻闭，头微前倾，颈部肌肉放松，含胸拔背，臀部稍向后，两上肢自然下垂，两手四指上下互握，也可将一手置于另一手心上，放在小腹前的大腿上。

2. 单盘膝坐 两腿盘坐，左小腿置于右小腿之上，左足背贴于右大腿上，足心向上；或右小腿置于左小腿之上，右足背贴于左大腿上，足心向上。左压右或右压左可根据个人习惯而定。余同自然盘坐。

3. 双盘膝坐 右小腿置于左小腿之上，再把左小腿搬起置于右小腿上，两小腿交叉，两足心向上，置于两侧大腿上。余同自然盘坐。

4. 站式 高架站桩时两足平行分开与肩同宽，两膝微屈，腰胯放松，两手臂在胸前（膻中穴高度）抱球，松肩垂肘，小臂微屈。两手拇指与四指分开如抱球状。两眼轻闭，鼻吸鼻呼，下颌微内收，百会朝天，含胸拔背，收腹敛臀。中架站桩除两手臂在胸腹前（中脘穴高度）抱球与高架站桩不同外，其余均与高架站桩同。低架站桩除两手臂在小腹前（脐以下）抱球与高架站桩不同外，余均同。

站式练习在室内外均可，宜选择空气新鲜、光线适宜、环境安静的地点，以利于入静。

5. 自由式 没有固定姿势，完全根据个人所处环境进行练习。在工作疲劳、精神高度紧张时，可以随时随地、不拘形式地调整呼吸和意守丹田，以达到解除疲劳、放松机体、提高工作效率的目的。

（二）调息

包括静呼吸法、深呼吸法和逆呼吸法 3 种。采用鼻吸鼻呼的形式，舌尖轻抵上腭，有鼻部疾患者可鼻吸口呼。

1. 静呼吸法 即自然呼吸法。不改变原来的呼吸形式，也不用意识注意呼吸，任其自然。这种呼吸法对初学气功者，年老体弱、肺结核、贫血患者较适宜。

NOTE

2. 深呼吸法　即深长的混合呼吸法。吸气时胸腹部均隆起，呼气时均回落。深呼吸法需在自然呼吸的基础上，呼吸逐渐达到深长、静细、均匀的程度，不能急于求成，且不宜在饭后进行。

深呼吸法适于神经衰弱、贫血、便秘、精神不易集中者。

3. 逆呼吸法　吸气时胸部扩张，腹部回缩；呼气时胸部还原，腹部充盈膨隆。逆腹式呼吸法也须在自然呼吸的基础上形成，要由浅入深，逐步锻炼，自然形成悠匀、细缓、深长的逆腹式呼吸，不可勉强。饭后不宜练习。此呼吸法适于精神萎靡不振、气虚体弱、脏器下垂、自主神经功能紊乱、心脏神经官能症等疾患。

（三）调心

1. 意守　以意守腹丹田为主，借以达到培肾固本的目的。也可根据练功者的身体状况，选择意守部位和内容。也可以用存想法。

（1）意守丹田　以气海穴为中心，自己拳头大小的范围，位于小腹内。意念勿过重，做到似守非守，绵绵若存，以免出偏。

（2）意守膻中　配合高架站桩，可采取意守膻中。对心、肺疾病等均有调治作用。

（3）意守中脘　配合中架站桩，可采取意守中脘。对脾胃虚弱、胃肠神经官能症及血液系统疾病有调整和治疗作用。

2. 存想　可根据病情和身体状况进行。《文始真经》云："气缘心生，犹如内想大火，久之觉热，内想大水，久之觉寒。"即是以想的方法建立一个适合自己需要的寒热温凉的环境，以调节温凉寒热。如阳虚患者可意想小腹有一火球，阴虚患者可以意想山泉、小溪。

二、应用

强壮功以治疗神经系统疾病为主，可用于治疗紧张性头痛、脑血管病后遗症、神经衰弱、自主神经功能紊乱、心脏神经官能症等疾患。对心血管系统疾病、血液系统疾病、内分泌及代谢系统疾病、妇科疾病、泌尿生殖系统疾病也有不同程度的治疗效果。

练强壮功治疗疾病，应每次练功 20~40 分钟，每天练功 2~3 次，2~3 个月为 1 个疗程。

复习题：

1. 简述强壮功的练功姿势。

2. 强壮功有几种呼吸法？如何操作？

3. 强壮功怎样意守丹田？

第十二节　真气运行法

真气运行法是一种以调息为主的静功功法，主要通过凝神调息，培植真气，以贯通经络，调理阴阳气血，而达防病治病、延年益寿之功效。本功法根据《黄帝内经》的理论，并采纳了道家"小周天功"的修炼方法，整理编创而成。该法的核心部分是"五步功法"，是一套贯通任督二脉的方法，具有简便易行、操作步骤井然等特点。

一、功法

（一）调身

常用调身有行、立、坐、卧4种形式，其中静功以坐式为主，其他姿势为辅。要求头顶如悬，闭目内视，耳听呼吸，练哪一步功就内视（即意守）哪一部位，保持从容自然。

（二）调息

其特定呼吸法是鼻吸鼻呼和注意呼气，吸气任其自然，因为只有通过呼气运动，才能推动真气下入丹田。

（三）调心

1. 呼吸注意心窝部

（1）先将练功条件准备好，即缩小视野，注意鼻尖少时。而后闭目内视心窝部，耳听呼气，勿使闻声，意念随呼气趋向心窝部，吸气时顺其自然。再呼仍如前法。练习一定时日后，真气即在心窝部集中，这也是排除杂念的好方法。如果还是杂念纷扰，可用数息法，直至杂念不再兴起，即可放弃数息法。

（2）练功时间每天3次，每次20分钟。有条件可安排固定的时间，养成习惯，对静心很有帮助。认真练习，10天左右即可完成第一步功。

（3）练功3~5天，即感到心窝部沉重，5~10天，心窝部有温热感，这是真气集中的表现，为第二步气沉丹田打好基础。

操作提示：注意心窝部时，意念要放松，不要太执着。如果杂念太多无法进行意守时，可采用数息法，待杂念减少后再改为注意心窝部。

通过第一步的练习能使心火下降，振奋脾阳。凡脾胃虚寒、食欲不振者，可收增加食欲之效。

2. 意息相随丹田趋

（1）当第一步功法做到呼气心窝部发热时，即可意息相随，呼气向下延伸，一步一步自然地向小腹（丹田）推进。

（2）练功时间每天3次，每次25分钟或半小时，10天左右即可气沉丹田。

（3）练习一段时间后，呼气时会感到一股热流送入丹田，小腹汩汩作响，肠蠕动增强，矢气增多，这是胃肠功能增强的表现。

操作提示：以意引气由心窝至下丹田时，用意要慢，慢慢将热气引向丹田，不可操之过急，以免发生不适。

练习此法能使脾胃功能得到增强，使慢性消化系统疾病得到改善，一般可增进食欲，改善大小便异常现象，对慢性结肠炎有良好效果。

3. 调息凝神守丹田

（1）当第二步功丹田发热后，即可把呼吸有意无意地止于丹田，即意守丹田。不要再注意呼气往下送，以免发热过大，耗损阴液，犯"壮火食气"之弊。呼吸自然，意守丹田，文火温养。

（2）练功时间每天3次，每次30~40分钟，或更长一些。这一关是培育丹田实力，为积气冲关打好基础。需40天左右方可充实有力。

（3）此阶段小腹发热明显，再经十数天形成"气丘"，随功夫增长，气丘也越来越大。待小腹充实，有足够的力量，即向下游动，有时阴部发痒，会阴跳动，或四肢、腰部发热等，这些感觉因人而异。

操作提示：此法只需将意念放于丹田处，不再关注呼气往下送。

此练习能使任脉通畅，心肾相交，心神安泰，睡眠安静，并能协调内脏功能，故阳痿、月经不调、大小便异常等病证可有明显好转。

4. 通督勿忘复勿助

（1）经第三步功丹田充实后，真气即经过会阴沿督脉上行。上行时，意气相随，勿分散注意力（勿忘）；若行至某处停下，也不可强行导引（勿助）。上行的快慢是由丹田中积蓄的真气的力量决定的。若实力不足，急于"通关"，强加导引，便会犯"拔苗助长"的错误，应顺其自然。如果上行至玉枕关通不过，内视头顶便可通行。

（2）每天可酌情增加功次，每次时间也应延长至50~60分钟。大多数人经1周左右可通督脉。

（3）通督脉的反应因人而异，有的片刻就通过了，力量很猛，有的需经数小时或数天，有的行行住住，有的直冲而上。应了解项背强急、环头拘紧是通督脉常有的反应，不可疑虑，应自然放松，通关后（尾闾、夹脊、玉枕）自然轻松愉快。

操作提示：真气充足时，吸气稍用意令真气沿督脉上升、呼气沿任脉下降循行一周。若通关不过，行至某一处停下，不要强行用意引气，需重新意守丹田，待真气充足再运行周天。

一呼真气入丹田，一吸真气入脑海，一呼一吸形成任督脉循环，古称"小周天"。到此阶段，凡由于肾精亏损引起的头晕耳鸣、失眠健忘、月经不调、心慌气短、急躁易怒、精神恍惚、性欲减退等症都可得到改善。长期坚持，可望康复。无病者表现为精力充沛，身体轻捷，判若两人。

5. 元神蓄力育生机

（1）原则上仍是意守下丹田。通督之后，各条经络相继通开，如头顶出现活动力量，也可意守上丹田。

（2）练功时间每天3次，每次1小时左右。约经1个月时间，各种动触现象才能逐渐消失，只有下丹田和上丹田的力量更加集中旺盛。

（3）在通督后10天内，经络通畅，内呼吸旺盛，真气充盈之初期，可出现头皮奇痒，舌尖颤麻，浑身常有似电流窜动，皮肤痒麻如蚁爬行，眉心、鼻骨紧张，环头拘紧，身体有时温热有时凉爽等各种动触现象。遇此类情况，既不要惊慌，也不要追求，移时便会自然消失。

通督后，上下丹田之间似有磁力互相吸引，系大脑皮质本能力量增强，内分泌旺盛协调所致。功夫越深，相吸引之力量越明显活跃，对全身生理机能的调节就更好，真气也更加充实，可使免疫功能增强，原有疾病也得到改善或痊愈。如坚持锻炼，则身心健康，益寿延年。

练功结束时，先将意念放松，两手掌相对摩擦，如浴面之状，使精神复常，然后慢慢起立活动即可。

二、应用

本功法适用于各种慢性病证的治疗，经近年临床验证，取得一定疗效者有：慢性鼻炎、感冒、咽喉炎、支气管炎、食管炎、胃炎、溃疡病、胃下垂、肝炎、肝硬化、胆结石、结肠炎、胃肠神经官能症、肠粘连、肾炎、阳痿、早泄、遗精、月经不调、性欲低下、神经衰弱、失眠、健忘、癔症、焦虑、高血压、冠心病、类风湿关节炎及某些恶性肿瘤（如肺癌）等。无病者亦可修炼本法以养生保健。

复习题：

1. 真气运行法的来源如何？
2. 真气运行法的调身、调息有哪些要求？
3. 真气运行法的五个操作步骤是什么？

第十三节　新气功疗法

新气功疗法是在吸收华佗五禽戏长处的基础上创编，以"行功"为主要练功方式的功法。它将传统气功中的意念导引、呼吸导引、形体导引有机地结合起来，同时又将意念导引作为整套功法核心，使动静相兼，动中求静，静中有动。新气功疗法在调息上的独特之处是采用"风呼吸法"，呼吸快、猛、强。此法在清晨习练，可吸收大量的氧气，故可产生较强的内气。

新气功疗法内容较多，包括定步风呼吸，升降开合慢步行功，快步行功，中度风呼吸自然行功，中度风呼吸一、二、三步行功，以及吐音导引和各种复式按摩等功法。临床上常用中度风呼吸法自然行功防治疾病，用中度风呼吸法一、二、三步行功防癌抗癌，本节仅介绍这两种行功。

所谓中度风呼吸法就是指行走的速度是中等的，呼吸的速度也是中等的。这种中度风呼吸法比较平稳，适应多种慢性疾病及癌症患者，除严重的心脏病外一般均可应用。本功法强调"松静自然"，因此从外形上看好似闲庭信步。其操作要领强调"圆、软、远"三字诀。圆，是指练功时躯干和肢体动作要保持圆或弧线形的运动姿态，要神情自然，动作圆满，气势一贯；软，是指运动时肩、头、颈、躯干、臀、腿、腰等部位要保持一定的松软，不要僵硬死板；远，是指眼睛无论是半闭半合或是轻轻闭合，都要向前平观远方，要做到视而不见，见而不盯，切不可低头看地。练功过程中只有以此三字诀对照检查，疗效才能提高。

一、功法

（一）中度风呼吸法自然行功

1. 预备功

（1）松静站立　两足平行开立，与肩同宽；两膝微屈，不超过足尖；双膝双胯自然放松，身体重心落于两足中间；双臂自然下垂，置于两腿的外侧稍前方，手指自然微弯曲；沉肩坠肘，虚腋松腕；含胸拔背，百会朝天；松腰、收腹、沉胯；两目先平视远方片刻，然后再缓慢轻轻地闭合；舌抵上腭，神态自然。

松静站立是新气功疗法各种行功的一个基础式，通过此式能使心安神静，气血流通，所以要严格按照练功的具体要领操作，不可草率行事。

（2）中丹田三个气呼吸　气呼吸即是鼻吸口呼的呼吸。松静站立后，双手轻缓地由胯旁向中丹田聚拢，开始时两手心相对，指尖向下，待移至中丹田时两掌心转向腹部，先将左手（男先左、女先右）的劳宫穴贴于肚脐处，再将右手（女为左手）掌心重叠在左手（女为右手）手背，使左右手的内、外劳宫穴相叠。双手位置放好后，开始做呼吸动作。先用口呼，随呼气两腿慢慢下蹲，使身体缓慢下降；呼气尽时身体不动，用鼻吸气。先呼后吸为补，体虚久病者较为适宜。当吸气满后稍憋住，待身体上升，两腿慢慢直立后再呼气。整个呼吸过程为一呼、一吸、一平，为一个气呼吸，共做三次。

操作提示：三个气呼吸要遵循自然的原则，切不可用力或勉强追求深长，不可用力呼尽吸足。用口呼气时，口不要张得太大，微露一缝即可；要松腰、松胯、松膝，身体随着呼气做缓慢的下降。下降的位置和降速可根据自己的病情而定。如高血压患者，身体下降的位置可以低一些，速度慢一点，而低血压者不做下蹲动作。呼到一定程度后，就开始吸气，吸时身体先不要伴随上升动作，保持呼气时的原位，切不要边吸边直立身体，以免胸部发生不适感或憋气现象，一定要吸完后再慢慢地直立起来。

通过三个气呼吸，促使大脑逐渐进入轻松可控制的安静状态，使失调的大脑机能得到合理的调整，充分地恢复大脑作为人体最高"司令部"的功能。

（3）中丹田三开合　①开法：最后一个呼吸结束后，恢复自然呼吸。然后将双手从"抱丹田"式向体两侧慢慢地分开。开时两手手背相对，掌心向外，手指并拢；开到略比自己的身体稍宽些为止，此称为一"开"。②合法：开后，双手同时缓慢翻掌，变掌心相对，并向腹前丹田处聚拢至双手将要接触而尚未接触时止，称为一"合"。一开一合反复做三次，称中丹田三开合。

操作提示：丹田开合时要意守丹田。

意守丹田可以生发元气，调和血脉，增强脾胃功能。

2. 行功

（1）迈步法　预备功后，慢慢睁开双目，目光平视前方，然后像散步似的向前行走。行功出脚的顺序一般依照男左女右的原则（即男子先迈左腿，女子先迈右腿），若是疾病患者，可根据不同的病证决定出脚的次序。如高血压、心脏病患者，可以不分男女，一律先左后右；肝病患者与之相反，先右后左；癌症患者根据病情所在一侧，决定出脚次序。以先迈左脚为例，左腿迈出，左脚跟先轻轻着地，前脚掌自然竖起，随身体重心的左移，左脚自然放平；再开始迈右脚，变右脚脚跟先着地，脚掌自然竖起，随身体的重心右移，右脚逐渐放平。如此左右交替，一步一步地向前走。

操作提示：步法要有节奏，不要形成"八"字脚，要注意松腰、松胯。眼向前方平视（睁眼或闭眼可自行酌定）。要做到"视而不见""听而不闻"，以排除外界干扰。同时，舌抵上腭，以沟通任督二脉。若口津增多，不要边走边咽，等到收功时再咽，以免发呛。戴假牙者，可将其摘除。头部随身体的扭转而转动，当左脚迈出放平时，身体的重心移至左脚，躯干略向右转，头也随之向右转。转头时要注意放松天柱穴处和后颈、肩等部位。行走的速度及呼吸的长短根据自己的身体状况而定，以轻快不感到憋气为宜。

（2）手臂摆动　迈步时手臂的摆动要自然，与迈步配合好。当迈左腿，左足跟轻轻着地时，右手随之摆至中丹田前，左手臂自然向左后侧摆至左胯边。当左脚放平时，随之右脚向前迈进，左手臂由左后侧顺势摆至中丹田前，右手臂自然摆到右胯边。如此左右两脚轮流前行，左右两手也随之自然地前后摆动。

操作提示：当左脚跟着地时，左手臂再开始向左后方摆动，右手向中丹田处摆动，当左脚放平时，右手正对中丹田，手与丹田的位置相距约一拳，左手正放在左胯边。手摆动与迈步要自然而有节律，不用力，不拿憋劲，肩、肘、腕、全身诸关节均要放松，腰要空虚，臂要保持弧形运动，不要绷直，轻松愉快，所以此功叫作自然行功。

（3）调息　自然行功的调息方法是风呼吸法。风呼吸法是以鼻呼吸，先吸后呼。吸气时略带"风"声（即气息声），声音大小以自己刚能听到为度，不可太大。吸比呼声短促而略重，呼气声缓而略轻。自然行功的风呼吸法是两吸一呼为一息，即吸、吸、呼。而且呼吸要与步子互相配合。当迈出左脚，左足跟着地时，马上做两个吸、吸的动作，然后迈出右脚，右足跟着地时做一个呼的动作。如此吸—吸—呼，吸—吸—呼，一步一步向前行进。

操作提示：两个短"吸"的时间与一个长"呼"的时间基本相等，不可偏长偏短，呼吸节律要自然，气顺神安。患有高血压、心脏病者将风呼吸法改为自然呼吸法。

3. 收功　行走15分钟后，恢复开始松静站立姿势，站立一会儿后，再做中丹田三开合和三个气呼吸，然后自然松静站立2分钟后慢慢睁开双眼。本功法从预备功开始，行走15分钟，再做简式收功为1段，休息5~10分钟后可以再做1~2段。

（二）中度风呼吸法一、二、三步行功

1. 中度风呼吸法一步行功

（1）预备功　方法同上。

（2）迈步法　做完预备功即按病情出脚。以先出左脚为例，迈步前先将身体重心放于右腿上，使左脚变虚，左脚尖点地，然后迈出左脚，左脚跟着地，脚后跟略带点蹬劲，左脚掌翘起，膝关节保持一定弯曲，接着再将左脚放平。当左脚放平后，身体重心移至左脚上，右脚变虚顺势将右脚提起，右脚尖在左脚内侧中间旁开6~7cm处轻轻点地。点地时松腰，再将右脚向右前迈出，其脚跟先着地与左脚同。右脚迈出放平后，顺势提左脚，左脚在右脚内侧中间旁开6~7cm处点地后再迈出。如此左右交替前行。

此势特点是轮流交替点右足大趾（肝经大敦穴）和左足大趾（脾经隐白穴），能调整阴阳，激发经气，通畅经脉。

（3）双手摆动　手的摆动要与步法相配合。当左脚变虚、脚尖点地准备出脚时，右手先放于中丹田前，左手放于左胯边。当左脚迈出脚跟着地时，右手仍停在中丹田，左手仍停在左胯边；在左脚放平的过程中，右手逐渐摆回右胯边，左手逐渐摆至中丹田。摆时手心要朝向中丹田。此时身体重心已移至左腿上，右脚变虚，顺势将右脚提起，用右脚尖点地，左手仍在中丹田前，右手仍在右胯边。接着迈出右脚，在右脚跟着地时，左手仍停在中丹田，右手仍停在右胯边；在右脚放平的过程中，左手逐渐向左胯边摆去，右手逐渐向中丹田摆去，摆时手心要朝向中丹田，接着，左脚尖点地。如此左右手交替摆动。

（4）转头法　同"中度风呼吸法自然行动"之"行动"中的"迈步法"的转头。

（5）呼吸法　以先出左脚为例，当迈左脚，脚跟着地时，做两个连续的吸，即吸—吸的动作；当左脚放平与右脚尖点地的同时做"呼"的动作。然后，再迈右脚，脚跟着地时，同样做两个连续的吸—吸动作，当右脚放平，左脚尖点地时做"呼"的动作。如此每迈一步、点一

NOTE

脚，便配合着做一次吸—吸—呼的呼吸动作。

操作提示：中度风呼吸法一步行功除了与中度风呼吸法自然行功中行走要领相同外，还应注意：走小步、轻点地，转腰转头，超过90°，百会穴朝天，走一步一点脚，完成一个吸—吸—呼（跟吸、点呼），两脚交替点地；操练此功时，每走20分钟要进行一次平气（即做一次中丹田三开合的动作）；如气还不平，可再做一次中丹田三开合。中度风呼吸法一步行功可连续做3段，约60分钟。做完3段后，按收功法收功。

2. 中度风呼吸法二步行功

（1）预备功　方法同上。

（2）正功　此功的迈步法、摆手法、转头法以及呼吸法与中度风呼吸法一步行功大体相同，只是在呼吸与迈步的配合方面有些不同，因此侧重介绍呼吸与迈步配合。仍以先出左脚为例，左脚迈出，脚跟着地时做一个"吸"的动作；当左脚放平时，即迈出右脚，脚跟着地时，再做一个"吸"的动作；当右脚放平，身体重心移至右脚时，左脚变虚，顺势将左脚提起，用左脚尖在右脚中间旁开6~7cm处点地，此时做"呼"的动作。接着再将左脚迈出，在脚跟着地时做一个"吸"的动作；然后迈右脚，脚跟着地时又做一个"吸"的动作；在右脚放平时，左脚又做一个点地动作，同时配合做一个"呼"的动作。如此一步一步地向前迈进。二步功的特点是先出哪只脚就总是点那只脚。同样是每走20分钟要进行一次平气，做三个中丹田开合，然后接着再做。

操作提示：二步行功与一步行功的动作要领大体相同，只是在行走时先出哪只脚，就总是哪只脚点地，即走两步一点脚，完成一个吸—吸—呼（跟吸、跟吸、点呼）。操练此功时，同样是每走20分钟要进行一次平气，做三个中丹田开合，然后接着再做。此功因出脚和点脚都是在一只脚上，所以特别适宜于肝病患者操练。肝病患者操练时应先出右脚，做一段（20分钟）后，进行平气；平气后再出左脚，再做一段，进行平气；再出右脚做一段，共做三段。然后收后脚，两脚站平，做中丹田三开合，如果气不平，再做三个气呼吸。

3. 中度风呼吸法三步行功

（1）预备功　方法同上。

（2）正功　以先出左脚为例，左脚迈出，脚掌竖起、脚跟着地时，做一个"吸"的动作；当左脚放平时，即迈出右脚，也是脚掌竖起、脚跟着地，再做一个"吸"的动作；右脚放平后，再迈出左脚，左脚跟着地及放平过程中，做一个"呼"的动作，此时左脚变实要站稳，右脚放松变虚，虚到可以提起的程度用右脚脚尖在原地点地，此时变为自然呼吸，即所谓"平"。如果这样做感到憋气，也可以在做"呼"的同时做右脚尖点地。在做右脚尖点地时上体向右侧转45°，头部保持正直姿势，但头要略向右后方转，用眼的余光看右肩，这样随脚尖点地，可以导气下行。接着又迈出右脚，脚掌竖起、脚跟着地时，做一个"吸"的动作，当右脚放平时，再迈出左脚，当脚跟着地时，再做一个"吸"的动作；在左脚放平时，再迈出右脚，脚跟着地及放平的过程中，做一个"呼"的动作；当右脚放平时，左脚脚尖在原地点地，此时变为自然呼吸。如此左右交替一步一步向前行走。

操作提示：中度风呼吸法三步行功与一、二步行功的动作要领大体相同，但三步功是后边那只脚在原地点地，而且在点地时，眼睛要朝着点地脚的那一侧，并且要看到肩部，这个动作是为了导引"内气"顺着阳经从头到脚（走外侧），然后再顺着阴经的通路从脚向上走（内侧），这样使阴阳得到交流和调整。走三步一点完成一个吸—吸—呼和一个自然呼吸（跟吸、跟吸、跟呼、点平）。操练此功与一、二步行功一样，每走20分钟（一段）要进行一次平气，然后再做，共做三段。三段做完后，按收功法收功。三步行功的呼吸较之二步行功更慢些，更稳些，如改用自然呼吸法，还可以代替慢步行功。

中度风呼吸一、二、三步行功操作要点，为迈步时脚跟落地要轻，移动身体重心时要稳，脚掌踏地时要五趾轻轻抓住地。点脚时，"松透、点住"。所谓"松透"指的是脚趾在点地之前，腿先要松透，所谓"点住"指的是脚趾在点地时要实，脚趾点在地上要停顿一下，再向前迈步。千万不要像蜻蜓点水那样，虚而不实。肝脾病患者，在练一、二步功点地时，应点大趾端，这样便于刺激大敦或隐白穴。练三步功时，在点地之前，必先将重心移稳，上身略向前倾，但百会穴仍须保持朝天的姿势。在转腰转头、后腿虚透的基础上再做点地的动作。练一、二、三步行功中"吸"在正面，"呼"在侧面。

二、应用

中度风呼吸法自然行功是运用调息导引法来调整阴阳，调动内气运行，疏通经络脉道，达到防治疾病的目的。具有消炎、去热、防癌、防病的功效。临床应用范围非常广泛，除严重心脏病外，许多慢性疾病均可采用该法预防和治疗。如肝炎、肺炎、肾炎、肠炎、支气管炎、关节炎、神经衰弱症、感冒发热、月经不调、肺结核、青光眼及其他眼病等均可应用。

一、二、三步行功是预防和治疗癌症的主要功法，此外对预防感冒和退热、消炎等也有很好的效果。所以该功法很适合于冬季操练，有"过冬功"之称。对肾炎、肝炎、肺炎、气管炎以及肺气肿患者，也可将此功列为主功之一。但严重心绞痛患者不宜操练此功；有轻微心脏病患者操练此功时，呼吸要轻缓柔和或用自然呼吸，动作也要柔和。

练此功穿衣以轻柔宽大为佳，季节气候变化时，要随时增减衣服，预防感冒。练功时要松开腰带、领口、袖口、表带，穿平底鞋，不穿硬底鞋和高跟鞋，不食辛辣有刺激性食物。清晨练功前，不食或少食一点东西，练完功30分钟后再按常量进食。午后或晚间练功前饭不要吃得太饱，饭毕1小时后再练功，功后最少休息30分钟再做其他事情。安排好练功时间，癌症患者保证每天练功时间不少于2个小时。

复习题：

1. 什么是中度风呼吸法？
2. 中度风呼吸法一、二、三步行功的操作要点是什么？
3. 什么是圆、软、远三字诀？

气功疗法是中医学的传统治疗方法之一。本篇分概论与各论两部分，概论部分介绍气功疗法的临床规范，各论部分是现代一些常见疾病的临床辨治。

第七章　治疗概论

气功治疗概论主要是对气功疗法的特点、适用范围、辨治原则、治疗方法及临床工作常规等内容做概括性的介绍。通过本章的学习，可掌握临床气功治疗的基本规范，为各论的学习打好基础。

第一节　气功疗法的特点和适用范围

气功疗法的特点和适用范围有一定的相关性。一方面，其特点限定了其适用范围；另一方面，其适用范围也反过来突出了其特点。

一、气功疗法的特点

气功疗法具有传统中医疗法的基本特色，同时还具有鲜明的自身特点，主要体现于以下两个方面。

（一）整体性

气功疗法是以改善整体机能状态、提高整体健康水平为目的的治疗方法。整体观念是中医临床治疗的特征之一，但在强调整体性这一点上，气功疗法要更甚于其他中医疗法。不同的气功功法对于具体病种或机体某一局部病变可以有一定的针对性，但与其他疗法相比较，这种针对性大都还是建立在整体调节的基础上的。因此，气功疗法属于宏观调控的整体疗法。

前面已经介绍过，气功修炼的过程是通过调身、调息、调心而达到三调合一。其中三调的操作活动就具有整体性作用，三调合一就更是整体境界了。调心在三调中很重要，中医理论认为，心主神明，心为五脏六腑之大主，调心可以安定心神，主明则下安，故通过调心即可对五脏六腑起到良性调节作用，从而使整个机体受益。从现代生理学观点看，调心活动实际上是对神经系统，尤其是对中枢神经系统的功能进行调节。实验研究发现，练功入静时大脑皮质额叶、顶叶的细胞电活动的有序化以及皮质各区域电活动的同步化有增强的趋势，这表明气功锻炼对中枢神经系统能起到良好的调整作用，并促进其对全身各系统功能活动的调节，从而改善整体的功能状态。这实际上与中医和气功理论的论述不谋而合。调息的整体作用也很明显，调息活动可以起到推动内气运行、培补元气的作用，使周身气血通达，整体生机旺盛。有实验研究认为，气功（主要是静功）练习能够减缓呼吸运动的频率、调匀呼吸节律，可使膈肌运动时程延长、活动幅度增加，从而潮气量增加，通气量减少，气体代谢发生变化；练功时如延长呼气时间，可使副交感神经系统的兴奋性增高，表现为心率减缓、血压下降、唾液分泌增多、胃肠蠕动加快，延长吸气时间则相反。故通过气功锻炼，有意识改变呼吸运动形式，不仅提高了呼吸系统功能，而且也改善了神经系统、心血管系统、消化系统功能。气功的调身操作，特别是动功的锻炼，不但可使肌肉丰满而富有弹性，关节的稳固性、柔韧性和灵活性增强，而且还能改善和调节神经系统的功能活动，增强呼吸机能，改善心脏、血管、淋巴系统的血液和淋巴液循环，促进胃肠道的蠕动、消化和吸收。调身活动外动四肢百骸，内及五脏六腑，通过肢体运动促进脏腑机能，上通下达，里应外合，使整个机体协调统一，功能得到加强。更进一步，如果通过三调操作达到了三调合一的气功境界，身、息、心高度统一，整体性更为加强，牵一发而动全身，系全身而为一发。总之，气功疗法绝不是头痛医头、脚痛医脚的疗法，而是调节整体，加强整体，以整体带动局部，从而使疾病得到康复的方法。

气功疗法的整体性特点还体现在疗效上，即气功锻炼具有双向调节作用，同一种功法可对两种不同机能状态进行良性调节。例如，血压高者可使降低，血压低者可使升高；甲状腺功能亢进者可使降低，甲状腺机能低下者可使升高。这说明气功疗法的调节是在整体水平上的"以平为期"。此外，应用气功疗法防治疾病，无论学练何种功法，经过一段时间锻炼，练功者普遍反映饮食和睡眠改善，心情愉快，精力充沛，这正是整体功能改善和健康水平提高的基本表现。

（二）主动性

气功疗法以自我心身锻炼为主，注重调动自身的潜力，充分发挥个体的主观能动性，所以说气功疗法是一种主动疗法。在数千年的医学发展史上，无论是中医还是西医，无论是针灸、推拿还是手术、药物，起主导作用的是医生的技术或药物的性能，患者总是被动地接受治疗，听从医护人员的安排。而气功疗法使患者在疾病面前处于主动地位，患者一旦正确掌握了气功功法，便可以自我调节、自我修复、自我治疗。从被动接受治疗到主动进行锻炼，患者面对疾病的心态和行为发生了根本转变，这对于机体的生理、心理活动能够产生深刻的影响，从而最终影响治疗效果。临床上某些疑难病证应用其他疗法效果欠佳，而练气功获得显效，其根本原因即与此变化有关。

既然气功疗法是主动疗法，就需要患者自觉自愿、勤学勤练，并持之以恒才能取得良好的治疗效果。因此，临床上应用气功疗法，往往首先需要转变患者的观念，使之明白从被动转向主动的意义，然后才能有效地学练气功。还需要告诉患者，学练气功要有信心、有恒心、有耐心，抱着半信半疑的态度三心二意地练功是难以奏效的。从这个意义上讲，"信则灵"有一定道理。为使患者树立信心，应尽可能地让患者了解气功疗法治病的机理，使其对气功疗法有正确的、科学的认识，这也是关系治疗成败的重要因素之一。

二、气功疗法的适用范围及禁忌

由于气功疗法重在调动自身的康复潜能以治疗疾病，适用范围比较宽泛。为更清晰、确切地界定其范围，以下从气功、中医和现代医学三个视角分别予以说明，以期相互参照。气功疗法的禁忌证主要从精神病学角度说明。

（一）气功疗法的适用范围

1. 气功视角 立足于气功锻炼的作用机制、治疗方式等方面的特点，气功疗法的适用范围如下。

（1）慢性疾病 由于气功疗法的治疗方式主要是自行练功，患者从学练气功到取得疗效需要有一个过程，往往不能立即取效，故气功疗法主要适用于各种慢性疾病。

（2）功能性疾病 气功疗法以治疗功能性疾病见长，因为气功的三调操作均从机体功能调节入手。器质性病变也可以应用气功疗法，但一般作为辅助疗法。

（3）心身疾病 气功疗法属于心身锻炼方法，重在主动调控机体的生理心理功能，因此治疗心身疾病可选气功疗法。临床统计表明，在气功疗法的显效病种中，约有70%属于心身疾病。此外，老年病大都是心身疾病，应用气功疗法常可获良效。通过气功锻炼，能加强和改善老年人各系统功能，推迟和防止老年病的发生和发展，减轻或消除原有症状。

（4）疑难病证 对于中西医均感困难、均无良策的疑难病证，以发挥主观能动性和整体调节为特色的气功疗法提供了从患者方面攻克疾病的手段和措施，有实际应用价值，有时可获得出人意料的效果，因为气功疗法之长恰恰是其他疗法之短。

2. 中医视角 从中医辨证论治的角度看，气功疗法最适用于治疗内伤杂病中的虚证、虚中夹实证，例如脏腑虚损、气血不足、阴阳失衡等。表证、实证、外伤等可以用气功疗法作为辅助治疗方法。

气功疗法对证候的选择性与其治病机理有关，它以培补元气、元神，扶正祛邪为目的，故长于补虚而逊于直接逐实。

3. 西医视角 按现代医学的疾病分类，气功疗法治疗疾病的范围在半个多世纪以来逐渐扩大。20世纪50年代是20余种，60年代扩大至60余种，主要是消化系统、呼吸系统、心血管系统、内分泌系统疾病；70年代中期以后，特别是改革开放以来，气功疗法迅速普及，所治疗的病种大大增加。据近年的报道与统计，目前气功疗法所治疗的病种已超过120种。以下按系统列出一些主要的病种以供参考。

呼吸系统：感冒、慢性支气管炎、肺气肿、肺心病、支气管哮喘、支气管扩张、肺结核、矽肺、胸膜炎。

心血管系统：心律失常、风湿性心脏病、原发性高血压、低血压、缺血性心脏病、慢性心肌炎。

消化系统：慢性胃炎、消化性溃疡、胃下垂、消化不良、慢性肠炎、肠粘连、慢性肝炎、肝硬化、神经性厌食、便秘。

泌尿生殖系统：慢性肾炎、肾病综合征、阳痿、遗精、早泄。

血液和造血系统：各型贫血、各类紫癜。

NOTE

内分泌及代谢疾病：甲状腺功能亢进症、甲状腺机能减退症、单纯性甲状腺肿、糖尿病、低血糖、高脂血症、肥胖症、痛风。

神经精神系统：脑血管病后遗症、偏头痛、神经官能症、神经衰弱、神经性皮炎。

运动系统：关节炎（风湿性关节炎、类风湿关节炎及其他关节炎）、颈椎病、肩周炎、腰椎间盘突出、骨质增生、骨质疏松症、腰肌劳损、软组织损伤、肌肉萎缩、进行性肌营养不良。

妇科：月经不调、闭经、功能性子宫出血、痛经、更年期综合征、乳腺小叶增生、慢性盆腔炎、子宫肌瘤、子宫脱垂、不孕症、妊娠中毒症、流产、胎位不正。

五官科：近视眼、青光眼、耳鸣、听力减退、慢性鼻炎、慢性扁桃体炎、慢性牙周炎、口腔溃疡。

疑难病证：恶性肿瘤、红斑狼疮、戒断综合征等。

气功疗法的适用范围虽然很广泛，但绝非包治百病。各种急性传染病、急性中毒、外伤、出血、休克及严重的器质性病变不在气功疗法的适用范围之内，但也并不禁用气功疗法，可以用气功疗法辅助治疗。

（二）气功疗法的禁忌证

气功疗法的禁忌证主要是精神疾病，尤其是精神分裂症、狂躁症、抑郁症等重症精神病；较轻的神经症，如神经衰弱、疑病症、强迫症等，如果由有经验的医生指导练功，还可能有很好的疗效。

有精神病家族史或病史的精神病高危人群也不宜练功，如果练功不当，可能诱发精神病。此外，虽无精神病史或家族史，但有各种类型的人格障碍、思想和行为怪僻的人也不宜练功，这类人容易钻牛角尖，练功出偏的可能性较大。

另外需要指出，在气功疗法适用范围之内的疾病，一般可以以气功疗法作为主要疗法；不在这一范围内而又非禁忌证的疾病，一般可以以气功疗法作为辅助疗法。

复习题：

1. 简述气功疗法的特点。
2. 为什么说气功疗法是整体疗法？
3. 简述气功疗法的适用范围。

第二节　气功疗法的临床辨治原则

中医学术在世界观与方法论意义上的基本特点是整体观念与辨证论治。这两个基本特点贯穿于中医理论与临床的方方面面。气功疗法是中医临床的重要疗法之一，其辨治原则依然遵循这两个基本特点，但又发展出一些不同于其他疗法的变化。

临床实践中气功疗法的辨治原则可以归纳为两个基本方面：一是辨证施功与辨病施功，一是因人、因时、因地制宜。前者是辨证论治思想在气功疗法中的体现；后者则是整体观念的体现，其中既强调了人的整体性，也强调了人与环境的整体性。

一、辨证施功与辨病施功

辨证施功与辨病施功都体现了辨证论治的思想，但辨证施功是辨证论治的直接引申，是将中医学对于证候的辨析与功法选择相结合，而辨病施功则是将现代医学的疾病观念纳入辨析范围，将疾病病种与功法选择相结合。

（一）辨证施功

在四诊合参的基础上，运用所需的辨证方法，对证候的性质、部位做出判断，以选择对证的气功功法，即是辨证施功。

1. 气功疗法的辨证特点　与中医其他疗法中的辨证论治过程相比较，气功疗法的辨证内容有所增减。

上一节已经介绍，整体性、主动性是气功疗法的主要特征。由于更突出了整体性，气功疗法对辨证的要求相对较为简约，这体现在气功临床辨证的广度和深度上。例如，气功疗法临床应用的主要辨证方法只有八纲辨证、脏腑经络辨证、精气神辨证等，而气血津液辨证、六经辨证、卫气营血辨证等则很少用或不用。又如，同样运用脏腑辨证，气功疗法通常只要求辨虚实寒热即可，更为细致的辨析，例如虚证中是气虚还是血虚，以及虚损的程度，通常并不要求。此外，气功疗法对辨证分型的要求也比较简单，一般分虚实两型即可。

在中医辨证论治过程中，确定治法是辨明证候与选择治疗措施的中间环节。气功疗法中由于辨证的要求较为简约，对治法的要求也相对简单。例如，如果临床已经辨明证候为肝脾不和、肝郁血虚之证，若采用方药治疗，在理、法、方、药原则的指导下，应确定以疏肝解郁、健脾和营为治法，然后或临证组方，或选择逍遥散为基本处方，再随症加减用药。气功疗法的辨证通常只要求辨知肝实脾虚，而后选用泻实补虚的功法即可，例如用六字诀泻肝实、内养功补脾虚。

但除了相对简约之外，气功疗法还在临床辨证中发展出一些独特的辨析项目，其他疗法则很少用或不用。例如辨动静、辨个性、辨体质等。由于气功功法的分类标准之一是动功、静功，因此有了辨动静的需要；而选择功法除考虑病证的因素外，与患者的个性特征也有密切关系，故辨个性不可忽视。尽管动静、个性等的辨析仍可以归属于八纲辨证中，但其不同于其他疗法的辨证因素还是很明显的。

2. 辨证施功的形成与发展　从自我保健的原始本能发展为有意识的运用，是辨证施功原则形成的途径之一。例如，古人在气候炎热的时候，平心静气地卧下来，四肢舒展开来，轻松地呼吸，这样就会感到特别凉爽，经不断的实践，古人逐渐摸索出气功锻炼中的"开法"；而当人患了热证，会本能地张口哈气，由此而逐渐总结出了"哈"字诀气功疗法，它不但可以去烦热，还可以使气机下降，从而引申出气功疗法中的"降"法；天气寒冷时，为了达到温暖抗寒的目的，把四肢蜷缩，"抱肩弓腿""纳气丹田"，逐步认识到了气功疗法中的"合"法。又如古人遇到外伤感到疼痛时，本能地对准受伤部位吹气，这样会收到"定疼"和"止血"的作用，这就是原始的"内气外用"；而在劳动中为了增加气力，在实践中掌握了"嘿"字诀，并逐渐总结出"运气"及"升气"法。

除此自外而内的发展途径外，练功过程中还有自内而外的发展途径。体内的病证有可能因内在气机的反应变化而出现自然的气功现象和三调操作，例如出现因经络的反应性跳动、走窜

NOTE

引发的肢体动作，也可能出现内在的景象，如李时珍所言"内景隧道，唯返观者能照察之"，等等。

这些本能的、自发性的内外三调操作活动经过长期的实践、总结，逐渐形成了系统，发展为以调整五脏功能为主的六字诀、合五脏气功等功法，以疏通经络为主的导引气功，以调理精、气、神为主的吐纳法、内丹术、周天功等，并逐渐形成了医疗气功的体系。

隋朝太医令巢元方等所著的《诸病源候论》辑录了"养生方导引法"或"养生法"289条，删去76条重复，计有213种导引法，用来治疗各种疾病110病候。且书中不同疾病用不同功法治疗，多数病候，辨证之后有多种导引法，多者可达十几种。《诸病源候论》的出现表明了辨证施功原则和方法的建立，体现出辨证施功是气功疗法的重要特点。

3. 常用的辨证方法

（1）八纲辨证　八纲，是指阴、阳、表、里、寒、热、虚、实八种证候。临床上错综复杂的疾病表现都可以用这八种证候来概括。而阴阳可以统领八纲，其中，里、寒、虚证归属为阴；表、热、实证归属为阳。

古人在阴阳辨证施功方面也积累了很多经验。《长生胎元神用经》云："鼻吸清气为阳，口吐浊气为阴。"存气闭息，可以祛寒；呼出浊气，可以清热。因此，阳虚者应练吸，即注意吸气，延长吸气时间；反之，阴虚者应练呼，即注意呼气，延长呼气时间。调心中的阴阳变化更为丰富，特别是体现在意守、存想之中。意守下部"阴窍"可潜阳；意守上部"阳窍"可升阳。《气功至妙要诀》中说："阳时用阳气，存想在阴冷病灶部位；阴时用阴气，存想在火热病灶部位。冬月想房室，用阳气入来觉温热；夏月想山林，用阴气入来觉清冷。阴阳冷如冰雪，用阳气如火烧身。"《养生醍醐》中说："人心思火则体热，思水则体寒。"

在寒热虚实等方面，《养生肤语》说："虚病宜存想收敛固秘，心志内守之功夫以补之；实病宜按摩导引，吸努掐摄，外发之功夫以散之；凡热病宜吐故纳新，口出鼻入以凉之；冷病以存气闭息，用意生火以温之。此四法可为治病捷径，胜服草木金石之药远矣。"如果是阴虚阳亢之证，宜选滋阴潜阳的降气法、泻热法。一般而言，向上向外的升式开式可以升阳，向下向内的降式合式可以潜阳。滋阴潜阳的治法体现于气功的三调，具体操作中姿势宜采用头高脚低位，如下按式站桩或平坐式；呼吸强调呼气的锻炼，并注意配合应用"搅海吞津"；意守可改为守外景或人体的下半部位，存想的内容以阴性、凉性、寒性为主，如"存想冰雪"法。如果是阳虚阴盛之证，宜选用益阳消阴的合法、升气法，三调与滋阴潜阳相反，姿势多用平卧式，甚至用头低脚高位的平卧，或采取握固盘坐位；呼吸强调吸气相；意守改为内守，意守的内容以阳性、温性、热性为主。

气功疗法临床中的动静辨证可归入八纲辨证范畴，与阴阳表里均有关系。因为动静的辨析在气功疗法中具有纲领性的作用，且动属阳、静属阴，阴阳的属性分明。气功功法有偏于静的内功，其动为"静中动"，有偏于动的外功，其静为"动中静"，动静的合适与否，对人体的阴阳平衡有影响。《皇极经世书》中说："动之始则阳生焉，动之极则阴生焉。""静之始则柔生焉，静之极则刚生焉。"就练功治病而言，阴盛阳虚的人，一般应该偏重于练动功；阳盛阴虚的人，则应偏重于练静功。倘若进一步深究，则动静阴阳，更有"极变"的关系。张志聪在《黄帝内经素问集注》中引用邵子注释："动之始，则阳生，动之极，则阴生；静之始，则柔生，静之极，则刚生……故阴阳之理，极则变生。"这段论述源于《内经》的"阳极生阴，阴极生阳"，但邵氏把动静与阴阳变化的关系更好地结合起来，可作为辨证施功之参考。

（2）脏腑经络辨证　在辨证施功过程中，如果说八纲辨证偏重于定性，脏腑经络辨证则偏重于定位。中医学认为，人体是由以五脏为中心的五大功能系统所组成，正常情况下，五脏功能协调一致，保持平衡，对于人体生理功能的正常发挥起着核心作用；病理情况下，针对脏腑失衡情况，对内脏功能进行调节，是治疗的重要环节之一。中医学认为经络内属脏腑，外联肢节，是气血运行的重要通道。如果这些经脉受损，则会出现气血阻滞，并影响到内在的脏腑功能，而表现出一系列临床证候。

脏腑辨证在气功疗法中的应用，常以肝、心、脾、肺、肾、心包（三焦）六者为依托，根据五行分类的原则，运用六字诀、五行掌等相关功法，通过调整与脏腑五行归属相同的音声、方位、时间、颜色等，对相应的脏腑进行治疗，或根据五行的生克乘侮规律对脏腑施以补泻。

例如《黄帝内经五脏六腑图》及《遵生八笺·四时调养笺》中提到的调补五脏的存想方法：修养肝脏法"以春三月朔旦，东面平坐……吸震宫青气入口，九吞之"；修养心脏法"当以四月五月弦朔清旦，面南端坐……吸离宫赤气入口，三吞之"；修养肺脏法"当以秋三月朔望旭旦，向西平坐……思吸兑宫白气入口，七吞之"；修养肾脏法"当以冬三月，面北向，平坐……更北吸玄宫黑气入口，五吞之"；修养脾脏法"当以夏季之月朔旦，并三季后十八日，正坐中宫……吸坤宫黄气入口，十二吞之"。这套功法综合运用了五行中时间、方位、颜色等因素，调理五行归属与之相同的脏腑。正二三月，为春之季，主升发，内合肝脏，外通东方之气，其色青，五行均属木，故可以修养肝脏；四月五月，是夏之季，内合心脏，外通南方之气，其色赤，五行均属火，故能调补心脏；七八九月，乃秋之季，内合肺脏，外通西方之气，其色白，五行均属金，故能补益肺脏；十月十一月十二月，为冬之季，内合肾脏，外通北方之气，其色黑，五行均属水，故可长养肾脏；脾脏位居中宫，不独掌一季（季夏湿令主掌，土主运化，故脾脏独主六月），而分寄四傍，于四季各十八日，其色黄；五行均属于土，故可增益脾脏。

气功疗法疏通经络多采用循经导气法进行辨证施功，如通十二经和通八脉等功法；也可以通过意守相应的经穴，或在病变经穴上直接拍打、推拿，以激发经气运行。古代医家气功在这方面积累了很多经验，如提出"形正则气顺"，就是说明调身时形体正，则经络通，从而气血运行顺畅；而循经按摩、拍打导引也多以经络上的穴位为中心，按经络走向、路线进行，如三线放松功。

另有一些气功功法直接以开通经络、促进经气运行为目的，如小周天功法、真气运行法都重视任督二脉统领、调节十二正经的作用。真气运行法在修炼的最初百日，以打通小周天（即打通任督二脉）为基本目标。大周天功法则是在小周天锻炼有成的基础之上，依据奇经八脉、十二正经之循行特性进行的气功修炼。其循十二正经者，以总体循行特点为依据，例如手三阴经从胸走手，手三阳经从手走头，足三阳经从头走足，足三阴经从足至腹胸；并强调冲脉在练功中的作用。

（3）精气神辨证　中医学认为，精、气、神是人体内的"三宝"，对于保持和维护人体生命活动具有重要作用，三者的缺乏或功能低下都将导致疾病的发生。气功疗法对精、气、神作用的探究较其他疗法更为深入。古代修炼家对精、气、神三者及其关系的认识各有侧重。如重精者，谓精属水，《龙虎经》云"水能生万物"。故张介宾说："精为天一所生，有形之祖。"重神者，谓"虽神由精气而生，然所以统驭精气而为运用之主"。故《圣济经》说："神者，生之制也。"重气者，谓"生化之道，以气为本，天地万物不由之"。故李东垣说："气者，精神之根蒂也。"实际上，精、气、神互为其根，正如《淮南子》中指出的："夫形者，生之舍也；气者，生之充也；神者，生之制也。失位则三者伤矣。"宋代张伯端在《青华秘文》中说："元神见而元气生，元气生而元精产矣。"

精、气、神的辨证施功应用于气功临床，常以道家之"炼精化气，炼气化神，炼神还虚"为宗旨。一般认为这是练功中循序渐进的三个阶段。"炼精化气"以练形为主；"炼气化神"以练气为主；"炼神还虚"以练意为主。故而不同的阶段所选用三调方法与境界也不尽一致。此外，尽管精气神分属不同的脏腑，但锻炼精气神的方法与脏腑辨证方法并不完全匹配。炼精阶段可以与脏腑辨证相结合，灵活选用功法；炼气、炼神阶段则更偏重于整体功能的调整、整合。通常情况下，"炼精化气"阶段当以小周天功法为主，它是其他两个阶段的筑基功法，小周天功有成时，不但可以使人体整个的机能状况有一个质的改变，而且还为"炼气化神""炼神还虚"阶段的修炼打下了坚实的基础。

（二）辨病施功

辨病施功，又称专病专功，它是指某种功法或某功法中的一些部分对某种疾病或症状具有明显的治疗作用，在明确诊断的基础上可以直接选用这些方法进行练习，它是传统医疗气功方法与现代医学结合的尝试和经验总结。例如临床上选用新气功疗法治疗癌症有一定疗效，为此，凡是癌症患者均可在临床医师的指导下采用新气功疗法进行有序的练习。但气功疗法中辨病施功的特异性并不像特效药那样分明，往往是一种功法对于某种疾病效果比较突出，但也可以用治其他疾病。例如新气功疗法临床上多用于治疗癌症，但也可以用治其他心身疾病。

临床实践中，气功疗法常常将辨证施功与辨病施功相结合，互为补充。一种功法可以治疗多种病证，如内养功可以治疗消化性溃疡、慢性胃炎，还可以治疗支气管哮喘等；同时，同一种疾病也可以用多种功法来治疗，如治疗高血压病的常用功法有放松功、站桩功、松静功、六字诀等。目前气功临床选功常主要针对某一病证所表现出的不同证候特点，选择一个主要对证功法，同时配合其他辅助功法进行对症治疗。

二、因人、因时、因地施功

因人、因时、因地的施功原则是天人合一之整体观念在气功疗法中的实际运用，与辨证施功的原则相辅相成。这一原则对于强调整体性的气功疗法来说，较其他疗法更为重要，内容更为丰富，运用也更为灵活。

（一）因人施功

气功修炼是一个循序渐进的过程，练功者的目的不同，对气功了解、认识水平也不同，故施功时应该因人而异，区别对待。因人施功是考虑疾病因素之外的个体差异，如性别、个性、体质等。《灵枢·阴阳二十五人》根据中医学理论将人的个性、体质分为 25 个类型，可作为因人施功的参考依据。

1. 性别　男性为阳性多气，女性为阴性多血，妇女有经带胎产的特殊生理，故妇女练功与男子练功虽有共同之处，亦有不同特点。古人所著《女丹经》所论练功方法，就是根据妇女阴阳气血的特殊性提出的。一般说来，男性练功当注意顾护阳气，女性练功当注意调摄阴血。另外，妇女经带胎产期的气功锻炼也应做相应调整，例如动功改为静功，站式改为坐式，呼吸强调自然呼吸，意守部位须适当上移等。

2. 年龄 老年人与青年人生理状况不同，老年人精亏气乏，气血运行涩滞；青年人精盛气充，气血运行滑利；老年人反应缓慢，青年人动作灵活。所以在功法选择时，应照顾这些特点。就养生而言，老年人选练柔韧的动功，以宣发其气机，同时侧重补益；青年人可学静功，使气机内含，不致发越太过而耗其精。就治疗而论，针对不同年龄的人群，应用同一种功法时，可用增减练功时间、改变练功强度、调整补泻内容等方法，适应不同个体的身心条件，以获得更好的临床效果。

3. 个性、体质 个性是具有一定倾向性的心理特征的总和，包含多方面内容，如能力、气质、性格等；体质则主要指人的生理、形体特征。中医注重整体，所以在论述个性与体质时，也多将两者放在一起综合论述。《灵枢·通天》的"盖有太阴之人，少阴之人，太阳之人，少阳之人，阴阳和平之人"，及《灵枢·阴阳二十五人》的"先立五行金木水火土，别其五色，异其五行之人"，是比较典型、系统的论述。

就练功而言，《灵枢·通天》中太阴类型的人阴多阳少，性格内向，相当于副交感神经占优势的类型，宜多练动功，适当结合静功；少阴类型的人阴性较重，阳性相对减少，性格类似太阴之人，适应性强，亦应以动功为主兼练静功；阴阳平和类型的人，属于中性，能适应各种环境，相当于交感、副交感神经活动平衡的类型，选功范围可以较宽些；太阳类型的人，阳多阴少，性格外向，相当于交感神经占优势，应选用静功为主。但实际临床运用中，考虑到有不良心理素质，或有各种人格障碍、思想和行为怪癖、容易钻牛角尖的人，多数为太阴或太阳之人，因此这两种人的练功应在专业人员的指导下，从动功开始，强调循序渐进，扎实进取，以防偏差产生。少阳之人，阳性较重，阴性相对软弱，性格类似太阳类型的人而程度较轻，应以练静功为主，辅以动功。

《灵枢·阴阳二十五人》中的五行之人各有个性与体质特色。例如木行之人"苍色，小头，长面，大肩背，直身，小手足……"；火行之人"赤色，广胭，锐面小头，好肩背髀腹，小手足……"；土行之人"黄色，圆面，大头，美肩背，大腹，美股胫，小手足，多肉，上下相称……"；金行之人"方面，白色，小头，小肩背，小腹，小手足，如骨发踵外……"；水行之人"黑色，面不平，大头，廉颐，小肩，大腹……下尻长，背延延然……"。此五行之人，如果形色相得，则身安体健；若形色相失，则可根据五行分类及脏腑辨证，灵活采取相应的功法，调补平衡。

4. 生活习惯 这是考虑到日常的生活、工作因素对练功的影响。对于每天都站立工作的人，例如售货员、交通警察等，在选择功法时，应该考虑选择一些套路动功或坐式静功，选择站桩功就不一定适宜。而对于每天在电脑前端坐8小时的白领，选择静坐作为主要功法就未必适合，应选练动功。此外，年轻人喜好运动，练功的安排宜从动到静，老年人喜欢安静，练功安排宜从静到动。总之，应考虑个人整个生活的阴阳平衡、动静相宜，顺其自然去考虑气功处方。

（二）因时施功

中医的整体观念认为，人与大自然息息相关。人身小天地，作为大宇宙中的小宇宙，人体受大自然的影响很大。一年四季的阴阳变化表现为春天之温暖、夏天之炎热、秋天之清凉、冬天之寒冷。在这四季中，春天和夏天为阳，秋天和冬天为阴。所以在辨证施功时，应当注意春夏养阳、秋冬养阴，方能使阴阳无伤，并得以相生相长。在春夏季节，适宜练静功，并行"搅海吞津法"或"存思冰雪法"，以滋阴养阳；而在秋冬季节，则适宜练动功，并行"闭气发热

NOTE

法"或"存思火热法"，以生阳养阴。就昼夜十二时辰而言，则选择六阳时（子时至巳时）练功，可以助阳；六阴时（午时至亥时）练功，可以益阴。

古代练功家根据中医经络学说、脏腑学说，把人体经络的气血运行规律和大自然的气候变化节律相结合起来，提倡气功的锻炼随季而变动。如《寿世青编》的六字诀养生歌诀："春嘘明目木扶肝，夏至呵心火自闲，秋呬定知金肺润，冬吹肾中得平安，三焦嘻却除烦热，四季常呼脾化餐。切忌出声闻口耳，其功尤胜保神丹。"而在每一个季节之中，更将练功与节气的变化联系起来。例如，春季练功为手厥阴心包经与手少阳三焦经的锻炼：立春——升发阳气，调平气血；雨水——促进经脉运行，防止风邪内陷；惊蛰——理三焦增强心包的功能；春分——调平肝胆阴阳升降，以应节气的变化；清明——促进气机流畅，防止肝阳郁滞；谷雨——疏泄肝风，活血明目。其中每个节气所选择的练功姿势、呼吸法、意念等又有各不相同的具体要求。由此可以看出，时间变化与练功方法可以紧密关联、丝丝入扣，从而对因时施功有更深刻的认识。

（三）因地施功

地域与方位的不同是练功应该考虑的因素。从现代科学观点考虑，这些变化可能与环境因素及地球磁场的变化有关。

1. 地域 《素问·异法方宜论》说："中央者，其地平以湿，天地所以生万物也众。其民食杂而不劳，故其病多痿厥寒热，其治宜导引按蹻，故导引按蹻者，亦从中央出也。"这一段说明气功导引方法的出现即与地域因素有关。而"南甜北咸，东辣西酸"，地域因素实际包含着整个环境、气候和人文风貌因素，这是教功、练功需要考虑到的。例如到国外教功，教六字诀就未必适宜，因为大多数外国人发六字诀的字音都比较困难，而六字诀的疗效与发音的准确有密切关系，如果发音有问题，会影响疗效。此外，北方天寒，南方天热，教同样的动功，在北方可能伸不出手，而在南方则可能大汗淋漓。

2. 环境 练功之人可以根据自身要求，主动地选择最适合自己练功的具体环境。例如古代养生家们常筑密室，闭于其中，以练功入静。这是因为密室气温适宜，环境安闲，较少外界打扰，利于入静。如修道之人常选取青山秀水之处，辟地练功，以有斩获。除人迹稀少，利于静思外，青山秀水本身对于练功者也有不可忽略的益处。所以在条件许可的情况下，应该尽可能选择较为幽静清凉的练功环境，以利于获得相应的意境。如坐向青山，较易引发愉悦的心境；面朝大海，利于开阔心胸之气机；多松柏银杏之处，令人感觉气机饱满等。

3. 方位 练功的方位对疗效也可能产生影响。有些功法对方位有较严格的要求，例如五行掌的五节动功要求分四个方向练习，使每一节动作对治的脏腑与其五行所属的方向相应。《素问·遗篇·刺法论》说："肾有久病者，可以寅时面向南，静神不乱思，闭气不息七遍，以引颈咽气顺之……"说明临床上古人已经考虑到了方位的因素。究其医学原理，乃因肾居北方，其病寒，面向南方，取南方之火而温之，闭气不息，也为温肾。至于其他各脏之练功应取的方位，也可参考此理以择之。

复习题：

1. 什么是辨证施功？什么是辨病施功？
2. 常用的辨证施功方法有哪些？
3. 简述因人、因时、因地施功的主要内容。

第三节 气功疗法的临床工作常规

气功疗法的临床工作常规包括开具气功处方、确定治疗方式、把握施功过程、书写气功病历等内容，它们是气功疗法在临床上有别于其他疗法的一些具体工作项目。

一、气功处方

处方是医生对患者实施的处治方案的简称。气功处方，就是气功治疗的具体措施和方案，它包括功法选择、操作标准和注意事项三方面内容。实施气功治疗时，在确立正确的诊断和治法之后，制订合理的气功处方是一个非常重要的环节，它将直接关系到治疗的成败。

（一）功法选择

可以有两种方式，一是从古今各家的常用功法中选取，二是自行编创功法。目前由于气功现代临床研究工作的时间还不长，研究的广度、深度、速度都很不够，所以，能够与辨证、辨病、因人因时因地施功相对应的功法十分有限，许多情况下还需要自行编创功法。但临床上自行编创功法也往往以常用功法为基础，在对功法原理和作用特点充分理解的基础上，选取其中的某些部分重新组合，正如同临床药物处方中的成方活用一样。

本着阴阳平衡的原则，通常在临床上为患者选择一动一静两种功法，但有主次区别。根据患者病情、个性等各方面的情况综合考虑，或者以动功为主、静功为辅，或者以静功为主、动功为辅。一般而论，动功具有泻实作用，静功多具有补虚作用，但不是绝对的。例如，练动功时结合"采气法"，也可以起到补虚的作用；练静功时意念过强，或配合大幅度呼吸，则具有泻实的作用。所以临床医生要对气功功法有比较深入的体验和了解，根据需要，合理选择，科学配伍。此外，练功的预备式和收式还常常采用一些以轻度拍打、按摩为主的练习方法，以疏通气机、放松身心。

（二）操作标准

在选定功法后，需要确定练功应达到的身心状态，即操作标准。决定身心状态的因素有练功境界、练功时间、练功频度、练功周期等方面。练功境界是指三调操作所达到的水平，有深浅两种层次。浅层是三调分别操作的水平，如调身中的不同姿势、动作，调心中的意念轻重，调息中的呼吸快慢、深浅等，都对练功境界具有明显的影响；深层是三调合一的水平，三调合一又有身心合一、天人合一之不同。练功时间是指每次练功的持续时间，一般为30~60分钟不等，时间短则功量小，时间长则功量大。练功频度是指两次练功之间的间隔时间，一般可间隔4~12小时不等，间隔时间短则功量大，间隔时间长则功量小。练功周期是指练功持续的天数，一般为30天或更长，可达数月、数年。对于久病体虚的患者，可采用短时间、高频度、长周期的方法；反之，正气尚可，能够接受者，可采用长时间、低频度、短周期的办法。总之，要对练功的操作标准有充分的估计，做到心中有数，并根据患者的练功反应及时进行调整。

判断操作标准的确定是否合适，可从两方面来考虑。一是看功中反应，如果没有任何气感或感觉不明显，则可能是练功的操作标准偏低；如果功中温热感明显，并且腠理开泄，皮肤湿润或微微汗出，则表明操作标准合适；如果功中大汗淋漓，则说明操作标准过高。二是看功后的反应，如果经过一段时间训练，病情没有任何好转，则可能是操作标准偏低；如果功后感到神疲体倦，在下一次练功前仍不能恢复，则说明操作标准过高。

（三）注意事项

由于气功疗法主要是患者自行练功，就需要依据练功的需要对其生活起居提出相应的要求；此外，有些疾病也有特定的生活禁忌，例如需要忌口。这些内容综合起来就是注意事项，包括饮食、作息、情志、辅助治疗措施、家庭护理的宜忌等等。

二、气功治疗方式

气功疗法的治疗方式是指气功治疗过程的操作形式，可分为内练法和外调法两大类。气功治疗方式的选择与气功处方有关，上述的气功处方主要用于内练法，是给予患者的气功处方。外调法也需要气功处方，但那是医生自己练功、发功的设计安排，通常无须告知患者。

（一）内练法

内练法是在医师经诊断开具气功处方后，让患者自己练功治疗疾病的方法，其作用是调动患者自身潜在的康复能力愈病，不借助外力，故称为内练法。它是气功疗法的主要治疗方式。

内练法的临床应用由来已久。在《内经》中就有许多篇章论述了内练法，并且把它（当时称之为"导引"）与砭石、毒药、灸焫、九针、按蹻等一起作为当时通行的几大治疗方法，予以专篇讨论（见《素问·异法方宜论》）。隋代巢元方等所著的《诸病源候论》论述更为详细，以至在每一证候之后都给出了气功处方。历代皆有医家对内练法进行研究，如扁鹊、华佗、张机、葛洪、陶弘景、孙思邈、王焘、刘完素、张从正、李东垣、朱丹溪、李时珍、杨继洲、张景岳、王肯堂、叶天士、薛己等。近代受西学东进的影响，一些临床医学工作者对于经现代医学诊断方法确诊的病证，也开始应用内练法进行治疗，如"因是子静坐法"治疗肺结核，"内养功"治疗消化性溃疡和慢性胃炎，"放松功"治疗疲劳综合征、高血压病和神经衰弱，"新气功疗法"治疗肿瘤等，均取得可喜成果。长期的医疗实践表明，内练法是气功疗法中应用最多、最广、最有生命力的治疗方式。

医师在临床上采用内练法，即教功治病。故医师必须对所选定的功法有全面深入的了解，不仅要知其然，而且要知其所以然，同时，更要有练功的亲身体验，才能够在临床治疗时为患者示范指导、答疑解难。如果医师自己对气功似懂非懂，又没有多少练功体验，就很难与患者进行功理功法方面的交流，更谈不上正确的辨证施功和因人施功了。

在教功之前，必须全面了解患者的病情，包括疾病的诊断、患者的体质状况等，还应了解患者对气功的认识水平和程度。诊断时应充分利用传统中医学、中医气功学和现代医学的各种手段和方法，并分析其疾病是否适用于气功疗法。中医的诊断和辨证往往融合在一起，气功疗法也如此，在诊断的同时，辨证、辨病、因人、因时、因地施功等临床气功辨治原则即发挥作用，诊断过程就是辨证过程的一部分，反之亦然。

对适合气功治疗的患者，诊断之后应制订出具体治法，在治法基础上制订气功处方，这是中医治疗学理、法、方、药（功）一线贯穿的整体思想在气功治疗中的应用。但与中医的其他疗法相比，气功疗法对治法的要求比较简单，往往确定补泻即可。气功处方中的功法可以选古今临床应用的各家功法，也可以依据三调的操作原理编创新功法。本教材功法各论一章中所介绍的功法，均主要用于内练法。

　　根据治法选定功法后，要教会患者练功。在引导患者进入气功状态时，要处理好调身、调息、调心与三调合一之间的关系。对于不同的病证和不同的练功阶段，三调操作需要有相应的变化，三调合一也有不同的层次，这在学习治疗各论一章时应予以充分注意。

（二）外调法

　　外调法主要是外气疗法，也包括气功推拿、气功点穴、气功针灸等，有接触和非接触两种方式。医学界及科学界有专家对外气治疗持有不同的看法，可参见本教材"气功现代研究概述"一节。

　　外气疗法是指气功医师运用一定的技巧，有意识地将自身的内气发放于外，作用于患者并达到治疗目的的方法。外气疗法有一定的临床效果，但对其效果的机理有不同解释和争议，或认为是心理效应，或认为是物理效应、生物效应等等。

　　外气疗法古已有之，古人称之为"布气"。历代史书中有不少关于运用外气疗法治病的记载。如《新唐书·艺文志·丙部子录·道家类》著录《太无先生气诀》一卷，其中有"布气诀"，诀曰："夫用气与人疗疾，先须依前人五脏所患之疾，取方向之气，布入前人身中，令病者向方，息心静虑，此与布气，令其自愈，亦咽气息，念求除也，自然邪气永绝。正气布讫，邪气自退也。"宋代文学家兼养生家苏轼在《东坡志林》中记载："学道养气者，至足之余，能气与人，都下道士李若之能之。谓之布气。吾子迨，少羸多疾，若之相对坐，为布气，迨闻腹中如初日照温温也。"此外，《遵生八笺》《类修要诀》中收有"布气与他人攻疾歌诀"，歌诀曰："修道久专精，身中胎息成。他人凡有疾，脏腑审知名。患儿问五气，澄心意勿轻。传真令气咽，使纳数连并。作念令其损，顿能遣患情。鬼怪自逃遁，病得解缠萦。"由此可见，外气疗法并非今人的发明。

　　发放外气需要进行一些训练。总体上讲，外气的发放以意念为主宰，以呼吸为动力，以经络为通道，从穴位发出体外。发放外气的训练方法有多种，以下简要介绍其一。

　　松静站立，闭口，舌抵上腭，百会、丹田、足心三点成一线。左手大拇指扣在手心上，四指并拢握拳，放在腰部；右臂前伸，右手掌自然展开，劳宫穴放松。鼻呼鼻吸，行逆腹式呼吸。发放外气时用意念配合呼气推动内气运行，意想丹田之气经膻中到右肩臂，再经前臂自劳宫穴（或十指等部位）发出。外气治疗时发放外气要有一定的强度，需要较集中、迅速地发放，以起到治疗的作用。

　　需要注意的是，发放外气的训练一定要循序渐进，身体疲劳时不能发放外气，发放外气后应注意睡眠、饮食等方面的调节。

　　气功推拿、气功点穴、气功针灸等外治法是在推拿、点穴、针灸的同时发放外气的治疗方法，故是外气疗法与其他疗法的结合。

三、施功过程

　　气功疗法的施功过程包括内练法和外调法的实施。外调法由医师为患者治疗，其实施是发气治病的过程；内练法由医师教授患者练功，其实施是教功治病的过程。这里主要介绍后者。

　　由于气功疗法的主要治疗方式是内练法，这就要求气功医师开具气功处方后指导患者练功治病，其实施过程包括教功、领功、查功三项基本内容。

（一）教功

　　教功是气功医师将已选定的功法通过各种方式传授给患者，直至患者可以独立、正确地自

NOTE

行练功。教功过程中每位气功医师的方法不尽相同，大体上包括讲授、演示、指导等内容。

讲授是介绍已选定功法相关的基本知识，包括该功法的概况、操作要领、注意事项、疗效等内容。讲授的目的是为了使患者能够从医学、科学的角度正确认识和了解气功，鼓励患者增强信心，充分发挥自己的主观能动性，坚持不懈地练习，同时还需嘱患者切不可急于求成，这对于提高疗效和预防偏差有着重要意义。

演示主要是气功医师做示范动作，使患者能够直观地学练。除了气功医师亲自演示外，还可以利用挂图、模型、PowerPoint 幻灯片、Flash 动画、录像带、VCD、DVD、录音带等多媒体电化教学形式进行。演示应多次重复以加深印象，并突出重点，解决难点。精辟的讲解、规范的演示，加上多媒体电化教学手段的应用，是取得良好疗效的基本保证。

教功指导有集体教功和个别指导两种形式，一般以集体教功为好，集体教功时患者之间可以互相启发、互教互学，这不但可以减轻气功医师的负担，还可以活跃气氛，增加患者练功的兴趣。集体教功人数不宜过多，可将相同或相似病证的患者组成一组，10~30 人为宜。人数太多难以照顾周全，影响教功效果；人数太少形成不了气氛，难以调动积极性。集体教功应与个别指导相结合。个别指导通常一对一进行，由气功医师对一位患者在三调操作中的难点或差错予以分析和纠正。

（二）领功

领功是气功医师讲授、演示、辅导之后，带领患者一起练功的一种教学方式。选择环境清静、空气新鲜的地方，气功医师带领患者练功，注意动作要规范、口令要清晰；也可以配合播放录音或录像，替代气功医师领功，气功医师在一旁检查，发现问题，及时纠正指导，可以避免出现偏差。

一般建议患者至少要在练功初期参加集体练功，待熟练掌握动作要领后再自行练功。自行练功也可以应用播放录音、录像等方式领功。

（三）查功

治疗期间气功医师应经常检查患者的练功情况，以及疾病的治疗和康复情况。查功是督促指导患者练功、产生功效的重要环节，也是气功医师积累临床治疗经验和提高业务水平的过程。查功时可运用表扬、督促等手段调动大多数患者的积极性，还要总结普遍存在的问题，并且提出纠正的方法。

查功分为一般查功和重点查功，前者是观察练功的某些主要片段，后者是观察练功的全过程。查功应运用四诊的方法，诊察患者的神态是否安详、气息是否均匀、肌肉是否放松、姿势是否正确、动作是否准确、是否合乎练功要领，并应由外及内，察知患者所达到的气功境界。查功还应检查练功进程与治疗效果的关系，一方面应依据练功进程预计治疗效果，而另一方面，应依据治疗效果调整练功进程，使气功治疗的作用落到实处。

四、病历书写

中医病历古称"诊籍""脉案""病案""病志""病史"等，现在统一称之为"病历"。病历是指医务人员在医疗活动过程中形成的文字、符号、图表、影像、切片等资料的总和。病历可以客观反映患者的诊断、治疗过程和病情变化，是医疗、科研和教学活动重要的资料库和信息源。气功病历书写的标准化是气功医疗活动标准化、规范化、科学化的重要基础。

（一）病历书写依据

2002 年，卫生部、国家中医药管理局根据《中华人民共和国执业医师法》《医疗机构管理条例》《医疗事故处理条例》和《中华人民共和国护士管理办法》，制定了《中医、中西医结合病历书写基本规范（试行）》。气功病历书写应执行《中医、中西医结合病历书写基本规范（试行）》文件精神，按其规范的格式和要求书写，并适当增加一些气功疗法所需记载的特殊内容。

（二）气功门诊病历

气功病历包括气功门诊病历和住院病历，首先应做到客观、真实、准确、及时和完整，书写病历时应当文字工整，字迹清晰，表述准确，语句通顺，标点正确，并规范使用医学术语。由于气功住院病历较少使用，这里暂不介绍。

气功门诊病历和中医各科门诊病历的格式、要求一致，其内容包括：门诊手册封面、门诊病历首页、病历记录、检验报告、医学影像检查资料等。门诊病历记录分为初诊病历记录和复诊病历记录。下面主要介绍气功门诊初诊病历的书写要求。

1. 主诉　主诉是指促使患者就诊的主要症状（包括体征）及持续时间。

2. 现病史　现病史是指患者本次疾病的发生、演变、诊疗等方面的详细情况，应当按时间顺序书写，并结合中医问诊要求，记录目前情况。内容包括发病情况、主要症状特点及其发展变化情况、伴随症状、发病后诊疗经过及结果、睡眠和饮食等一般情况的变化，还包括与鉴别诊断有关的阳性或阴性资料等。

3. 既往史　既往史是指患者过去的健康和疾病情况。

4. 体格检查和辅助检查　体格检查是指阳性体征、必要的阴性体征；辅助检查是指入院前所做的与本次疾病相关的主要检查及其结果。

5. 诊断　诊断是指医师根据患者情况综合分析所做出的诊断，包括中医病证诊断、西医诊断。中医病证名称按 1995 年国家中医药管理局下发的《中医病证诊断疗效标准》填写，西医病名按 1992 年世界卫生组织正式推出、1996 年人民卫生出版社出版的《疾病和有关健康问题的国际统计分类》（第十次修订本，即 ICD-10）的要求书写。如初步诊断为多项时，均要分主次明确书写。

6. 治法　气功疗法治疗疾病的原则、方法，简写即可。气功治疗疾病，无论内练法还是外调法，均应遵循"虚则补之""盛则泻之""寒者热之""热者寒之"的治疗原则。

7. 治疗　此项包括气功处方中的三项内容，即功法选择、操作标准、注意事项。

8. 签名　医疗机构中合法执业的医务人员签名。

以上气功门诊初诊病历与中医其他各科病历的区别主要在第 7 项，即气功处方的内容。气功门诊的复诊病历与住院病历也只是在这一项上有别于其他各科，其余诸项均沿用统一的中医病历书写规范与格式。

复习题：

1. 拟定气功处方时如何选择气功功法？
2. 气功疗法的治疗方式有哪些？
3. 简述气功疗法的施功过程。

NOTE

第八章 治疗各论

气功疗法应用于临床历史悠久，其治疗的病种在数千年的发展过程中多有变化。本章介绍现代常见病证的辨病、辨证施功与气功处方，所选功法以近半个世纪以来较流行者为主，另各附古代功法辑要。

第一节 慢性阻塞性肺疾病

慢性阻塞性肺疾病是一种气流受限的肺部疾病，其发病机制是气道、肺实质和肺血管的慢性炎症，而气道阻塞和气流受限则是其最重要的病理生理改变。慢性支气管炎和肺气肿是导致该病的最常见病因。临床上慢性阻塞性肺疾病除了具有原发病的主要表现外，典型症状为气短或呼吸困难。实验室及辅助检查，尤其是肺功能检查是判断肺呼吸气流受限的主要客观指标，对诊断慢性阻塞性肺疾病、评价其严重程度、了解疾病进展状况、判断预后和治疗效果有着重要意义。本病发病率及死亡率较高，反复发作，呈进行性加重，严重影响患者的生存质量。慢性阻塞性肺疾病是导致慢性肺源性心脏病和慢性呼吸衰竭的最常见病因，且发病有逐年增加的趋势。目前西医对慢性阻塞性肺疾病主要是对症治疗，其缓解期的康复治疗也越来越受到重视。

慢性阻塞性肺疾病属于中医学"肺胀""喘证""咳嗽""痰饮"等范畴；病机可归纳为肺脾肾虚，痰瘀阻肺；主要病理因素为痰浊与瘀血，两者相互影响。其病变实质为本虚标实，本虚为肺脾肾三脏虚衰，甚至可致心气虚衰而成四脏俱衰；标实乃水停痰凝、痰瘀互结、气道阻滞。

本病治疗以"急则治其标，缓则治其本"为原则，发作期重在治肺，涤痰祛瘀；缓解期重在调理肺脾肾，扶正固本。目前本病缓解期的治疗受到重视，治疗手段也倾向于综合。气功疗法是防止病情反复发作、降低病死率、延长患者存活期及提高其生活质量的重要措施。

一、主选功法

（一）调畅肺气法

1. 预备式　周身中正，两脚等宽，平行站立，两手自然下垂，百会上顶，含胸拔背，双目微闭，舌抵上腭，自然呼吸，随呼吸放松全身。

2. 气合天人　两手如捧物，虎口向上，两臂成90°角从斜前方上举，意想捧天地自然之气至头顶上方，手心微含，照向头顶。停留一息，意想向全身贯气。然后两手沿身体正前方导气下落，手心朝向身体，距身体约2cm。至肚脐，两手如捧气罩于丹田，意注丹田，均匀缓慢呼吸调息，数息36次。

3. 开胸理肺 接上式，两手上举，与膻中平，转掌心对胸。呼吸调息，呼气时两臂向前、向外展开，手臂与肩等高，转掌心向前；吸气时两手臂还原。如此反复 12 次。

4. 强肾纳气

（1）接上式，两手捧气上举至头顶上方，手心微含，照向头顶，意想向全身贯气。

（2）两手下落，手经头面，至胸，至剑突下，两手心贴肋，沿肋弓至腰部，手心贴于肾脏部位，做深呼吸 12 次，意想肾气充足。

（3）两手分开，中指点命门，意守丹田，呼吸调息 9 次，然后两手还原体侧。

重复上述（1）~（3），操作 3 遍。

5. 升降和畅

（1）接上式，两手重叠（右手在下，左手在上）至肚脐和中脘之间，重叠两手按顺时针方向左下右上摁着腹壁揉转，揉转 3 分钟左右。

（2）两手边慢慢上升边拉开，至心口处中指尖相接，点按心口，顺时针左下右上转 9 圈。

（3）两手分开沿肋弓由心口向命门画圈点按，画圈方向是前下后上。画一圈点按一次，共画圈点按 12 次；至命门，两手中指尖相接于命门处，顺时针左下右上方向转 9 圈。

（4）而后两手沿带脉向前至脐，两手中指尖相接点按，顺时针左下右上方向转 9 圈。

重复上述（1）~（4），操作 3 遍。

6. 收式 接上式，两脚并拢，两手慢慢自然下垂，调整呼吸片刻。两手捧气上升，至头顶上方，手心微含，照向头顶，停留一息，意想向全身贯气。然后两手沿身体正前方导气下落，至肚脐，两手重叠在肚脐上。意守丹田，安静养气 3~5 分钟即可收功。

（二）八段锦

详见本教材第六章"功法各论"。

（三）五行掌

详见本教材第六章"功法各论"。

二、辨证施功

慢性阻塞性肺疾病证候复杂，临床上可见多种证型，从气功治疗角度而言，可将其分为痰浊壅盛型和肺肾亏虚型。

（一）痰浊壅盛

喘促气短，咳痰多而黏，咳吐不爽，胸中窒闷，或恶心纳果，口中黏腻；舌苔滑腻，脉滑。

1. 功法搭配 以调畅肺气法为主，辅以五行掌、六字诀。

2. 操作要点

（1）以调畅肺气法为主选功法。练习时注意呼吸调息，神注桩中，气随桩动。坚持每天早晚各练习 1 次，每次 30 分钟。

（2）辅以五行掌者，以捏法为主，该法有宣畅肺气、降气除痰的作用。练习捏法时，躯干的前后平移、左右转动要缓慢轻柔，两臂尽量前后伸展以扩展胸肺，呼吸时以指捏拢的力量使鱼际、太渊穴产生气感。

（3）辅以六字诀者，重点选择"呬"字诀，于每天练主选功法之外，适时练习。

NOTE

（二）肺肾亏虚

喘促气短，动则喘甚，语言无力，咳声低微，神疲乏力，汗出恶风；舌质淡，脉虚弱或沉细。

1. 功法搭配　以调畅肺气法为主，辅以内养功、八段锦。

2. 操作要点

（1）以调畅肺气法为主选功法。要点同痰浊壅盛型。

（2）辅以内养功者，可于每天练主选功法之外，取坐式或卧式、壮式，采用"吸—停—呼"呼吸法，并默念"补肺益肾""纳气平喘"等字句，15~20分钟后，自然呼吸，意守丹田15~20分钟。

（3）辅以保健功者，可于每天练主选功法之后，选练"鸣天鼓""叩齿""搓腰""擦丹田""擦涌泉"等节，作为收功使用；也可以根据个人的时间和精力择要选做其他节。

三、注意事项

1. 气功疗法常作为慢性阻塞性肺疾病缓解期的康复疗法，如急性期、重病期当以西医对症治疗为主，以免耽误抢救治疗。

2. 练功注意循序渐进，练功量由小逐渐加大，避免剧烈的行为动作。

3. 注意保暖，积极防治呼吸道感染。

附：古代功法辑要

本病的气功治疗，可参考古代文献中有关治疗"肺胀""喘证""咳嗽""痰饮"的功法，现择要摘录如下。

【原文】《遵生八笺·六气治肺法》

吐纳用呬，以鼻微长引气，以口呬之，勿令耳闻。皆先须调气令和，然后呬之。肺病甚，大呬三十遍，细呬三十遍。去肺家劳热，气壅咳嗽，皮肤燥痒，疥癣恶疮，四肢劳烦，鼻塞，胸背疼痛。依法呬之，病去即止，过度则损。呬时用双手擎天为之，以导肺经。

【按语】　此法治疗肺疾用六字诀"呬"字，强调以"呬"字导气，首先调气，等到气平和，然后才可用"呬"法，且并不要求发出能让耳朵听见的声音。所谓"大呬""小呬"，是指气息出入的强弱粗细，而不是指发声的大小。六字诀功法总体上属于泻法，故不可过用。故此法特别强调"病去即止"。

【原文】《遵生八笺·肺脏导引法（七八九月施行）》

可正坐，以两手据地，缩身曲脊，向上三举，去肺家风邪积劳。又当反拳捶背上，左右各三度，去胸臆闭气风毒。为之良久，闭目叩齿而起。

【按语】　此法所选季节与肺相应，采用动作导引，舒展胸肺，并以手拍打以疏通经络，如此反复操作一段时间即闭目叩齿而收功。这一方法简单，易于操作，不受场地时间限制，随时可做。

【原文】《遵生八笺·修养肺脏法》

当以秋三月朔望旭旦，向西平坐，鸣天鼓七，饮玉泉三，注云：饮玉泉者，以舌抵上腭，待其津生满口，嗽而咽之，凡三次也。然后瞑目正心，思吸兑宫白气入口，七吞之，闭气七十息。此为调补神气，安息灵魄之要诀也，当勤行之。

【按语】　依据五行学说，此治疗方法中所选择的季节、时辰、方向均与肺脏相应，取自然时空、节气变化因素以辅助治疗。鸣天鼓和饮玉泉与保健功中的"鸣天鼓"和"漱津"一致。"兑宫白气"亦与肺相应，想象吸入之，并吞咽7次。然后注意呼吸，以一呼一吸为一息，如此静养调息70次。

【原文】《杂病源流犀烛·肺病源流》

导引……用力撑起，低头躬身渐下。以两手扳足尖三次。随原诀用力仰起。次咽津下降幽阙。如此功法二十四回。养静半香效。

【按语】　本法首先通过动作导引，牵动经络，调整气机，然后吞津下咽，意守静养30分钟。这种动静结合的功法，适宜于喘证虚实夹杂的患者。

此外，其他古籍如《性命圭旨》中的"八识归元法"，《云笈七签》中的"三一服气法"，《服气精义论》中的"服三五七九气法"等功法，均对慢性阻塞性肺疾病有康复治疗作用。

复习题：

1. 应用气功治疗慢性阻塞性肺疾病注意事项是什么？
2. 试述调畅肺气法各节的操作要领。
3. 治疗慢性阻塞性肺疾病辅以内养功的操作要点是什么？

第二节　高血压病

高血压是以体循环动脉压增高为主的临床症候群。如果在安静状态下，两次非同日的血压升高，收缩压≥18.6kPa（140mmHg），舒张压≥21.3kPa（90mmHg），即可以诊断为高血压。高血压可分为原发性高血压和继发性高血压两大类。原发性高血压即通常所谓的高血压病，占高血压的95%以上。继发性高血压即症状性高血压，是以血压升高为某些疾病的临床表现，有明确而独立的病因，占高血压的5%以下。高血压病的病因迄今尚不明确，一般认为是在遗传的基础上，多种致病因素的影响使正常血压调节机制失代偿，后期可有心、脑、肾等多脏器损害。

高血压病属中医内科"眩晕""头痛"等范畴。症见头晕目眩，头痛且胀，耳鸣，面赤，急躁易怒，夜寐不宁，每因烦劳、恼怒而诱发或加剧，伴胁胀，口苦，头昏头痛，沉重如蒙，胸闷脘痞，呕恶痰涎，食少多寐。中医认为，本病主要是由于情志失调、饮食失节及内伤虚损等原因造成，病机主要为肝肾阴虚、肝阳上亢、风痰瘀血内阻。

本病的治疗多以平降肝阳、息风化痰为法，气功治疗功法多以松、沉、静为特征，以三调操作而言之，即是身体放松、气机下沉、精神安宁。

一、主选功法

（一）降压功

1. 气贯手足

（1）调身　两脚开立与肩同宽（脚尖稍外撇），体重落于踵，以利放松身体和调整呼吸。

两臂微屈（腋胁空，肘略外撑），双掌在胯前，手劳宫穴与足涌泉穴上下相对，双掌连续缓慢、轻柔地上提下按。

（2）调心　先意守气海片刻，再将意念放于手劳宫与足涌泉。体察手足心的气感。

（3）调息　自然呼吸。

2. 疏导任冲

（1）调身　两臂自然下垂，由体侧平举于头上，直臂上托（掌心向上）。两手下落，掌心向里，经头面，沿胸、腹部的正中线下落至脐，两手分开至体侧，意念沿大腿内侧下送至足心涌泉。重复上述动作9次。

（2）调心　由体侧举臂至头，意念两臂从水中擎出，水又顺臂而下。直臂上托时，意想天降细雨。双掌沿任或冲脉下落时，存念于细雨淋浴全身，并沿身继而流入脚下地井之中。

（3）调息　举臂至双掌上托时吸气；双掌沿任或冲脉下落时呼气。

3. 通畅督带

（1）调身　疏通督脉的动作与疏通任脉动作相同，都是沿着身前正中线下落，但意想身后督脉。疏通带脉的动作，是在疏通任脉的双掌沿身前正中线下落至脐，中指点肚脐，然后双掌分开，沿带脉向身后画弧，中指点命门。

（2）调心　疏通督脉时，存念于细雨通透脊髓，再流入地下井内，潜潜然，滴滴有声。疏通带脉时，系念于双掌在水中划动，似有阻力，觉有冷热。

（3）调息　疏通督脉与疏通任脉的呼吸相同。疏通带脉时，因为导引动作增多，呼气较疏通任、督、冲脉的呼气有所延长。

4. 运行脊柱

（1）调身　两手叉腰，拇指向前，头后仰，以下颔向上、向前、向下、向内画弧，引动整个脊柱做前后蠕动，如此9次。再以骨盆带动脊柱向左右两侧摆动，如此9次。

（2）调心　蠕动和摆动时体会身在水中，由于躯干的蠕动和摆动，身躯的前后左右有水在冲撞、振荡（全身气感）。

（3）调息　与疏通任、督、冲、带脉相同。但由于动作增多，呼与吸必然进一步拉长，因此在扭、蠕、摆动作完成，双掌分置于两脚上之后，可稍为等待，呼吸恢复正常后再练。

5. 收功

（1）调身　双掌交叠，轻抚于脐下3寸处的关元穴（掌心向里；男左手在里，女右手在里）安静养气。

（2）调心　意守（返观内视）脐下3寸后深处，即丹田。

（3）调息　自然呼吸。

（二）放松功

详见本教材第六章"功法各论"。

（三）六字诀

详见本教材第六章"功法各论"。

二、辨证施功

高血压病证候复杂，病之本为阴阳失调，病之标为内生风、痰、瘀血，其病位在肝肾，从气功治疗角度而言，可将其分为阴虚阳亢和痰浊壅盛两大类型。

（一）阴虚阳亢

头晕目眩，头痛且涨，耳鸣，面赤，急躁易怒，夜寐不宁，每因烦劳、恼怒而诱发或加剧，伴胁胀，口苦；舌苔薄黄，脉弦。

1. 功法搭配　降压功、六字诀或放松功为主，辅以保健功。

2. 操作要点

（1）降压功全套功法，每天练 1~2 次，循序渐进。动作要缓慢、轻柔。意念要松静。呼时有意，要细长；吸时无意，可略短。这是调心、调身与调息紧密结合的。

（2）初学可以三线放松法为主。每次练习先行叩齿、搅海、咽津等诱导功，然后接三线放松法，自然呼吸，呼气时配合默念"松"，意守部位以涌泉、下丹田等部位为主，并以"向下"的意念加以诱导。后以保健功的五指梳头、鸣天鼓、搓手擦面等节收功。时间约 30 分钟，每天 1~2 次。

（3）六字诀可全套练习，以呼气时默念"嘘""吹"二字为主，以平肝潜阳。

（4）肝阳上亢明显者，可在收功后加直擦脚底心，左右交替，各 100~200 次。

（二）痰浊壅盛

头昏头痛，沉重如蒙，胸闷脘痞，呕恶痰涎，食少多寐；舌苔白腻，脉濡滑或弦滑。

1. 功法搭配　降压功或放松功为主，辅以八段锦、保健功。

2. 操作要点

（1）降压功全套功法，每天练 1~2 次，循序渐进。要求同阴虚阳亢型。

（2）初练宜从三线放松法入手，意守丹田时注意腹式呼吸的训练，可以默念字句的方法来控制呼吸的节律，最后以叠手旋摩脘腹、五指梳头、搓手、浴面结束练功。每次 30 分钟左右，每天 1~2 次。

（3）可同时加练八段锦"双手托天理三焦""调理脾胃须单举"等动功。

三、注意事项

1. 练功时应松衣带，穿平底鞋，不饥，不饱，选择环境安静、优美和空气流通的场所进行，酒后或心情不佳时，暂不练功。

2. 妇女怀孕和月经期，勿练。

3. 注意检测血压，必要时做血脂、尿常规、眼底、心电图等项目检查，做到心中有数，以增强练功信心。并应根据病情，酌情配合药物治疗。

4. 培养良好作息习惯。控制情绪，忌怒、急、躁。控制饮食，食宜清淡、量少。

5. 血压稳定后，应坚持长期练功，以利于巩固疗效。

附：古代功法辑要

高血压病的气功疗法，在古代文献中可参考针对"头晕""头痛"治疗的功法，现择要摘录如下。

【原文】《诸病源候论·风头眩候》养生导引法

以两手抱右膝，著膺，除风眩。

【按语】　风邪是导致眩晕的重要原因，而高血压所致的眩晕多与肝风内动有关，肝体阴而用阳，性喜条达，亢而无制，则为眩晕。故调理高血压所致的眩晕首先需要平逆过亢之阳气。在这里，导引操作中特别强调了双手抱"右"膝尽量贴紧胸部的操作要点。这符合中医基础理论"左右者，阴阳之道路也"，右为阴主降。但是现代科学研究并未有明确的证据支持这一观点，当在实践中仔细加以揣摩体会。

【原文】《遵生八笺·四时调摄笺·修养肝脏法》

春三月朔旦，东面平坐，口齿三通，闭气九息，吸震宫青气入口，九吞之，以补肝虚受损。

【原文】《遵生八笺·四时调摄笺·修养肾脏法》

当以冬三月，面北向平坐，鸣金梁七，饮玉泉三，更北吸玄宫之黑气入口，五吞之，以补吹之损。

【按语】《遵生八笺·四时调摄笺》中的养肝、养肾之法属服气法，在天人整体中，依据五行学说，修养肝时，面向东方，配合意念，想象从口中吸入东方震宫青色之气；修养肾时，配合叩齿、漱津，面向北方，想象从口中吸入北方玄宫黑色之气，并吞咽而下。

【原文】《保生秘要》

观空，坐定，闭气，以两手心掩耳击天鼓，次擦涌泉，次以手按膝端而坐，呵气九口，如法定神。

【按语】　中医有肝肾同源之说，上文所提导引方法，主要从滋肾水以涵肝木的角度调整气机，培补肾精，所以本操作首先必须观空、凝神，然后击天鼓以助肾精，擦涌泉以引精益肾，最后结合六字诀之呵音，泻心火以助肾水。依次操作，双管齐下，自获疗效。

此外，《千金要方·卷二十七养性》中所载六字诀的"呵气法"和"呬气法"可通调肝、肾之气；《陈希夷二十四气导引坐功图势》中的"立春正月节坐功图""惊蛰二月节坐功图""冬至十一月中坐功图""大寒十二月中坐功图"等，可用治肝肾亏虚、肝阳上亢之眩晕、头痛。

复习题：

1. 高血压病在临床上怎样选择相应的功法？
2. 降压功在调心方面有何特点？
3. 高血压病如何选练六字诀？

第三节　冠心病

冠心病即冠状动脉粥样硬化性心脏病的简称，亦称缺血性心脏病，系指冠状动脉因粥样硬化引起管腔狭窄、血流量减少，以心肌缺血为主要特征的心脏病。冠心病临床上可分为隐性冠心病、心绞痛、心肌梗死等类型。心绞痛依照临床表现，可分为稳定型和不稳定型两种。前者有典型的心绞痛症状，其表现是由劳累、激动、饱餐、寒冷等因素诱发出位于胸骨下部后方的压榨性、窒闷性的发作性疼痛，历时 3~10 钟，很少有超过 15 分钟者，经休息或含化硝酸甘油

3~5 分钟后缓解。不稳定型心绞痛，其发作无明显诱因，甚至可在静息或睡眠状态下发作，或表现为持续较长时间的重度疼痛，休息或含硝酸甘油后多不能缓解。心肌梗死时临床表现多有突发性疼痛，部位与心绞痛大体相同，但疼痛剧烈而持久，服用硝酸甘油类制剂不能缓解，常伴有休克、心力衰竭和心律失常等，心电图多数有特征性改变。隐性冠心病平时缺少自觉症状，静息状态下或加重心脏负荷的情况下，心电图出现缺血性改变。陈旧性心肌梗死者，上述症状缺如，心电图有病理性 Q 波存在。

冠心病与中医古籍中的"胸中痛""真心痛""胸痹"等有许多类似之处；病因多与寒邪内侵、饮食不当、情志失调、年老体虚等因素有关；病位在心，与肝、脾、肾等脏功能失调关系密切。其病机不外虚实两端：虚者，年逾半百，肾气渐衰，温煦滋养无权，终致心肝脾肾俱亏，功能失调；实者，气滞、血瘀、寒凝、痰阻，闭遏胸阳，阻滞心脉，不通则痛，而发胸痛。临床又以虚实夹杂之证为多，症见胸隐痛或胸闷气短，头晕，心悸，神疲懒言，畏寒肢冷，面色苍白，动则汗出；胸前绞痛，或痛闷交作，痛发时可引及左肩、左臂，爪甲暗淡，唇舌紫暗，或呕吐痰涎。

根据胸痹病机以心阳虚为主，具有肝脾肾俱亏、气滞血瘀、虚实夹杂的特点，其治疗宜兼顾标本。在功法练习上注重动作导引和意念诱导相协调，行气以活血。体质差、病情较重者当以静功为主；病情稳定者可以动功为主，静功为辅。

一、主选功法

（一）冠心功

1. 预备式　松静自然站立，全身放松，两脚与肩同宽，两膝微微弯曲；含胸拔背，下颌微内含，自然呼吸，沉肩垂肘，两目微闭，露一线之光，舌抵上腭，面带微笑；小腹微内收，提肛。两手掌心朝下，五指微张开，拇指与中指交接，呈"O"形。练功时可前后轻柔晃动。

2. 存想导气　我站在海滩边练功，东方一轮红日从海上渐渐升起；脑中空虚，胸腔和腹腔、四肢内部皆空；人与太阳光融为一体，全身气血畅通，"病气"从脚底涌泉穴排出；掌心劳宫穴和手腕部灵道穴有白色光点，拇指与中指有一股气流（或白光）在转动打圈。

3. 下肢行气　姿势同前，也可卧式或坐式。行三线放松功一遍，气沉丹田，意守丹田，待气聚丹田，有明显感觉后，引丹田之气至会阴、左大腿外侧、左小腿外侧、左脚背、左大趾、第二趾、第三趾、第四趾、第五趾、左涌泉穴、左足踵（内踝），再从左小腿内侧、左大腿内侧回到丹田，"养"一会儿。再如前法在右下肢行气，最后回到丹田，再"养"一会儿。

4. 上肢行气　待下肢行气有明显感觉，而且能气随意行，掌握熟练后，再增练两上肢行气。方法是在下肢行气回到丹田"养"一会儿后，再引气上行至左乳部、左肩部、左上臂外侧、左下臂外侧、左手背、左拇指、食指、中指、无名指、小指、左手心，再沿左下臂内侧、左上臂内侧，经左乳部，从胸骨中线下达膻中，再引气上行至右乳部、右肩部、右上臂外侧、右下臂外侧、右手背、右拇指、食指、中指、无名指、小指、右手心，再沿右下臂内侧、右上臂内侧、右肩里侧，至廉泉穴、承浆穴、舌体、舌根，下行回到丹田"养"一会儿。

5. 收功　自然呼吸，气息归元，意守丹田，摩腹收功。

（二）强壮功

详见本教材第六章"功法各论"。

（三）放松功

详见本教材第六章"功法各论"。

二、辨证施功

冠心病病证复杂，临床上可见多种证型，从气功治疗角度而言，可将其分为胸阳痹阻和阳气虚衰两大类型。

（一）胸阳痹阻

胸前绞痛，或痛闷交作，痛发时可引及左肩、左臂，爪甲暗淡，唇舌紫暗，或呕吐痰涎；舌暗边有瘀血点，苔薄白或白腻，脉弦或细滑。

1. 功法搭配 以冠心功、强壮功或放松功为主，辅以吐纳导引功、保健功、六字诀、八段锦。

2. 操作要点

（1）以冠心功为主选功法时，每天练 2 次，早晚各 1 次。每次 30~60 分钟，并坚持练习100 天。

（2）辅以八段锦者，选择其中的"攒拳怒目增气力""双手托天理三焦""五劳七伤往后瞧""双手攀足固肾腰"4 节，每节 3 遍。

（3）辅以吐纳导引功者，两手平按于小腹前，十指相对，吸气时，意念想气自两眉间吸入，向下穿过胸腔，直达小腹，同时小腹慢慢隆起；然后呼气，小腹缓缓内收，气自原路呼出；同时，两手掌背相对，上提至胸前，然后向两边分开画弧，至大腿旁，再顺原路返回。此为 1 遍，反复 21 遍。注意以鼻呼吸，吸气时，可听到气流通过时产生的"鼾声"；呼气时，随着动作的导引做鼻腔喷气。

（4）辅以六字诀者，行"呵"字功，可出声，30 次。

（二）阳气虚衰

心胸隐痛或胸闷气短，头晕，心悸，神疲懒言，畏寒肢冷，面色白，动则汗出；舌淡胖边有齿印，脉沉细或结代。

1. 功法搭配 以冠心功、强壮功或放松功为主，辅以真气运行法、保健功等。

2. 操作要点

（1）以冠心功为主选功法时，每天练 2 次，早晚各 1 次，每次 30~60 分钟，并坚持练习100 天。

（2）辅以真气运行法者，按本教材第六章该功法的介绍进行。

（3）辅以保健功者，行叩齿、搅海、漱口、咽津等节收功。

上述方法每天练习 1~2 次，6 个月为 1 个疗程。

三、注意事项

1. 依据病情之轻重缓急，确立治疗方案。本病仅表现为心绞痛或心律失常时，经气功锻炼大多可望缓解。如果发生心肌梗死或出现心力衰竭时，应及早采取其他措施加以抢救，不可单纯依靠气功方法治疗，以免延误病情。急性心肌梗死发作期间不可练功，如病前已熟练掌握练功方法，可轻度练习放松功。

2. 注意饮食调养。平素以复合碳水化合物如淀粉、豆类及豆制品、新鲜水果与蔬菜等为主，少食高脂肪和含糖量过高的食物。

3. 尽量避免突然的精神刺激，保持良好的心态、稳定的情绪。

4. 培养良好生活习惯，做到起居有规律，避寒就温，劳逸结合。

附：古代功法辑要

冠心病的气功疗法，可参考古代"胸痹""心痛"的治疗功法，现择要摘录如下。

【原文】《遵生八笺·修养心脏法》

当以四月五月弦朔清旦，面南端坐，叩齿九通，漱玉泉三次，静思注想，吸离宫赤气入口，三吞之，闭气三十息，以补呵气之损。

【原文】《遵生八笺·六气治心法》

治心脏用呵，以鼻渐长引气，以口呵之，皆调气如上，勿令自耳闻之。若有心病，大呵三遍。呵时，以手交叉，乘起顶上为之，去心家劳热，一切烦闷，疾愈即止，过度即损。亦须以呼字吸旺气以补之。

【原文】《遵生八笺·心脏导引法》

可正坐，两手作拳，用力左右互筑，各五六度，又以一手向上拓空，如擎石米之重，左右更手行之。又以两手交叉，以脚踏手中，各五六度，闭气为之。去心胸风邪诸疾，行之良久，闭目，三咽津，叩齿三通而止。

【按语】《素问·阴阳应象大论》云："其高者，因而越之。"胸痹之患，病位在上焦，属于人体的上部，所有的动作导引术都遵循这个原则。或者以动作引气上越，或者以动作使邪气聚于上焦，然后引导真气驱邪外出。六字诀吐气法，不必拘泥于文献中所说之数，初练者尤应注意，但以舒适为度，根据自身情况，合理安排呼气次数。存想观照之时，当注意绵绵若存，而不可一味求强，否则适得其反。做完导引术之后，应当记住收功。

【原文】《千金要方·调气法第五》

心脏病者，用呼吹二气满，呼疗冷，吹治热，大呼三十遍，细呼十遍，吹五十遍，细吹十遍。肾脏病者体冷阴衰，面目恶瘘，用呬气出。

【按语】 古代文献中对六字诀选用的记载不尽相同，此处发音与上文的《遵生八笺》记载并不相同。这些发音可以在实践操作中进行比较、体会。

【原文】《云笈七签·三一服气法》

主夫欲长生，三一当明。上一在泥丸中，中一在绛宫中，下一在丹田中，人生正在此也。夜半至日中为生气，日中至人定为死气。常以生气时强卧、瞑目、握固闭目、闭口不息，心数至二百，乃口小微吐气出之，日增其数……闭气之法：以鼻微微引内之，数满，乃口小微吐之，小吐即便以鼻小引咽之，如此再三，可长吐之。为之既久，闭气数得至千五百，则气但从鼻入，通行四肢，不复从口出也。自欲通之，乃从口出。

【按语】 胸痹之病机在于阳微阴弦。故在平时症状缓解的时候，应当选用一些可以助阳的功法习练。三一服气法就是其中之一，其操作关键在于闭气，要领如文中所示。也可参考选用一些其他助心的功法，如内养功、强壮功、小周天法、服日精月华法等，详细操作方法可以参考本教材相关章节或《遵生八笺》《云笈七签》等古典文献。

NOTE

复习题：

1. 冠心功的意念诱导有何特点？
2. 冠心病胸阳痹阻型配合练习八段锦时，应选用哪几式为主？
3. 试述冠心病运用放松功的操作要点。

第四节　消化性溃疡

本病的形成、发展与胃酸、胃蛋白酶损伤胃黏膜密切相关，故名为"消化性溃疡"；又因其发生的部位绝大多数（95%以上）在胃和十二指肠，故又称"胃及十二指肠溃疡"，简称"溃疡病"。消化性溃疡以胃酸和胃蛋白酶对胃黏膜的侵蚀为基本致病因素。临床表现为慢性病程，以慢性、周期性发作的有节律的上腹部疼痛及消化不良为特点。本病是一种常见病，有10%~12%的人口在一生中曾发生过胃或十二指肠溃疡。本病可发生于任何年龄，20~50岁占多数，其中青壮年的发病率较高。本病男性多于女性，二者比例为（1.4~8）：1。本病可引起上消化道出血、穿孔、幽门梗阻、癌变等严重的并发症。

依据其临床特点，消化性溃疡可归属于中医学的"胃痛""胃脘痛""心腹痛"等范畴，其他如"吞酸""嘈杂""嗳气"等亦与本病有关。中医学认为，本病是由外感邪气、内伤饮食、情志不遂、脏腑功能失调等导致气机郁滞、胃失所养而致，临床上以胃脘部的胀痛、刺痛、隐痛，或钝痛、绞痛、闷痛为主症，并常伴有食欲不振、泛恶、嗳气、吞酸、嘈杂、大便不调等症。

胃脘痛的辨证，首先应分虚实，本节选择较有代表性的三个证型，辨证施功与辨病施功相结合。实证以动功为主，动静结合，"实则泻之"；虚证以静功为主，练养相兼，"虚则补之"；阳虚者宜温阳，阴虚者宜养阴。慢性胃炎的气功治疗可按辨证施功的原则参照本节进行。

一、主选功法

主选功法为内养功、放松功、六字诀，详见本教材第六章"功法各论"。

二、辨证施功

消化性溃疡病因复杂，临床上可见多种证型，从气功治疗角度而言，可将其分为肝气犯胃、脾胃虚寒、胃热阴虚三种类型。

（一）肝气犯胃

胃脘攻冲作痛，连及两胁，胸闷痞塞，喜长叹息，食少纳呆，嗳气频频，得嗳气、矢气则舒，遇烦恼郁怒则痛作或痛甚，大便不畅；苔薄白，脉弦。

1. 功法搭配　以内养功、放松功、六字诀为主，辅以保健功、站桩功。

2. 操作要点

（1）以内养功为主选功法者，可根据患者体力或病情选择取右侧卧式、平坐式或松静站立，呼吸方法从自然呼吸过渡到停闭呼吸，软、硬呼吸法结合练习，以软呼吸法为主。辨证要点：痛作或痛甚时采用中脘开降硬呼吸法（吸—停—呼），即吸气时意念中脘部位由里向外打开，然后进行一定时间的闭气，呼气时意想由中脘部位向足底降泻，起到理气止痛作用；痛减，以胸闷痞塞，食少纳呆，大便不畅为主时，则选用中脘开降软呼吸法（吸—呼—停），即在呼气降至足底时进行一定时间的闭气，以加强健脾和胃、疏胸解塞之功效。如此练习 30~40 分钟后进行养气，即意守丹田 5~10 分钟。将停闭呼吸变为自然呼吸，静养丹田之气。初学者练习时间可先短些，逐步增加练功时间。

（2）以放松功为主选功法者，取自然站式或平坐式，从自然呼吸过渡到腹式呼吸，选三线放松法或局部放松法作为理气止痛的主功，练功时间 10~20 分钟，或选整体放松法作为内养功的预备功，练功时间 5~10 分钟。

（3）以六字诀为主选功法者，取站式，重点练习嘘字诀、呵字诀和呼字诀，每个字诀分别练习 12 次。亦可配合内养功的动、静功进行以上字诀的练习。

（4）辅以保健功者，可于每天练习主选功法之外，选择保健功中叩齿、赤龙搅海、鼓漱、咽津、擦面、搓两胁、顺时针摩丹田等在适当的时候练习，也可作为功前预备，又可作为收功练习。

（5）辅以站桩功者，于每天练习主选功法之外，可取抱球式，腹式呼吸，意守丹田，早晚各练 30~40 分钟。

（二）脾胃虚寒

胃痛隐隐，绵绵不休，喜温喜按，空腹痛甚，食后痛减，劳累或受凉后发作或加重，泛吐清水，纳呆，神疲乏力，手足不温，大便溏薄；舌淡苔白，脉虚弱。

1. 功法搭配　内养功为主，辅以放松功、保健功。

2. 操作要点

（1）以内养功为主选功法者，取仰卧式、右侧卧式或平坐式。呼吸法选择中脘聚散硬呼吸法（吸—停—呼），即吸气时，意想向中脘聚气，气攻病灶，再进行一定时间的闭气；呼气时，由中脘向外松散，以起温中散寒、和胃止痛作用。练习 30~40 分钟，然后意守丹田养气 5~10 分钟。

（2）辅以放松功者，可于每天练习主选功法之外，取仰卧式，从自然呼吸过渡到腹式呼吸，行整体放松法 5 分钟，作为内养功预备功。

（3）辅以保健功者，可选"叩齿""赤龙搅海""鼓漱""咽津"，配合硬呼吸行中脘点按 18 次作为预备功，即以双手中指为主，食指、无名指为辅，吸气点按中脘穴后行一定时间闭气，呼气时放松还原，起温中、补气、止痛作用，顺逆时针摩腹各 36 次，搓腰 36 次等作为收功。每个功时 30~60 分钟，每天练功 2~3 次。

（三）胃热阴虚

胃部隐隐灼痛，胃中嘈杂如饥，饥不欲食，嗳腐吞酸，口干咽燥，五心烦热，消瘦乏力，大便干结；舌红少津，脉细数。治宜养阴益胃、和中止痛。

1. 功法搭配　内养功为主，辅以放松功、保健功。

2. 操作要点

（1）以内养功为主选功法者，根据其胃痛日久、郁热伤阴、胃络失养、虚火内扰的特点，在内养功呼吸法的选择上应采取"吸—呼—停"之软呼吸法为主进行练习，以起到养阴益胃并退热的作用。按急则治其标、缓则治其本的原则，针对胃部灼痛，嗳腐吞酸之症，应先采取硬呼吸法，配合练"呼"字诀，慢吸快呼，意守中脘部，以起和中止痛除虚热的作用；痛缓后，

NOTE

即按软呼吸法常规练功。针对此证型的口干咽燥，舌红少津需要配合"舌体起落"的练习，即吸气时舌抵上腭，呼气时舌体落下。若吸气后闭气，则舌抵上腭不动；呼气后闭气，则舌体落下不动。以起养阴和中、润燥生津之作用。

（2）辅以放松功者，可以之作为预备功。

（3）辅以保健功者，可选其中的"叩齿""赤龙搅海""鼓漱""咽津""摩腹""叩足三里"等作为预备功或收功。

三、注意事项

1. 胃脘痛患者要重视精神调摄，保持心情愉快，性格开朗，劳逸结合。

2. 注意饮食调养，饮食以少食多餐、清淡、易消化为原则，切忌暴饮暴食、饥饱无常，禁食刺激性食物及药物。

3. 饥饿时不能练功，需进食少许，饥饿感缓解后方可练功。

4. 练功要持之以恒，为保证疗效不可中断练功，3 个月为 1 个疗程。病愈后可减少练功时间和练功次数，但仍需坚持练功，以巩固疗效。

附：古代功法辑要

消化性溃疡的气功治疗，在古代文献中可参考治疗"胃脘痛"的功法，择要摘录如下。

【原文】《诸病源候论·五脏六腑病诸候》

（养生方导引法云）脾脏病者，体面上游风习习，痛，身体痒，烦闷疼痛，用嘻气出。

【原文】《千金要方·调气法第五》

若脾病则唏出。

【原文】《养性延命录》

纳气一者，谓吸也，吐气六者，谓吹、呼、唏、呵、嘘、呬，皆出气也……呼以去风，唏以去烦……嘘以散滞，呬以解极。

【原文】《圣济总录·神仙导引上·鼓腹淘气》

六气出不可过，过则伤正气。

【按语】《诸病源候论》的"嘻字诀"和《千金要方》的"唏字诀"，"嘻""唏"音同义近，两处所述适用范围相同，均用于脾胃病实证。《养性延命录》指出：六字诀属泻法，能去邪气，原文有"大嘻三十遍，细嘻十遍"之说。注意：吐音属泻法，中病即止，不可过量；不然，徒伤正气。现代气功治疗学中胃脘痛属肝气犯胃、肝胃郁热、气滞血瘀者多选"嘘字诀"配合"呼字诀"。

【原文】《千金方》

食饱行百步，需以手摩腹数百遍，叩齿三十六，津令满口，则食宜消，益人无百病。

【原文】《圣济总录·神仙导引上·下摩生门》

生门者脐也。闭内气，鼓小腹令满，以手摩一周天。

【原文】《圣济总录·神仙导引上·运动水土》

但食毕须勉强行步，以手摩两胁上下良久，又转手摩肾堂令热。此养生家谓之运动水土，水土即脾肾也。自然饮食消化，百脉流，五脏安和。

【按语】 以上功法后世医家归纳为"齿宜数叩""津宜常咽""腹宜常摩"，简便易学，而且安全有效，目前仍将其作为防治脾胃疾病的主要功法。

【原文】《诸病源候论·脾胃病诸候》

（养生方导引法云）欹身，两手一向偏侧，急努身舒头，共手竟扒相牵，渐渐一时尽势，气共力皆和，来去左右亦然，各三七。项前后两角缓舒手，如是似向外扒，放纵身心，摇三七，递互亦然。去太仓不和，臂腰虚闷也。

【按语】 以上两法，一松一紧，一张一弛，先急后缓，消补结合。而脾胃功能失调所致的食欲不振，其临床表现虚实错杂，正须消补并举、动静结合。体力稍好者可适当选用动功，以宣畅气机、调和脾胃。

【原文】《诸病源候论·宿食不消病诸候》

端坐伸腰，举右手，仰掌，以左手承左胁。以鼻内气，自极七息。所除胃寒，食不变，则愈。

雁行气，低臂推膝踞，以绳自缚拘左，低头倚臂，不息十二通。消食轻身，益精神，恶气不入，去万邪。

【按语】 这两种方法均以导引吐纳相结合，有舒畅气机、助运消食、调和脾胃的作用，能够改善和消除虚寒型溃疡病消化不良的症状。

【原文】《圣济总录·神仙导引上·导引按蹻》

踊身令起，平身正坐，两手叉项后仰视举首，左右招摇，使项与手争。次以手拔脚梢闭气，取太冲之气，左挽如引弓状，右挽亦如之……又屈动身体，伸手四极，反张侧掣，宣摇百关，为之各三……谷气得消，血脉流通。

【按语】《圣济总录》集巢元方的《诸病源候论》、孙思邈的《千金要方》、王焘的《外台秘要》等宋以前十余家养生学派的气功保健按摩方法之大成，编纂了一套较为完整的"神仙导引"。《圣济总录·神仙导引上》由14节动功组成，主要通过形态的导引及调息以"鼓腹淘气""下摩生门""运动水土"从而达到疏通经络、舒展气机、疏肝解郁的效用，可用于胃脘痛肝气犯胃、肝胃郁热、肝郁气滞等实证。

【原文】《遵生八笺·四时调摄笺·导引脾脏法》

可大坐伸一脚，以两手向前反掣三五度。又跪坐，以两手据地回视，用力作虎视，各三五度。能去脾家积聚风邪毒气，又能消食。

【按语】 以上两法均属动功，有通畅气机、增进食欲的作用，古人治疗脾胃疾病一向"以通为补"，故本法亦有健脾和胃、助运的作用，脾胃疾病无论虚实均可选用，实际操作时需注意辨证施功、动静结合。

复习题:

1. 简述治疗消化性溃疡肝气犯胃型的主要功法及操作要点。

2. 消化性溃疡脾胃虚寒型和胃热阴虚型患者气功治疗的操作要点有何不同？

3.《诸病源候论·宿食不消病诸候》中所载功法对治疗消化性溃疡有何作用？

第五节　慢性肝病

　　慢性肝病以慢性肝炎和肝硬化为多见。慢性肝炎是由多种原因引起的肝脏慢性炎症性疾病，病程在半年或一年以上；一般分为慢性迁延性肝炎及慢性活动性肝炎两种，前者一般情况尚好，后者病情较重。慢性肝炎的常见症状是乏力，左胁部不适或隐痛，食欲不振；其次有腹胀、低热、头昏、失眠、小便黄等；有些患者心悸、气短、胸闷。此外，可有蜘蛛痣、肝掌、皮下出血点、皮肤色素沉着；也可有进行性加重的黄疸，肝脏肿大，质地硬，有明显压痛和叩击痛。肝功能方面：迁延性肝炎，转氨酶轻度或中度增高，蛋白电泳、免疫球蛋白基本正常，自身抗体多为阴性；而活动性肝炎，则转氨酶显著增高，蛋白电泳、球蛋白明显升高，自身抗体阳性不少见。慢性肝炎日久可导致肝脏内纤维组织增生，并有再生的结节形成、变硬而成为肝硬化。肝硬化临床早期可无症状，或有腹胀、食欲减退、肝区不适、疼痛、逐渐消瘦、疲乏等症状；晚期则出现肝功能减退、门静脉高压、内分泌功能紊乱。门脉高压加上肝功能低下，使白蛋白形成减少；血浆胶体渗透压降低，使肝脏对醛固酮、雌激素、抗利尿激素的作用减弱，使肝内淋巴溢出，遂形成腹水；肝硬化还使几种凝血因子缺乏，容易出血。

　　本病属于中医学"鼓胀""单腹胀""积聚""癥瘕""黄疸""胁痛"等范畴，其病机变化多由气滞、血瘀、水蓄而成，病位在肝，延及脾肾。肝气郁久，势必木郁克土，可出现气滞湿阻；脾失健运，湿浊不化，阻滞气机，可化热而出现湿热蕴结的病证。肝脾俱病，肝气郁滞，血气凝聚，隧道壅塞，可见肝脾血瘀证。脾之运化失职，清阳不升，水谷之精微不能输布以奉养他脏，浊阴不降，水湿不能转输以排泄体外。病延日久，肝脾虚，进而累及肾脏亦虚，则出现肝肾阴虚证。本病因肝、脾、肾功能相互失顾，终至气滞血瘀，水停腹中；肝、脾、肾久病，虚者愈虚，而气、血、水壅结腹中不化，实者愈实。

　　慢性肝病的主要病机特点为本虚标实，虚实交错。早期以邪实为主，重在理气消胀，活血化瘀，清利湿热；中期和晚期均宜攻补兼施，中期侧重利水消胀，晚期应以补虚为主，重视并发症的治疗。

一、主选功法

（一）疏肝功

　　1. 预备式　坐于高低相宜的凳上，大腿横平，小腿垂直，两脚平行着地，距离略宽于肩，右手掌心覆于丹田，左手掌心叠于右手背上。舌抵上腭，全身放松。

　　2. 腹式呼吸　鼻吸口呼，吸气舌抵上腭，呼气舌抵下腭，吸气不用意，任其自然，呼气时注意将气送到丹田。呼气时默念"嘘"字，做到呼吸匀、细、长。如此 12 次呼吸。

　　3. 双手开合　吸气双手上提至脐，指尖向下，掌心相对，聚于丹田，谓之合功；呼气翻掌，掌背相印，欲触又开，分向两侧，谓之开功。意念呼吸同前，呼气默念"嘘"字。如此反复 12 次。

　　4. 行功　左足向前伸出打直，足跟着地，足趾向上，手随步出，双手伸直，抱球状，舌抵上腭。吸气自左足大趾隐白穴起，以意引气，气随经行，手随意动，意气形三者合一，沿足太阴脾经上升，沿大腿内侧进入腹部，直上注入心中，上输于肺，经咽喉，连舌本，散舌下；手腕十指自然微屈，双手随意念将气提至与唇相平。接着呼气，默念"嘘"字，双手变掌，右掌在下，左掌在上，排列于右上胸腹，状如按摩，从右上胸部次第按下，过肝区（同时收回左足，迈出右足，足跟着地，足趾向上），意念气息沿肝经降至大敦穴。呼气毕，收右足，出左足，如此反复，周而复始，3~9 次。

5. 柔肝

（1）双拳柔肝法。双手握拳，拇指压于拳心，左拳贴于期门穴上，右拳贴于章门穴上。

（2）双掌柔肝法。左掌贴于期门穴上，右掌贴于章门穴上。

两种柔肝均以手腕带动拳或掌频频震颤，频率每分钟 100~200 次。以 2~3 分钟为度。

6. 存想

（1）实证（肝气郁滞、血瘀阻络等）者吸气观想青色之气（青如秋空之青天或竹青色）自体外经期门穴源源进入肝脏；呼气观想翠棕色从肝脏经章门穴源源直出体外。

（2）虚证（久病体弱，耳鸣目眩，爪甲枯，舌红嫩少苔等）者，吸气如实证，呼气时观想地苍之色（地之苍黑，枯暗如尘），从章门穴源源直出体外。观想 5~10 分钟。

7. 运气升降按摩 吸气双手变掌，缓缓上升，贴于两乳上，双手指尖相对，呼气时默念"嘻"字，随嘻字气息，观想气如雾瀑由胸洒下三焦，双掌缓缓下推至丹田，如此反复 9 次。

8. 收功 恢复成预备姿势，舌抵下腭，开目，休息片刻；而后头上仰下点 3 次，颈部左右旋转 2 次，双手自然向左向右甩动各 6 次，两手甩至与胸平，头身目随手势转动，然后双手掌按上胸部，向下按摩至小腹，反复 3~9 次即可收功。

（二）保健功

详见本教材第六章"功法各论"。

（三）放松功

详见本教材第六章"功法各论"。可以只做肝区的放松。

二、辨证施功

慢性肝病病证复杂，临床上可见多种证型，从气功治疗角度而言，可将其分为肝郁气滞和肝肾阴虚两大类型。

（一）肝郁气滞

胁痛腹胀，嗳气，乏力纳差，口苦咽干；舌苔薄白，脉弦。

1. 功法搭配 以疏肝功为主，辅以六字诀、站桩功、内养功、八段锦。

2. 操作要点

（1）疏肝功要注意形气神合一，呼吸调息、观想准确。坚持每天早晚各练习 1 次，每次 30 分钟。取站式。

（2）辅以六字诀者，选六字诀的"嘘"字功，呼长吸短，意气相依，意念嘘字从肝中吐出。每天 3 次。

（3）辅以八段锦者，重点练"两手托天理三焦""左右开弓似射雕""攒拳怒目增气力"3 节。每天 5~6 次。

（4）辅以内养功者，可采用卧式或坐式，呼吸采用"吸—呼—停"方式，意守丹田。每天练功 4 次，每次 30~60 分钟。可配合保健功之揉腹、漱津等。

（二）肝肾阴虚

头晕耳鸣，口燥咽干，腰背酸痛，肝区隐痛，手足心热，心烦眠差；舌质红，少苔，脉沉弦。或腹大胀满，青筋暴露，面色晦滞，唇紫，口燥，潮热，齿鼻衄血；舌红绛少津，脉细数。

1. 功法搭配　以疏肝功为主，辅以六字诀、内养功、保健功。

2. 操作要点

（1）疏肝功要注意形气神合一，呼吸调息、观想准确。坚持每天早晚各练习 1 次，每次 30 分钟。

（2）辅以六字诀者，以"嘘"字功为主。如采用坐式，怒目扬眉，头左右来回慢慢转动，当转向两侧时呼气吐"嘘"字，到正中时则吸气。采用站式者，怒目扬眉，头转向左时，以右手拍打左肩，同时吐"嘘"字，回到正中时吸气；转向右侧则相反。时间不限，由少而多，适可而止。

（3）辅以保健功者，着重做"赤龙搅海""擦丹田""搓腰""叩齿""和带脉""擦涌泉"等几节。

（4）辅以内养功者，采用内养功的腹式呼吸，采取"吸—停—呼"的形式反复进行，默念字句"松又静""养肝肾"等。意守部位宜选肝脏或关元穴。

三、注意事项

1. 注意生活起居，防止过度劳累，房事节制，要防止受凉感冒。
2. 保持精神愉快，放下思想包袱。
3. 注意饮食调理，患者应进易消化、高营养、低脂肪、高蛋白（有肝昏迷者应限制蛋白）、高糖饮食，禁酒。有腹水者宜低盐饮食。有食管静脉曲张者，禁食刺激性食物及粗硬食物。
4. 重症患者，应以药物治疗为主，气功治疗为辅。
5. 慢性肝病病程较长，练功要注意循序渐进，并持之以恒。

附：古代功法辑要

慢性肝病的气功疗法，可参见古代文献中有关"鼓胀""单腹胀""积聚""癥瘕""黄疸""胁痛"的功法，现择要摘录如下。

【原文】《寿人经·理肝木诀》

以左右两手次第下捺，思令气达掌心，行至指尖为度，不拘数，再以两手，如鸟舒翼状，左右各三，再以两手当胸，自上而下，复自下而上者三，再以两手，向左向右各三，上下如当胸。

【按语】此治疗方法包括导引法与运气法两部分，主要是通过上肢自上而下活动，运气身体的五脏，疏通脏腑，曲直水火，和畅营卫，故有调和气血、通经活络、平衡脏腑、舒畅精神的功效。

【原文】《诸病源候论·胁痛候》

（养生方导引法云）卒左胁病，念肝为青龙，左目中魂神将五营兵千乘万骑，从甲寅直符吏，入左肋下。……右肋病，念肺为白虎，右目中魄神将五营兵千乘万骑，甲申直符吏，入右肋下。

【按语】 此法根据五行的规律（干支中甲寅属木，魂为肝之神，青龙属肝），通过存想的方法而达到调理肝脏的功效。

【原文】《遵生八笺·养肝坐功法》

时正坐，以两手相重，按肩上，徐捩身，左右各三五度；又以两手拽相叉，反复向胸三五度。此能去肝家积聚、风邪、毒气。

……东面平坐，口齿三通，闭气九息，吸震宫青气入口，九吞之，以补肝虚受损。

【原文】《遵生八笺·六气治肝法》

治肝脏用嘘法，以鼻渐渐引长气，以口嘘之。肝病用大嘘三十遍，以目睁起，以出肝邪气，去肝家邪热……数嘘之，绵绵相次不绝为妙。疾平即止，不可过多为之，则损肝气。病止又恐伤肝，当以嘘字做吸气之声以补之，使肝不虚。

【按语】《遵生八笺》所载治肝病法如上所述，共3种方法：导引、存想、六字诀。肝体阴而用阳，性喜条达，故其导引法偏于调整上部，以遂其性。所提存想之术，其实还包含着调息内容，使用时应该注意。所谓闭气九息，指屏气时间大约为9次呼吸的时长。

此外，其他古籍如《黄庭五脏六腑真人玉轴经》中的"补肝气法"，《寿世青编》中的"五行掌"，《类修要诀》中的"导引却病歌诀"等功法，均对慢性肝病有治疗作用。

复习题：

1. 练习疏肝功时，实证和虚证的慢性肝病患者之存想有何不同？
2. 肝郁气滞型慢性肝病配合练习八段锦时，应以哪几式为主？
3.《遵生八笺·养肝坐功法》记载了几种治疗肝病的功法？

第六节 慢性肾炎

慢性肾炎，即慢性肾小球肾炎，是由多种原因引起双侧肾小球弥漫性或局灶性类症性或非炎症性改变。其病程长，病情进展缓慢，临床表现为不同程度的蛋白尿、镜下血尿、水肿和高血压等，并常伴有肾功能损害。目前现代医学尚未完全搞清楚慢性肾炎的发病原因，少数患者可由急性肾炎演变而来，大多数患者一开始就表现为慢性过程。其病理变化通常认为与免疫介导有关，体液免疫在肾炎发病机制中的作用已得到公认，细胞免疫在某些类型肾炎中的重要作用也得到肯定。另外，免疫遗传因素在人体对肾小球肾炎的易患性、疾病的严重性及治疗反应性等方面也有着重要的影响。慢性肾炎包含多种病理类型，而各种病理类型的临床表现、治疗及预后均不尽相同。慢性肾炎的现代医学治疗主要是利尿、降压及对症处理。

慢性肾炎在中医学中属于"水肿""虚劳""腰痛"的范畴。病因包括内因和外因，内因有先天不足，房劳过度，饮食不节，情志失调；外因包括风邪外袭，湿毒浸淫，湿邪侵袭，药毒

NOTE

伤肾。病机以肾虚为主，并涉及多脏，表现为肺、脾、肾三脏功能失调，膀胱气化无权，三焦水道失畅，常兼夹外感水湿、湿热及瘀血。由于该病病因复杂，病机多变，病程缠绵，疾病后期常因虚实夹杂而使病情复杂且易反复，给临床治疗带来一定难度。

根据慢性肾炎病机以肾虚为主、虚实夹杂的特点，其治疗宜兼顾标本。治本之法在于调节肾之阴阳，或补气，或温阳，或滋阴；另按合病的脏腑，或补肺益肾，或健脾补肾或滋补肝肾，以培补虚损。治标即祛除湿浊、水气、血瘀等邪实。

一、主选功法

（一）强肾化浊功

1. 预备式　两脚等宽，平行站立，周身中正，两手自然下垂，百会上顶，含胸拔背，双目微闭，舌抵上腭，自然呼吸，随着呼吸放松全身。

2. 混元一气连天地　两手如捧物，虎口向上，两臂成90°角从斜前方上举，意想捧天地自然之气至头顶上方，手心微含，照向头顶。停留1息，意想向全身贯气。然后两手沿身体正前方导气下落，手心朝向身体，距身体约2cm。至肚脐，手心照肚脐，停留3息。然后两手还原于体侧。如此反复3遍。

3. 三焦开合畅气机

（1）接上式，两手至肚脐时，转掌心相对，指尖向前，两掌相距10cm左右，在肚脐等高处做开合拉气，两手轻匀外开，然后轻匀内合。开合9次后，手在肚脐处停留3息。

（2）将两手升至中脘部位，做开合拉气9次，手在中脘处停留3息。

（3）将两手升至膻中部位做开合拉气9次，手在膻中处停留3息。注意：拉气时两肩臂手放松，并与呼吸相配合，呼气时外开，吸气时内合，开合幅度不宜太大。

4. 通阳化气利肾浊

（1）接上式，两手捧气上举至头顶上方，手心微含，照向头顶，意想向全身贯气。

（2）两手下落，手经头面，至胸，至剑突下，两手心贴肋，沿肋弓至腰部，手心贴于肾脏部位，做深呼吸9次。然后上身前倾，两手沿臀向下导引，经大腿后面、腘窝、小腿后面，至足。

（3）身体慢慢直起，两手如捧物，两臂从斜前方上举，两手捧气上举至头顶上方，手心微含，照向头顶，意想向全身贯气。重复上述（1）～（2）操作2遍。

5. 转腰涮胯强肾气

（1）接上式，两手下落，手经头面，至胸，至剑突下，两手心贴肋，沿肋弓至腰部，大拇指朝前，其余四指朝后。

（2）身体微下蹲，躯干与大腿成一钝角，膝盖不超过脚尖，髋关节放松，并以之为支点，转动骨盆。先向左转36圈，然后向右转36圈。

（3）以尾闾骨向前扣和向后翘，带动骨盆做前后摆动36次。

（4）百会上顶，身体慢慢直起，两脚踩气并拢。

6. 收式　接上式，两脚并拢，两手慢慢自然下垂，调整呼吸片刻。两手捧气上升，至头顶上方，手心微含，照向头顶，停留1息，意想向全身贯气。然后两手沿身体正前方导气下落，至肚脐，两手重叠在肚脐上。意守丹田，安静养气3~5分钟即可收功。

（二）内养功

详见本教材第六章"功法各论"。

（三）保健功

详见本教材第六章"功法各论"。

二、辨证施功

慢性肾炎病证复杂，临床上可见多种证型，从气功治疗角度而言，可将其分为脾肾阳虚和气阴两虚两大类型。

（一）脾肾阳虚

全身浮肿，面色白，腰脊酸痛，畏寒肢冷，精神萎靡，纳少或便溏（泄泻甚至五更泄泻），小便清长，阳痿早泄；舌淡胖，或有齿痕，苔白腻，脉沉细或沉迟无力。

1. 功法搭配　强肾化浊功为主，辅以内养功、保健功。

2. 操作要点

（1）以强肾化浊功为主选功法。练习时要注意形气神合一，神注桩中，气随桩动。坚持每天早晚各练习 1 次，每次 30 分钟。平时多做局部拉气练习。

（2）辅以内养功者，取坐式或卧式、壮式，采用"吸—停—呼"呼吸法，并默念"温补脾肾""化气利水"等字句，15~20 分钟后，自然呼吸，意守丹田 15~20 分钟。

（3）辅以保健功者，可选择其中的"鸣天鼓""叩齿""搓腰""擦丹田""擦涌泉"等节，作为收功使用。也可以根据个人的时间和精力等情况择要选做几节。

（二）气阴两虚

浮肿不甚，小便短赤，腰膝酸软，神疲乏力，午后低热，或手足心热，自汗或盗汗，口干咽燥；舌红少苔，脉细或弱。

1. 功法搭配　强肾化浊功为主，辅以内养功、保健功。

2. 操作要点

（1）强肾化浊功为主练功法。操作要点同脾肾阳虚型。

（2）辅以练内养功者，取坐式或卧式、壮式，采用内养功"吸—呼—停"呼吸法，并默念"益气养阴""补益肝肾"等字句，15~20 分钟后，自然呼吸，意守丹田 15~20 分钟。

（3）辅以保健功者，操作要点与上述脾肾阳虚型基本相同，注意加强"赤龙搅海"和"漱津"的练习。

三、注意事项

1. 注意合理饮食。水肿较甚，低蛋白血症者，则应限制水和食盐的摄入量，给予高蛋白饮食。若无明显浮肿，无低蛋白血症，仅有少量蛋白尿和红细胞尿，可给予少盐饮食。若慢性肾炎急性发作者，则应予低盐、低蛋白、高热量、高维生素饮食。若出现肾衰竭则应予优质动物蛋白，禁食植物蛋白饮食。

2. 注意固护人体正气，勿劳力、劳神过度，尤其要注意节制房事。

3. 要树立和疾病作斗争的信心和勇气，保持精神情志的和畅。

4. 生活要有规律，练功要持之以恒，使生命活动有序化。同时要避虚邪贼风，要注意气

NOTE

候的变化，避免风寒的侵袭。

5. 定期检查尿常规，监控肾功能的状况，做到及早发现，及时治疗。

附：古代功法辑要

慢性肾炎的气功疗法，可参考古代文献中治疗"水肿""虚劳""腰痛"的功法，现择要摘录如下：

【原文】《诸病源候论·虚劳候》

虾蟆行气。正坐，动摇两臂，不息十二通。以治五劳七伤、水肿之病也。

【按语】 此法通过动作配合调息导引气机，"正坐"指端身正坐于凳子上，脚心平铺于地面，然后两臂放松向前平伸，掌心向下，类似虾蟆坐势。配合呼吸两臂做上下轻轻运动，调息要求闭口以鼻轻缓匀细深长吸气，至不能再吸时，以口微微吐出，如此通行气机12遍。此法在《诸病源候论·水肿候》亦有所列述。

【原文】《杂病源流犀烛·虚损痨瘵源流》

虚痨导引……掌心无事任擦搓，早晚摩两胁肾俞耳根涌泉，令人搓百四十回，固精多效。

【按语】 此法属于自我按摩导引法，将两手心搓热，分别搓揉两胁、肾俞、耳根、涌泉等部位。原文中"百四十回"为约数，每个部位可搓揉5分钟，完整做一遍20~30分钟。该方法操作简便，且具较好补肾固精之功。

【原文】《遵生八笺·四时调摄笺·修养肾脏法》

当以冬三月，面北向平坐，鸣金梁七，饮玉泉三，更北吸玄宫之黑气入口，五吞之，以补吹之损。

【按语】 此法属古代功法中服气法的范畴，立论于天人合一，强调人与自然的相互交通。五行学说中，冬三月、北方、玄宫黑色等都和肾相联系。"金梁"为道家气功名词，指上下门齿。"鸣金梁"即保健功中的"叩齿"，"饮玉泉"即"漱津"，服气时面向北方，配合存想，想象从口中吸入北方玄宫黑色之气，并吞咽而下。此法关键是服气配合存想。

【原文】《遵生八笺·四时调摄笺·六气治肾法》

治肾脏吐纳用吹法，以鼻渐长引气，以口吹之。肾病，用大吹三十遍，细吹十遍，能除肾家一切冷气、腰疼、膝冷沉重，久立不得，阳道衰弱，耳内虫鸣及口内生疮。更有烦热，悉能去之，数数出去，相继勿绝，疾瘥则止，过多则损。

【按语】 此法用六字诀之"吹"字，配合调息导引气机。采用"鼻吸口呼"调息方法，以鼻深匀吸气，然后以口呼气并发"吹"音。原文中"大吹""细吹"是指吐字发音引导气息出入的强弱。一般认为"吐气出声"，导引的气息由慢变急，由清变浊，其效应偏重于泻实；而"吐气无声"则是泻法与补法的结合。六字吐气的关键是通过发音导引气息，而不在声音大小。本功法补泻结合，但偏重于泻实，故强调"疾瘥则止，过多则损"。

此外，《千金要方·卷二十七·养性·调气法第五》中的六字诀咽气法可通调肾气；《太清导引养生经》中的"彭祖谷仙卧导引法"可针对肺脾肾虚；《道枢·圣胎》中的"紫微太一导引法"可补肾虚，除五脏邪气；《陈希夷二十四气导引坐功图势》中的"清明三月节坐功图""芒种五月节坐功图""夏至五月中坐功图""立秋七月节坐功图""秋分八月中坐功图""冬至十一月中坐功图""大寒十二月中坐功图"等可用治五脏虚劳、水肿。凡此种种，对慢性肾炎均有治疗、康复作用。

复习题：

1. 练习强肾化浊功的基本要领是什么？
2. 慢性肾炎脾肾阳虚型和气阴两虚型应怎样选练内养功？
3. 慢性肾炎辅以保健功时应注意什么？

第七节　糖尿病

糖尿病是一种常见的代谢内分泌疾病，临床以高血糖为主要标志。目前以糖化血红蛋白作为诊断标准，连续 2 次检测，糖化血红蛋白≥6.5% 即可确诊，不论其空腹血糖是否正常；此外，如果连续 2 次测试，空腹血糖超过 7.0mmol/L 或者任何时候血糖在 11.1mmol/L 以上也可确诊。其基本病理改变为胰岛素分泌量绝对或相对不足和靶细胞对胰岛素的敏感性降低，导致体内糖、蛋白质、脂肪和水、电解质的代谢紊乱。糖尿病典型临床表现为多饮烦渴、多尿、多食、体重减轻；伴有乏力、精神不振、皮肤干燥瘙痒、四肢酸痛、麻木、腰痛等症。临床上糖尿病可分为胰岛素依赖型（1 型）和非胰岛素依赖型（2 型）。1 型糖尿病多于 14~15 岁以前起病，发病较急，病情较重，易出现酮症酸中毒，血糖波动较大；2 型糖尿病多见于 40 岁以后的成年人，起病缓慢，病情较轻，有相当一部分患者可无症状。糖尿病晚期较易出现多系统的并发症，如心脑血管病变、糖尿病性肾病、眼部病变和神经病变。

本病属中医学"消渴"范畴。其病因病机为素体阴虚，禀赋不足，五脏虚羸，饮食不节，过食肥甘，复因情志失调，劳欲过度，导致肾阴虚损，肺胃燥热；病延日久，阴损及阳，阴阳两虚。临床表现以肺热津伤为主者，称之为上消；以胃热炽盛为主者，称之为中消；以肾阴亏损为主者，称之为下消。三消常合并出现，或各有侧重。

本病的中医治疗以养阴生津、清热润燥为主，病久阴损及阳，阴阳俱虚者，应阴阳双补，并根据肺、胃、脾、肾、肝等病位不同灵活选用治法。

一、主选功法

（一）糖尿病导引法

1. 预备式　两足开立，宽与肩齐，百会上顶，舌抵上腭，含胸拔背，两手自然下垂，心静神宁，腹式呼吸，意守丹田，静立片刻。

2. 心肾相交　两臂带动两手上扬外扩，臂稍向里弯，达到太极之圆形。配合吸气，两手掌向中脘部位合拢，到两手距离不到 1 寸为止；然后两臂带两手配合呼气向外展开，手心向外，展到靠近环跳穴时，手心翻转向里贴于环跳穴处。如此反复 9 次，返预备式。

3. 疏肝理肺　两臂在体前配合吸气，如捧物向上提，提到膻中穴处，合十。随后两臂配合呼气，悠悠向左右平伸，伸时手心向外。伸展后以大雁落地之势配合吸气，两臂带动两手落到原处。如此反复 9 次，返预备式。

NOTE

4. 强身健脾   配合吸气，腰向左后弯，右手由右向上托天，左足随着提起，呈金鸡独立势；而后配合呼气，右手向头顶画圆圈弯至左足，手心向外；最后配合吸气复原姿势。再反方向做，动作和要领同。如此反复 9 次，返预备式。

5. 滋阴补肾   两手随吸气由腿外侧向前上提至膻中穴，手心向上；随着两臂内旋屈腕，手心向上，配合呼气，两臂高举并撑圆。再随着配合吸气，两手由前向下；腰背配合呼气自然弯曲，两手直下至指尖插地。然后随身体自然直起，两手拢气归于丹田。如此反复 9 次，返预备式。

6. 摇摆功

（1）先迈出左脚，身体重心前移，两脚尖着地，两脚后跟踮起，大足趾和二足趾用力抓地，双臂自然向左边摆动，同时用鼻吸气。随着两足跟着地，双臂自左向右摆动，右手向右后方摆动，左手横在胸前，同时两脚尖翘起，两脚跟着地，配合呼气。

（2）右脚向前迈一步，两脚尖着地，两脚跟踮起，双臂由胸前抬起，向左右分开，如凤凰双展翅的飞翔状态，同时鼻子吸气。然后双腿弯曲下蹲，双手扶在膝上，同时呼气。

（3）起身不复原，接做第二次动作，共做 9 次，返预备式。

7. 收式   两手重叠在肚脐上（男性左手在里，女性右手在里），安静养气，意守丹田，3 分钟后两手还原即收功。

（二）放松功

详见本教材第六章"功法各论"。

（三）六字诀

详见本教材第六章"功法各论"。

二、辨证施功

糖尿病中医辨证分为上消、中消和下消三类，气功疗法的辨证施功亦从此。

（一）上消

烦渴多饮，口干舌燥，尿频量多；舌边尖红，苔薄黄，脉洪数。

1. 功法搭配   糖尿病导引法为主，辅以六字诀、五行掌。

2. 操作要点

（1）以糖尿病导引法为主选功法，每天早晚各练习 1 次。

（2）辅以六字诀者，行"呵"字功，吐音不可出声，次数不拘泥，以适度为宜。初学者锻炼次数宜多，每次时间宜少。

（3）辅以五行掌者，行"捏法"，5~10 次为 1 遍，每天 2 遍。

（4）上述功法结束时，行腹式呼吸 5 次，忌用力；然后意引肾水上润喉舌，再行叩齿，搅海 10 次，漱津 3 次，并将口津分 3 次吞下，用意送至下丹田。

（二）中消

多食易饥，口渴，尿多，形体消瘦，大便干燥；苔黄，脉滑实有力。

1. 功法搭配   糖尿病导引法为主，辅以内养功、六字诀。

2. 操作要点

（1）以糖尿病导引法为主选功法，每天早晚各练习 1 次。

（2）辅以内养功者，取坐、卧姿势均可，采用"吸—呼—停"呼吸法，意守下丹田，每次20~40分钟，早晚各1次。

（3）辅以六字诀者，以"呼"字功，6次为1遍，每天2遍。

（4）上述功法结束时，配叩齿、搅海各10次，漱津3次，吞津3次，摩腹100次，收功。

（三）下消

尿频尿多，混浊如脂膏，或尿甜，腰膝酸软，乏力，眩晕耳鸣，口干唇燥，皮肤干燥、瘙痒；舌红苔少，脉细数。

1. 功法搭配　糖尿病导引法为主，辅以真气运行法、六字诀。

2. 操作要点

（1）以糖尿病导引法为主选功法，每天早晚各练习1次。

（2）辅以真气运行法者，意念要轻，循序渐进，按操作要求进行。另可加强逆腹式呼吸，以意引气从涌泉上行至下丹田。

（3）辅以六字诀者，行"嘻"字功和"吹"字功，每字6次为1遍，每天早晚各练3遍。

（4）结束练功时，配合摩腹、搓腰、搓涌泉各100次。

三、注意事项

1. 严格按医嘱控制饮食，培养良好作息习惯。

2. 练功的同时，应酌情配合药物治疗。

3. 保持乐观情绪，节制房事，避免过劳，预防感冒。必须循序渐进，练养相兼，不可操之过急。

4. 若为继发性糖尿病，积极采取措施，对原发病进行治疗。

附：古代功法辑要

古代文献中有关治疗"消渴"的气功功法较多，择要摘录如下。

【原文】《诸病源候论·消渴候》

解衣惔卧，伸腰膜少腹，五息止。引肾气，去消渴，利阴阳。

【按语】　解衣者，使无碍；惔卧者，无外想，使气易行；伸腰使肾逼蹙；膜者，大努，使气满小腹者，即摄腹牵气，使五息即为之。引肾者，引水来咽，润上部，去消渴枯槁病，利阴阳者，饶气力也。

【原文】《遵生八笺·修养脾脏法》

当以夏季之月朔旦，并三季后十八日，正坐中宫，禁气五息，鸣天鼓二十四通，吸坤宫黄气入口，十二吞之，以补呼之损也。

【按语】　消渴之病当责之肺脾肾三脏，故举凡能够调理此三脏的功法，均可以参照使用。本法取季节之气，静坐以养脾。

【原文】《延年却病笺·调气液诀》

凡口中焦干，口苦舌涩，咽频无津，或咽唾喉中痛，不能食，是热极状也，即需大张口呵之。每咽必须闭户出之，十呵二十呵，即鸣天鼓，或七或九，以舌搅华池而咽津，复呵，复咽，令热气退，止。但候口中清水甘泉生，即是热退，五脏凉也。

NOTE

【原文】《保生秘要》

口干导引法：左右足心，每搓三十六回，按时吐纳，津回即咽……运动以舌托上腭，凝悬雍穴。贯一窟凉水，渐提至口噗咽。

【按语】 消渴之病常伴有口干舌燥，这里提供了两条古代气功处方供参考。前者针对之病候偏于火热实证；后者偏于虚证。总以口中之津为药，前者配合六字呵气诀以助泻实；后者结合指搓涌泉和吐纳之法以引气归元，培补真精。

【原文】《幻真先生服内元气诀·行气诀》

……得内元炁，以意送之……因想见两条白炁，夹脊双引，直入泥丸，熏蒸诸宫，森然遍下毛发、面部、头项、两臂及手指，一时而下，入胸，至中丹田……灌五脏，却历入下丹田，至三里，遍经胜、膝、胫、踝，下达涌泉……想身中浊恶结滞，邪气瘀血，被正荣气荡涤，皆从手足指端出去，谓之散气。则展手指，不须握固。

【按语】 消渴之疾，病久及络，虚实夹杂，故补虚和泻实当并重。本法主要采用存想的办法，前半部分意在补虚行气，与大周天功法相近；后半部分功在泻实，泻实需注意两手不需握紧。其实能够培补元气的功法，消渴病均可采用，诸多养生书中都有记载，可以参考《千金要方》《寿人经》《五福全书》《养性延命录》等古典文献。

复习题：

1. 糖尿病导引法的操作要领是什么？
2. 糖尿病运用六字诀的要点是什么？
3. 糖尿病在临床上怎样辨证施功？

第八节　肥胖症

一般认为，体重超过标准体重10%为过重，超过20%以上为肥胖症。肥胖症可分为单纯性肥胖症、继发性肥胖症和其他肥胖症三种。肥胖症可发生于任何年龄，但多见于40岁以上者，女性发病率较高，绝经期后尤甚。肥胖症以单纯性肥胖最为常见，有代谢调节过程的障碍；继发性肥胖多继发于垂体、甲状腺、性腺、肾上腺皮质、胰岛等内分泌紊乱疾病之后。患者由于大量脂肪堆积，氧的消耗量较正常增加30%~40%，所以怕热，多汗，心悸，腹胀，易疲乏，且横膈抬高，使呼吸运动及血液循环受影响而气促；严重者可缺氧，CO_2潴留，嗜睡；易引发高血压、冠心病、糖尿病、胆石症、痛风等疾病；妇女月经量减少，甚至发生闭经、不孕等病证。由于身体负担过重，患者各关节易发生退行性病变，引发腰酸、关节痛，对感染的抵抗力也降低。

中医认为，肥胖人多痰、多虚。疾病之初为脾气虚弱，痰湿内阻，久则气虚甚或阳虚。如胃肠虚热，则食欲旺盛，纳食过度，脂膏堆积；若脾胃虚弱，则痰湿内生，流于肌腠；或肾气不足，气化失司，水湿滞留而发为肥胖。

其病机以正虚为本，湿、痰、瘀阻为标，治疗宜标本兼顾。治本补虚可补肾气，健脾阳；治标则利湿、祛痰、化瘀。气功治疗多在补阳益气的同时，导引调畅全身气机，以助运痰湿。

一、主选功法

（一）减肥健美功

1. 腹式呼吸　仰卧位，两手分别放在胸、腹部，做缓慢呼吸动作，每次 3~5 分钟。通过胸式呼吸或腹式呼吸，可调整胸膈部的肌肉和脂肪。

2. 直腿上抬　仰卧位，双腿伸直抬高，呼吸自然，意守丹田，调整腹部及髋部的肌肉和脂肪。每次 3~5 分钟。

3. 仰卧起坐　仰卧位，做起坐练习。体强者，可两臂后屈，两手抱枕部，做起坐运动；还可以做仰卧直腿坐，手触脚尖。体弱者可借物或人的助力压按踝部起坐。呼吸随起坐运动，意念守在涌泉和中丹田。每次 3~5 分钟。主要调整腹部肌肉及脂肪。

4. 屈膝挺腰　仰卧位，两臂屈肘或伸直，脚跟靠近臀部，以两脚掌、肘关节或肩头部为支点，做挺腰动作，同时提肛，收腹吸气，放松时呼气。意守中丹田或命门。每次 3~5 分钟。本方法有培补元气和肾气，以达到调整腹部与腰背部肌肉和脂肪的目的。

5. 抱腿压腹　仰卧位，用双手抱双腿压腹部，以调整腹部肌肉和脂肪。每次 3~5 分钟。

6. 蹬自行车　仰卧位，两腿悬空，膝关节屈曲做蹬自行车运动，呼吸随运动进行，意守下丹田，以达到调整髂腰肌、腹肌及骨盆底肌的作用。每次 3~5 分钟。

（二）易筋经

详见本教材第六章"功法各论"。

（三）强壮功

详见本教材第六章"功法各论"。

二、辨证施功

根据肥胖症的病机特点，中医临床上将其分为痰浊内盛和脾肾气虚两大类型。

（一）痰浊内盛

形盛体胖，腹部为甚，肢体困倦，胸膈痞满，头晕目眩，神疲乏力，懒动嗜卧，嗜食肥甘醇酒；苔白腻或白滑，脉滑。

1. 功法搭配　减肥健美功或易筋经为主，辅以站桩功、按脐揉腹功、健美减肥功。

2. 操作要点

（1）以减肥健美功为主选功法者，采用顺乎自然、深吸慢呼的腹式呼吸法，注意以意领气，心意相合。早晨 5~6 点空腹练功，效果最佳。

（2）辅以按脐揉腹功者，注意其操作方法：先以左手中食二指按于脐上，右手中食指二指复按于左手二指上，顺时针方向按揉 100 圈，反方向按揉 100 圈，先轻后重，以能耐受为度。再以双掌重叠揉腹，先以左手在下，顺时针揉 72 圈；然后以右手在下，转圈向下揉至耻骨，再回揉到肚脐。后用双掌从两侧肋下推至肚脐，反复推 7 次，再用两手从耻骨上托搓至肚脐 7 次。

（3）辅以站桩功者，每次站桩 20~40 分钟，每天 2 次，坚持 1~3 个月方能有效。

（4）辅以健美减肥功者，取卧式，意守小腹或意守呼吸，以顺腹式呼吸法鼓缩腹部 40 次。每天三餐前或饥饿时练习。

NOTE

（二）脾肾气虚

全身肥胖，肌肉虚软，颜面虚浮，神疲嗜卧，气短乏力，腹胀便溏，自汗气喘，动则尤甚；舌淡胖苔薄白，脉沉细。

1. 功法搭配　减肥健美功或易筋经为主，辅以减肥练形法、腰部减肥功、臀部减肥功、腿部减肥功等。

2. 操作要点

（1）以减肥健美功为主选功法者，要点同痰浊内盛型。

（2）辅以减肥练形法者，注意呼气时发"嗨—嗳"音，以"嗨"音为先，"嗳"音收尾。吸气时舌抵上腭，用鼻吸气入小腹，闭息一段时间，然后呼气。闭息时间应逐渐延长，但不可勉强。早晚各 1 次，不宜在饱食后练功。

（3）辅以腰部减肥功者，取站式，操作时以头和足分别作为上下固定点，腰胯部犹如曲轴，进行缓慢小幅度旋转。用顺腹式呼吸法，意念采用带脉运气法，呼气时气血沿着带脉逆时针方向旋转，整个身体慢慢下沉，腰胯逆时针方向旋转；吸气时气血沿着带脉顺时针方向旋转，整个身体慢慢上升，腰胯顺时针方向旋转。

（4）辅以臀部减肥功者，取站式，采用自然呼吸，以臀部竖向旋转。随着呼气，身体慢慢地下沉；随着吸气，身体渐渐地上升。双手置于丹田处。

（5）辅以腿部减肥功者，取站式，采用自然呼吸，足跟提起，足尖着地，膝关节弯曲，腿部横向旋转。两手可分别按压住腿部某个部位一起旋转，或者两手按于丹田。随着呼气身体慢慢沉下去，随着吸气身体慢慢升上来。

三、注意事项

1. 合理控制饮食：适当控制总热量，可在每天需要量中减少 0.8~1kcal，但需要注意食物中的成分调配，尽可能使食品多样化，多吃蛋白类食品及蔬菜、水果等。

2. 限制动物脂肪及糖类食品的摄入。

3. 一日三餐的量也应有所区别。早餐多吃一些，晚餐少吃一些。

4. 伴有严重心血管、消化系统等慢性疾患者，练功时不宜呼吸太深。

附：古代功法辑要

肥胖症的气功治疗，可参考古代文献中运湿化痰、补虚温阳之功法，择要摘录如下。

【原文】《寿世青编·十二段功》

凡行功，每于子后寅前，此时气清腹虚，行之有效。先须两目垂帘，披衣端坐，两手握固趺坐，当以左足后跟曲顶肾茎根下动处，不令精窍漏泄耳。两手当屈两大指抵食指根，余四指捻定大指，是为两手握固，然后叩齿三十通。

继以两手抱项，左右宛转二十四次（此可去两胁积聚之邪）。

复以两手相叉，虚空托天，反手按顶二十四（此可除胸膈间病）。

复以两手心掩两耳，却以第二指弹脑后枕骨二十四（此可除风信邪气）。

复以两手相捉，按左膝左捩身，按右膝右捩身，各二十四（此可去肝家风邪）。

复以两手一向前一向后，如挽五石弓状二十四次（此可去臂肢积邪）。

复大坐，展两手扭项，左右反顾，肩膊随二十四次（此可去脾胃积邪）。

复以两手握固，并拄两肋，摆撼两肩二十四（此可去腰肋间之风邪）。

复以两手交捶臂及膊，反捶背上连腰股各十四（此可去四肢胸臆之邪）。

复大坐斜身偏倚，两手齐向上，如排天状二十四（此可去肺家积聚之邪）。

复大坐伸足，以两手向前，低头扳足十二次，却钩所伸足屈在膝上，按摩二十四（此可去心包间邪气）。

复以两手据地，缩身曲脊，向上十二举（此可去心肝二经积气）。

复以起立据床，拔身向背后视，左右各二十四（此可去肾间风邪）。

复起立徐行，两手握固，左足前踏，左手摆向前，右手摆向后；右足前踏，右手摆向前，左手摆向后，二十四（此可去两肩俞之邪）。

复以手向背上相捉，低身徐徐宛转二十四（此可去两肋之邪）。

复以足相扭而行，前进十数步，后退十数步，复高坐伸足，将两足扭向内，复扭向外，各二十四（此两条可去两膝两足间风邪）。

行此十六节讫，复端坐垂帘，握固冥心，以舌抵上颚，搅取华池神水漱三十六次，作咽咽声咽下，复闭气。想丹田之火自下而上，遍烧身体内外，蒸热乃止。

【按语】　此十六段导引法，从头至脚依次梳理全身气机。在具体操作中，可以根据实际情况，选做其中的几节或全部，以达到运化局部或全身痰湿之邪的目的。

【原文】《遵生八笺·服日气法》

平旦伺日初出，乃对日，坐立任意，叩齿九通……瞑目握固，存日中五色流霞皆来接身，下至两足，上至头顶。又令光霞中有紫气，如目童，累数十重，与五色俱来，入口吞之，四十五咽气。又咽液九过，叩齿九通。

【原文】《遵生八笺·服日月光芒法》

凡存心中有日象，大如钱，在心中，赤色有光芒，从心中上出喉，至齿间即不出，却回还胃中。如此良久，临目存见心中胃中分明，乃吐气，讫，咽液三十九过，止。一日三为之，日出时、食时、日中时行之。

【按语】　日为阳之精华，服日气或日之光芒，即所以补人体之阳也。上两节的操作中均以太阳为存想的对象，但是又各有所不同。服日气法，重视天人之间的相互影响，强调在日出时习练，以实景诱导存想，比较适于初练气功的人。而服日月光芒法则要求"一日三为之"，重在自身内在体验的操作，难度相对较大。由于此法能够补益人体的阳气，故阳虚痰湿肥胖证候的患者可以选用。此外，凡阳气虚弱证候的疾患，如冠心病等，均可参照使用本法。

复习题：

1. 减肥健美功的操作特点是什么？

2. 肥胖症运用"按脐揉腹功"的要领是什么？

3. 肥胖症选功的原则是什么？

第九节 更年期综合征

更年期是生理上一个特定转变的过渡时期，男女皆有，但以妇女较为明显，出现的症状也以妇女为多。一般情况下，女子 49 岁前后，男子 64 岁前后，由于卵巢或睾丸功能减退，性激素明显减少，致使正常的丘脑下部、脑垂体和性腺之间的平衡关系发生了改变，从而导致内分泌失调，出现一系列自主神经功能紊乱的症候群，称为更年期综合征。更年期综合征的症状包括精神紧张、记忆力衰退、思想不易集中、眩晕耳鸣、面红潮热、出汗、烦躁易怒、失眠多梦、精神不振、周身乏力、心慌气短、腰酸腿软、血压波动，或面目肢体浮肿，女性可伴有月经紊乱等。这些症状往往轻重不一，参差出现，持续时间或长或短，短者一年半载，长者迁延数年，少数人症状严重，甚至影响正常的工作和生活。

更年期综合征属中医"脏躁""月经不调""心悸"等范畴。病因病机为心肾气渐衰，冲任脉虚，天癸将竭，生殖机能逐渐减退以致丧失，不能正常调节人体阴阳的平衡，因而出现相应的症状。

本病以虚证为主，或兼有实证。治疗时当养心气、补肾气、温阳填精，有实证者当配合疏肝理气、清心除烦。

一、主选功法

（一）元阴功

元阴功以意守关元穴（丹田）、蓄养真气为主，使内气充足并循足少阴肾经周流不息，通过一定时间的锻炼，能使肾气（真气）充足，少阴得养，从而激发先天之本，调整阴阳气血，疏通经络脏腑，使人体各脏腑组织功能得以协调正常。该功法对妇女绝经前后诸证有较好的疗效。

1. 预备式 正身直立，两脚与肩同宽，微成内"八"字，双目微收；悬顶直项，下颌微收；沉肩松胯，两臂自然下垂，腋下不夹紧，双手相叠（女子右手在里，左手在外；男子相反），置于下丹田处；做到全身放松，并使百会、丹田、会阴穴三点垂直于一线上；舌抵上腭，自然呼吸；入静，排除一切杂念。

2. 气灌丹田 入静后，两手从腹前向左右两侧缓慢张开，掌心向前向上，同时呼气；然后再从两侧向腹前慢慢合拢，仍归于丹田处，同时吸气，意识想象四周的自然之气随着两手的慢慢归拢而吸入腹内，灌充丹田，从而使内气充足、鼓荡。如此一呼一吸，气灌丹田，连做60 次。

本功法各式均采用顺腹式呼吸法，即吸气时，腹部随之渐渐鼓起，呼气时，腹部随之慢慢回缩。月经量多、经期过长的患者以自然呼吸法为宜。

3. 丹田开合 两手掌背相对，从丹田处慢慢向左右两侧分开，做开式，同时呼气；然后转掌，掌心相对，慢慢关合至丹田处，做合式，同时吸气。如此一开一合，一呼一吸，连做60 次。

4. 气运八卦 两手相叠置于下丹田处，做腹部按摩，手掌以丹田为圆心，以耻骨联合与脐窝的连线为直径，成圆八卦摩腹，动作宜轻宜缓，重在以意引气，意想下丹田真气随摩腹手势在腹内成圆八卦运行，连绵不息。先做顺时针按摩，后做逆时针按摩，真气也随之按照顺、逆时针方向运行，如此各做 36 次。呼吸法如上式，摩腹动作与呼吸不必保持一致，只要做到"气（指呼吸）断意不断"，使真气在腹内循环不已即可。

5. 运气固带　两手掌背相对，从丹田处慢慢分开，绕腰腹循行至脊背命门穴（约与脐相对处），同时吸气，并意想内气从下丹田沿带脉运行至命门穴；然后再从命门穴经腰腹返回下丹田处，同时呼气，意念想象内气从命门处沿带脉回归丹田，如此一呼一吸，气环带脉运行而固带，连做 60 次。月经量多、经期过长的崩漏患者，本节可多做 36 次或 60 次。

6. 气循少阴　两手中指指端与拇指指端相扣，握成空心拳，然后从大腿两侧慢慢向前上提引至两腋下，同时吸气，并意想气由足底涌泉穴吸入，经足踝、小腿、膝、大腿内侧至会阴穴而入腹内下丹田；然后两手掌心向下，从腋下沿两胁肋下行至大腿两侧，同时呼气，并意开命门穴，使气从命门穴夹脊下行至会阴穴后，分两条线从大腿，经膝，过小腿、足踝至涌泉穴。如此周而复始，一呼一吸，使真气循足少阴肾经周流不息。月经量多、经期过长的患者，可同时意守两乳之间的膻中穴。

7. 收功　以浴面与浴头作为收功式，方法如下。

（1）浴面　睁开双目，意想"我要收功"，同时恢复自然呼吸，并以双手中指沿鼻两侧（迎香穴）自下而上，带动其他手指擦面至额两侧分开，经太阳穴往下过两颊达下颌，然后再从鼻两侧做起，如此周而复始，连做 6 次。

（2）浴头　以双手中指沿鼻两侧自下而上带动其他手指摩至额上，经头顶而下达后项风池穴处，然后再从鼻下始起，如此连做 6 次，练功完毕。

（二）强壮功

详见本教材第六章"功法各论"。

（三）保健功

详见本教材第六章"功法各论"。

二、辨证施功

更年期综合征病证复杂，临床上可见多种证型，从气功治疗的角度而言，可将其分为肾阴虚和肾阳虚两大类型。

（一）肾阴虚

头晕耳鸣，烦躁易怒，失眠多梦，腰酸腿软，面烘热而红，潮热出汗，手足心发热，溲黄尿少，口干便结，血压波动，月经提前，量多，或崩或漏，经血鲜红或暗红；舌质红，少苔或无苔，脉细数。

1. 功法搭配　元阴功或强壮功为主，辅以放松功、内养功、回春功。

2. 操作要点

（1）练元阴功者，如经来腹胀腹痛、经行不畅、淋漓时间长，气运八卦时可适当重按，并以逆时针运腹为主。

（2）以强壮功为主选功法者，可采取坐式或站式，自然呼吸，意守下丹田。经量增多者改守中丹田。

NOTE

（3）辅以内养功者，采用"吸—停—呼"呼吸法，以增强交感神经兴奋性，减轻或消除潮热多汗的症状。

（4）辅以回春功法者，练习服气、虚静、抖动、转肩等内容。每天练功 2~4 次，每次 30~60 分钟。

（二）肾阳虚

腰酸冷痛，肢冷畏寒，心慌气短，乏力，纳差，溲清便溏，夜尿尤多，或五更泻，月经延迟，色淡质稀，带下量多；舌质淡嫩，苔白，脉沉迟。

1. 功法搭配　元阴功或保健功为主，辅以内养功、六字诀。

2. 操作要点

（1）练元阴功者，如经来量多，无腹痛，气血虚弱，当以顺时针运腹和自然呼吸法为主。

（2）辅以内养功者，采用"吸—呼—停"呼吸法，取平仰卧位，以增加食欲，促进消化和增强体质。

（3）辅以六字诀者，以"呼"字功和"吹"字功为主，每字 6 遍。每天练功 2~4 次，每次 30~60 分钟。

三、注意事项

1. 治疗期间应消除紧张情绪，保持心情舒畅，并做适宜的运动，如散步等。
2. 注意饮食调理，勿食辛燥刺激之品，使脾胃安和，以后天补养先天。
3. 伴有高血压、心脏病者，应注意配合药物治疗。

附：古代功法辑要

更年期综合征的气功疗法，在古代文献中可参考治疗"脏躁"，及补肾调和阴阳的功法，现择要摘录如下。

【原文】《遵生八笺·肾脏导引法（冬卷）》

正坐，用两手耸托，右引胁三五度，又将手反著膝挽肘，左右同掖身三五度，以足前后踏，左右各数十度，能去腰肾风邪积聚。

【原文】《修龄要旨·四时调摄》

冬三月……治肾用吹字导引，可正坐，以两手耸托，左右引胁三五度；又将手反著膝挽肘，左右同掖身三五度，以足前后踏，左右各数十度，能去腰肾风邪积聚。

【按语】此两条以运动形体为主，所选季节为冬三月，与肾相关，节气为立冬、小雪、大雪、冬至、小寒和大寒，欲通过季节、节气的影响，加之活动相应的身体经脉，祛除腰区的病邪。由于腰为肾之府，故运腰利于肾的开合，补肾之不足。

【原文】《寿人经·理肾水诀》

握两拳，紧抵左右腰际，身向两边摇摆，使气达内肾，不拘数；再以两手垂睾丸之前，身向两边摇摆，使气达外肾，亦不拘数。

【按语】此法通过晃动身体的方法使经络通畅、气机条达，再加上意念的作用，能使肾脏得到特别的补养。

另外，《性命圭旨》中的"五所朝元法"，《太极祭炼内法》中的"火炼法"，《养生秘录》

中的"水火调节法",《太清导引养生法》中的"彭祖导引法"等古代功法,对本病均有一定的治疗作用。

复习题:

1. 更年期综合征选功的原则是什么?
2. 更年期综合征肾阴虚型和肾阳虚型选练内养功有何不同?
3. 月经量多、经期过长的患者练元阴功时应注意什么?

第十节 阳 痿

阳痿是男子未到性欲衰退时期,临房阴茎不能勃起,或勃起不坚,或坚而不久,不能进行正常性生活之病证,常伴有神疲乏力、失眠健忘、头晕目眩、腰酸肢软等症状,为男性性功能障碍最常见的病证之一。据国外有关资料统计,发病者占男性性功能障碍的37%~42%。国内有关资料统计,成年男性中阳痿患者约占10%,发病年龄多在20~40岁。阳痿有功能性与器质性之分。功能性阳痿多为大脑皮质高级中枢抑制加强,脊髓勃起中枢兴奋性相对降低,常见因素为精神因素,如夫妻争吵、精神紧张等。器质性阳痿常见于性器官发育不良,如阴茎小、阴茎弯曲、隐睾症、睾丸发育不良等;或性器官病变,如性器官外伤、手术、血管瘤等;或神经性病变,如脊柱裂、中枢神经瘤等;或内分泌疾病,如垂体、肾上腺、甲状腺的病变等;或全身性慢性疾病。

阳痿在明代以前称为"阴痿",至明代张介宾《景岳全书》中才开始用"阳痿"病名。中医认为本病多由房事太过,或少年误犯手淫,以致精气不足,命门火衰;或思虑忧郁,暗伤心脾,以致气血两虚;或惊恐不释,气机逆乱,肾气失司;或湿热下注,宗筋受灼而弛纵,发为阳痿不举。

治疗以补肾壮阳为主,有补益心脾、疏肝解郁、清热化湿、益肾宁神等法。气功疗法以局部按摩、理气壮阳为主,有较好疗效。

一、主选功法

(一)铁裆功

1. 推腹 仰卧,全身放松,调匀呼吸,排除杂念。用两手相叠(左手在下),自剑突部位向耻骨联合推摩36次。两手向下推时慢慢呼气,将真气送入丹田,意念随着手掌的推动,体会手下的感应。

2. 分阴阳 仰卧,以两掌自剑突下向腹两侧分推36次。向下分推时慢慢呼气,注意体会掌下的感应。

3. 按揉 仰卧,两手相叠(左手在下),在脐部左右旋揉各36次,自然呼吸,注意掌下感应。若触知腹部有硬块,可按住硬块久久按揉,并用意向硬块引气。

4. 捻阴茎 取坐位,以两手食、中指与拇指在阴茎根部的两侧捏起精索,左右捻动各50次。全身放松,自然呼吸,注意两手捻动精索的感应,以微酸胀、舒适不痛为准。

NOTE

5. 揉睾丸　坐位，以右手将阴囊、阴茎一同抓起，虎口朝前，阴茎与睾丸露出在虎口的外面，将其根部握紧。先以左手掌心按在左侧睾丸上揉 50 次；然后换手以同样的方法揉右侧睾丸 50 次。自然呼吸，将意念集中在揉睾丸那只手的手心里。手法要轻柔，以睾丸轻微酸胀、舒适不痛为准。

6. 搓睾丸　坐位，以两手食、中指掌面分别托住同侧睾丸的下面，再以拇指按压其上面，左右搓捻 50 次，以睾丸酸胀舒适不痛为佳。

7. 顶睾丸　坐位，以两手食、中指掌面托住同侧睾丸，再以拇指端将睾丸向腹股沟方向顶上去，然后放下来，共 3 次。向上顶时慢慢吸气，放下时慢慢呼气，两腹股沟处有轻微的撑胀感，压力不可过大。

8. 挂裆　站位，两脚与肩同宽。将备好的沙袋和纱布带（纱布带两端与沙袋连接）放在床上或凳子上，将纱布带中间结一个活扣备用。然后用一手将阴茎和阴囊一同抓起，将纱布带的活扣套在阴囊及阴茎的根部扎住，松紧合适，阴毛留在外面，使活扣下面的两条纱布带等长。接着把沙袋慢慢放下，约离地 2 寸，前后摆动 50 次，自然呼吸（不可用腹式呼吸）。沙袋重量可先轻后重，逐渐增加，以阴茎与睾丸充血、微酸胀，两侧腹股沟有轻微牵引感而不痛为准。

9. 捶睾丸　站位，两脚与肩同宽，两手握空拳，交替捶打同侧睾丸各 25 次。用力要柔和，不可用蛮力捶击，以酸胀不痛为准。

10. 捶肾　站位，两脚与肩同宽。以拳背交替捶击腰背部同侧肾区各 50 次。动作要柔和深透，呼吸要自然。

11. 通背　站位，两脚与肩同宽，两手握空拳，肩、肘、腕关节放松，以腰的力量带动两手，一手以拳心捶胸部，一手以拳背同时捶击背部肩胛骨下方，左右各 25 次。

12. 扭膝　两脚并立，以手掌按膝上，左右旋扭各 25 次。

13. 滚棍　坐位，两足穿平底鞋，踏在圆木棍上前后滚动 50 次。

14. 收功　两手自然放在大腿上面，静坐片刻，搓脸和手，站起来自由活动一下，即可收功。

（二）放松功

详见本教材第六章"功法各论"。

（三）强壮功

详见本教材第六章"功法各论"。

二、辨证施功

阳痿病证复杂，临床上可见多种证型，从气功治疗角度而言，可将其分为心脾肾亏虚和惊恐伤肾两大类型。

（一）心脾肾虚

阴茎勃起不良，痿软，或不能勃起，性欲低下或全无，交媾不能。伴神疲乏力，面色萎黄，气短懒言，食少，便溏，心悸少寐，多梦健忘等症；或见遗精、早泄；或腰膝酸软，畏寒肢冷，精神萎靡，头晕耳鸣，面色白，并可见胡须减少、乳房增大、阴茎短小等变化；舌淡苔白，脉沉细。

1. 功法搭配 铁裆功为主，辅以采阳回阳法、想火烧身法、治疗性功能衰退功。

2. 操作要点

（1）采阳回阳法 于夜间偶感阳生时，急披衣坐起，先急呼气数口，再徐徐长呼气数口；在呼气时，肾气随呼气上升，同时用意将心火下降，使肾气与心火相交。

（2）想火烧身法 闭气，想丹田之火，自下而上，自内而外，遍烧身体，内外蒸热，乃止。

（3）治疗性功能衰退功 站式，头正直，双脚与肩同宽，双手自然下垂于身体两侧。两眼合上或露一线之光，舌抵上腭，以全身舒适、自然为度，放松全身，摒除杂念。逆腹式呼吸，吸气至大半时，开始收缩睾丸和肛门，继续吸气至不能再吸为止；然后呼气，随之放松肛门和睾丸。晨练面向东，中午向南，晚上向西，夜向北。练功完毕后，慢慢睁开眼睛，轻柔活动各个关节，两手搓热，擦头、脸、耳即可。

（二）惊恐伤肾

多伴有房事失败史，或因同房时外因干扰而产生性交恐慌心理。阴茎勃起不良以同房时为显，晨时或平素不欲行房时则阴茎勃起良好。伴每欲同房则焦虑、恐慌、精神疲乏、心慌气短、头晕目眩、时或汗出，事后头晕目眩、少眠、多梦易惊；舌淡苔薄，脉弦细。

1. 功法搭配 放松功为主要功法，辅以炼精化气功、真气运行法。

2. 操作要点

（1）练放松功时，通过自上而下有步骤有节奏地注意身体某些部位，并结合默念"松"字的方法，逐步把全身调整得自然、放松，以解除紧张状态，同时使"意"逐步集中在会阴穴或阴茎部位，解除因性生活中的思想顾虑而形成的紧张。

（2）炼精化气功，临床常用的是吸、贴、提、闭四字法。其法先意守丹田，然后用意由龟头向会阴吸，由会阴提过尾闾，同时闭口咬牙，舌抵上腭，提紧手脚，缩紧肛门，用意由尾闾向上提，经夹脊、玉枕，过泥丸到上丹田守住片刻，连同口中津液，送于中丹田。如此3次，早晚各1遍，大约每遍20分钟。

（3）辅以真气运行法者，练习时在自然盘坐的基础上（有了一定功夫），可改用一只脚的脚跟顶住会阴，另一只脚仍为盘坐式，意守会阴，炼精化气。

三、注意事项

1. 练功要持之以恒，切忌急于求成。

2. 注意配合心理调治，夫妻关系应融洽，要互相尊重，互相信任，互相交流情趣。妻子对丈夫应温柔、体贴与主动，为性生活创造轻松、愉快、和谐的气氛。患病之后，妻子应谅解、劝慰、鼓励丈夫，积极配合丈夫治疗，切勿冷言相讥。

3. 注意房事有度，不能因为练功有效而放纵施欲。

4. 生活要有规律，起居有常，不妄劳作。

附：古代功法辑要

古代文献中有关治疗"阴痿"的气功功法较多，择要摘录如下。

【原文】《金丹秘诀》

NOTE

一擦一兜，左右换手，九九之数，真阳不走。每于戌亥二时，阴旺阳衰之候，宜解衣闭息，一手兜外肾，一手擦脐下，左右换手，各兜擦九九之数，仍盘膝端坐，手齿俱固，先提玉茎，如忍小便之状。想我身上元精，自尾闾升上，直指泥丸，复过鹊桥，降至丹田。

【按语】　这套功法由动静两部分组成，在做自我按摩的时候，应注意静心宁息，然后操作，方能取效。身体总以放松为宜，不必拘泥于盘膝端坐。静功部分即小周天功法，具体操作和注意事项参考本教材相关内容。关于本功法习练时间的选择，亦不必拘于戌亥二时（晚上 7 点至 11 点），但于每天固定时间操作即可，如果过于疲乏，不宜进行操作。

【原文】　《千金要方·调气法第五》

肾脏病者，体冷阴衰，面目恶瘆。相法：肾色黑……用呬气出……肾病者，用大呬五十遍，细呬三十遍。

【按语】　此治疗方法以调息为主，在呼气时念"呬"字诀来滋养肾脏。由于肺司呼吸，肾主纳气，用六字诀中治疗肺病的呬字诀，大声念 50 遍，小声念 30 遍，泻实以补虚。大声念与小声念的区别，即在于泻实之深度与强度的不同。

【原文】　《修龄要旨·却病八则》

临卧时坐于床，垂手解衣闭息，舌拄上腭，目视顶门，提缩谷道，两手摩擦两肾俞各一百二十。多多益善，极能生精固阳治腰病。

【按语】　督脉具有总督人体中全身阳脉之功，此方法中所选择舌拄上腭，目视顶门激活头部，起着醒脑开窍的作用；提缩谷道，两手摩擦两肾俞为了将气顺督脉导引下命门与先天命门之火融合为一，来补充温煦肾阴肾阳。

此外，其他古籍如《灵剑子》中的"许逊服气法"，《灵宝毕法》中的"灵宝聚火法"，《黄庭五脏六腑真人玉轴经》中的"补肾气法"，《云笈七签》中的"墨子行气法"，《修龄要旨》中的"水潮除后患法"等功法，均对"阳痿"有治疗作用。阳痿源于命门火衰，故而在慢性肾炎、更年期综合征等章节有关调补肾气的古代文献，对本病的气功治疗也有参考价值。

复习题：

1. 简述铁裆功各节的操作要领。
2. 采阳回阳法、想火烧身法治疗性功能衰退功之练功要点有何不同？
3. 《金丹秘诀》所载强肾功法的特点是什么？

第十一节　慢性疲劳综合征

慢性疲劳综合征是现代快节奏生活方式下出现的一组以长期极度疲劳为突出表现的全身性症候群，可有头昏头痛、记忆力衰退、肌肉关节酸楚、食欲不振、神志恍惚、低热等症状。基本特征为休息后不能缓解，理化检查没有器质性病变。此病多发于 20~50 岁，病因目前尚不明确，与长期过度劳累（包括脑力和体力）、生活不规律、工作压力和心理压力过大等精神环境因素以及应激等造成的神经、内分泌、免疫、消化、循环、运动等系统的功能紊乱关系密切。

部分学者认为，慢性疲劳综合征跟免疫功能有关。诊断指标包括主要、次要和体征标准。

主要标准：①半年以上持续性或间断发作性疲劳和衰弱，卧床休息后不能缓解；②根据病史、体征和化验结果排除其他各种可能引起症状的疾病。

次要标准：①低热；②咽痛；③颈部和腋下淋巴结肿痛；④不能解释的肌力减退；⑤肌痛；⑥体力活动后 24 小时疲劳仍不消失；⑦头痛，无红肿的游走性关节痛；⑧神经或精神症状；⑨嗜睡或失眠。

体征标准：①低热（口温 37.6~38.6℃，肛温 37.8~38.8℃）；②非渗出性咽炎；③颈前、颈后及腋窝淋巴结肿大。

凡具备 2 项主要标准和 6 项以上次要标准，以及 2 项以上体征标准，或者单纯症状标准超过 8 项以上者，均可初步诊断。

上述诊断标准与中医学的"虚劳""内伤发热"等都有类同之处，其病因病机为长期工作紧张、饮食不节、身体素弱、情志内伤，或感受寒湿等外邪，致使气血亏虚，进而五脏气化失常，外邪乘虚入侵，客于肌腠关节；故表现为以乏力、周身疼痛等为主症的病证。本病早期病位主要涉及脾肺两脏，若失治则可累及肝、肾多脏，精气亏虚。

治疗以补益为基本原则，对久病者重在补益肾气、肾精、肾中阴阳；后天不足或后天失调的则以补益肺脾、益气养血为主；对于虚实夹杂或兼有外感者，当补中有泻，扶正祛邪。

一、主选功法

（一）贯气健身功

1. 预备式　两脚并拢，周身中正，两手自然下垂，目平视前方，两眼轻轻闭合，目光回收，舌抵上腭，全身放松。

2. 顶天立地畅气门

（1）以小指带动指掌上翘，指尖向前，掌心向地，掌臂微下按。两掌两膝同时画圆（方向为前、外、后、内）3 次。画圆的动作要小、要匀、要慢。按地画圆的意念是掌心与地气相接。而后松腕转掌，捧气体前上升，向小腹回收，向肚脐贯气。

（2）两掌平脐转掌心向上，中指相接，升至心口做 3 个画圆开合。两膝同时随之画圆 3 次，画圆的方向为后、外、前、内。而后，两掌升至胸前璇玑穴转指端向前。

（3）掌根贴胸，掌心向上（此时应注意松肩垂肘），沿体前中线上升至两眉间，做 3 个小画圆开合，两膝同时画圆 3 次（方向均为后、外、前、内）。

（4）两掌外开至头侧，同时转指端向后，掌心向上，如托天上举，上撑，掌指沿前、外、后、内方向画圆 3 次。动作要慢而匀，要画得圆。意念以掌心向上撑天，在天上画圆。

（5）松腕，手指指天，两掌相对上拔，合掌，沿体前中线下落至心口，掌根分开，两手下落至肚脐，两手指似接非接，掌心内含，呈桃状，意守丹田，9 次呼吸。

3. 臂揽乾坤气归身

（1）接上式，两手分开，掌心相对，虎口带动，两手捧气，体前上升，与肩平宽，转掌心向上，掌心微含，中指回照印堂。以小指带动转掌心向外，立掌，外撑。向两侧外展成一字（意念沿天边向外展开），外撑。松腕转掌心向上，意念将天边之气搅起，沿天穹向上捧至头顶，两手微内扣，将气从头顶贯入体内。外导内行，两掌从体前下落，到胸前变掌心向内，至心口两手分开至乳中穴，沿肋弓画圆弧下落至小腹（两手覆于小腹，十指斜相对）。

（2）两手在小腹前分开，至体侧。体侧阴掌（掌心向下）上升，成一字。立掌，外撑。意念两臂沿天边向体前合拢，与肩等宽、等高。松腕转掌心向上，臂随掌转。意念将天边之气搅起，两臂沿天穹捧气至头顶，两手微向内，向头顶贯气。两掌沿项向下导引，沿肩绕至体前，由腋下向后、向下导引至命门穴，用中指点按。两掌覆于京门穴，转指端向前，沿京门穴、日月穴至中脘穴画个半圆形，继续下落至小腹（两手覆于小腹，十指斜相对）。两手分开至体侧。

（3）两臂之间成 90° 角捧气上升（意念拉着地气至天地交接处，沿天边向上捧气）至头顶上方，掌心微向内，从头顶向体内贯气。两掌从头侧沿耳下落至肩前，体微后仰，头不仰（意念顶天），大指经腋下到体后，虎口张开在体侧。两掌从腋下沿肋弓向下至胯骨尖处，体复原位，拇指转向前，两手拢至小腹关元穴，呈桃状。

4. 人天合一健身心

（1）接上式，两手呈桃状，指尖似接非接在小腹关元穴做 3 个弧形开合，同时两膝随手的开合从后、外、前、内画圆 3 次。两手开合的动作要小而慢，合时指尖不要接触。

（2）手势不变，两手呈桃状，指尖似接非接，自体右侧上升至头顶，从体左侧下落至小腹，如此转 3 圈后，两手置小腹前；反转 3 圈，自体左侧上升至头顶，从体右侧下落至小腹，两手在小腹前做 3 个弧形开合，两膝随手的开合做后、外、前、内画圆 3 次。

（3）两掌逐渐合拢上升至心口合十。指端向上举至头顶，上拔。两掌分开，掌心向前，在体侧下落成一字。转阳掌（掌心向上）体前合拢，与肩等宽，中指回照印堂。落肘回收，两手置于腹前，十指斜相对，从外向内画圆收气 3 次。第一次收气从小腹向外、向上画弧至膻中高度收回，落至小腹。第二次起落稍小些，画弧至心口高度回收。第三次收气进肚脐，两手重叠在肚脐上（男左手在里，女右手在里），养气片刻。分手还原体侧。慢慢睁开眼。

（二）内养功

详见本教材第六章"功法各论"。

（三）八段锦

详见本教材第六章"功法各论"。

二、辨证施功

慢性疲劳综合征病证复杂，临床上可分为多种证型，从气功治疗角度而言，可将其分为气虚湿盛和脏腑亏虚两大类型。

（一）气虚湿盛

乏力，休息不得缓解，周身肌肉关节酸楚疼痛，头重如裹，纳呆，微恶寒；舌淡苔白滑，脉细而濡。

1. 功法搭配　贯气健身功为主，辅以八段锦、保健功。

2. 操作要点

（1）贯气健身功为主选功法。练习时要注意形气神合一，神注桩中，气随桩动。坚持每天早晚各练习 1 次，每次 30 分钟。

（2）辅以八段锦者，加强"两手托天理三焦""调理脾胃须单举""五劳七伤往后瞧""背后七颠百病消"等节的练习。

（3）保健功可选择鸣天鼓、叩齿、漱津等节，作为收功使用。

（二）脏腑亏虚

乏力，周身肌肉酸楚不适，心慌气短，休息不得缓解，腰膝酸软，健忘，潮热盗汗；舌暗，苔少，脉沉细无力。

1. 功法搭配 贯气健身功为主，辅以六字诀、保健功。

2. 操作要点

（1）贯气健身功为主选功法，要领同气虚湿盛型。

（2）辅以六字诀者，重在"呼""吹"二字的练习，以加强调理脾肾等脏腑精气的作用。

（3）辅以保健功者，宜加强"赤龙搅海""搓涌泉"等节的练习。

三、注意事项

1. 注意饮食，忌食生冷。

2. 调整生活节奏，舒缓精神与身体的压力，增加娱乐活动。

3. 慎起居，避风寒，近日光。

附：古代功法辑要

慢性疲劳综合征的气功疗法，可参考古代文献中治疗"虚劳""内伤发热"的功法，现择要摘录如下。

【原文】《诸病源候论·虚劳体痛候》

（养生方导引法云）双手舒指向上，手掌从面向南，四方回之，屈肘上下尽势，四七，始放手向下垂之；向后双振，轻散气二七，上下动两膊二七，去体内、臂、肋疼闷。渐用之，则永除。

大踑坐，以两手捉足五指，自极，低头不息九通。治颈、脊、腰、脚痛，劳疾。

偃卧，展两足趾右向，直两手身旁，鼻内气七息，除骨痛。

端坐，伸腰，举右手，仰其掌，却左臂，覆右手，以鼻内气自极七息，息间，稍顿左手，除两臂、背痛。

胡跪，身向下，头去地五寸，始举头，面向上，将两手一时抽出，先左手向身用长舒，一手向后身用长舒，前后极势二七。左右亦然。去臂、骨、脊、筋阴阳不和，痛闷疚痛。

坐一足上，一足横铺安膝下押之，一手捺上膝向下急，一手反向取势长舒，头仰向前，共两手一时取势，捺摇二七。左右迭互亦然。去髀、胸、项、腋脉血迟涩，挛痛闷疼。双足互跪安稳，始抽一足向前，极势，头面过前两足趾，上下来去三七。左右换足亦然。去臂、腰、背、髀、膝内疼闷不和，五脏六腑，气津调适。一足屈如向前，使膀胱著膝上，一足舒向后尽势，足趾急努，两手向后，形状欲似飞仙虚空，头昂，一时取势二七，足左右换易一过，去遍身不和。

长舒两足，足趾努向上，两手长舒，手掌相向，手指直舒，仰头努脊，一时极势，满三通。动足相去一尺，手不移处，手掌向外七通。须臾，动足二尺，手向下拓席，极势三通。去遍身内筋节劳虚，骨髓疼闷。长舒两手向身角上，两手捉两足急搦，心不用力，心气并在足下，手足一时努纵，极势三七。去踹、臂、腰痛，解溪蹙气，日日渐损。

【按语】　以上养生导引方法共七条十法，为虚劳体痛候的一整套治疗方法。其中有站立、大箕坐、仰卧、端坐、胡跪、蹲踞、飞仙、平坐等多种姿势，功法有简有繁，有缓有急，有点有面，针对不同的虚劳疼痛身体不适的证候，可以对症选用。

【原文】《寿世青编·内养下手诀》

下手之诀，必先均调呼吸。均调呼吸，先须摒绝外缘，顺温凉之宜，明燥湿之异。明窗净几，涤虑清心，闭目端坐，叩齿三十六遍，以集心神，然后以大拇指背于手掌心劳宫穴处，摩令极热，周拭目之大小眦各九遍。并擦鼻之两旁各九遍。又以两手摩令热，闭口鼻气，然后摩面，不拘遍数，以多为上，名"真人起居法"。次以舌抵上颚，搅口中华池上下，取津漱炼百次，候水澄清，一口分作三次，汩然咽下，名曰"赤龙取水"，又曰"玉液炼己法"，最能灌溉五脏，光泽面目，润肺止嗽，其效若神。行持时不必拘定子午，每于夜半后，生起时行之，或睡觉时皆妙，如日中闲暇时亦可。

【按语】　本段内养下手诀实际上属于床上八段锦的一部分，而细节尤胜，此功能养气培精，操作简单易行，疗效明确。

复习题：

1. 慢性疲劳综合征如何诊断？
2. 贯气健身功有何操作特点？
3. 慢性疲劳综合征气虚湿盛型配合练习八段锦时，应以哪几式为主？

第十二节　抑郁症

抑郁症的主要表现为情绪低落，思维活动迟缓及动作减少；起病多呈亚急性，往往先有失眠、乏力、食欲不振、工作效率下降等表现。精神症状中以情绪异常最为突出，患者终日愁眉苦脸，唉声叹气，兴趣索然，对工作、学习、家庭、前途丧失信心；思维联想活动受抑制，自觉脑子迟钝，思路闭塞，话声低微；常有消极观念，可有自杀企图或自杀行为，应严加防护。在情绪低落的背景上，可出现自罪妄想及疑病妄想等。部分患者的症状可有晨重夜轻的变化。躯体症状中，患者面容憔悴苍老，目光迟滞，食欲不佳，体重下降，汗液和唾液分泌减少，便秘，性欲减退，女性患者常有闭经。

抑郁症属中医学"郁证"范畴。郁证是因郁怒、思虑、悲哀、忧愁等情志不舒所伤，导致肝失疏泄，脾失运化，脏腑阴阳气血失调，气机郁滞，心神失常而导致的一类神志性疾病。以情志不舒，气机郁结，不得发越为病理特点。

抑郁症以气机郁滞为本，故治疗上当以理气开郁为主，实证还要运用清热、活血、消食等，虚证兼以补益心脾、滋养肝肾。

一、主选功法

（一）益智动静功

益智动静功通过有规律的振动，使全身肌肉放松，减少外界环境对大脑皮质的不良刺激。整套功法动中有静，静中有动，从而达到阴平阳秘，气血流畅的效果，对神经衰弱、用脑过度等病证有效。

1. 预备式 两脚平行同肩宽，双膝稍屈略收腹。头部平直如顶碗，含胸直腰松胯，沉肩垂肘弯掌。手指微微张开，眼睑轻轻垂下。舌头轻抵上腭，重心移至足跟。务必使身体轻松舒适，呼吸要自然，匀细深长，心要静下来。

2. 震桩 两膝微微弯曲震动，带动全身沿上下方向震动，使全身放松，足跟频频受压。震动频率每分钟120次，以5分钟为宜。

3. 甩袖 在震桩基础上，左右手轮流前后甩动。甩动幅度由小到大。当手甩至身体前面时，顺势轻击腹部；甩至身体后面时，顺势轻击骶部。随着甩动幅度的加大，依次击腹部、骶部、腰背部、肩背部。甩袖以5分钟为宜。

4. 松肌 渐渐停止震动和甩袖，恢复预备式，全神贯注，以意松肌，内松脏腑、外松肌骨，形神俱松。次序：头颈→肩→臂→胸背→腰→腹→腿→膝→胫→足跟→足底，如此3遍。

5. 养丹 意守下丹田，精神集中，吸气时想"静"字，呼气时把意识注于下丹田。呼吸之气与内气运行要配合一致，如此5分钟。

6. 漱津 意守舌下金津、玉液二穴，舌根可略动，使津液分泌增加，然后分数口徐徐咽入下丹田。

7. 击鼓 双手徐徐抬起，食、中、无名指松松地弯曲，以中指为主，其他二指为辅，对准头部穴位，轻快地叩击。应以腕部活动带动手指，频率每分钟120~140次。次序：耳上角孙→耳前听宫→额角太阳→前额攒竹（或击阳白、睛明穴），然后边击边游移至顶部四神聪→枕部玉枕→颈部风池。

8. 浴面 两手掌搓热，浴面10次。

9. 收功 轻轻睁眼，舌离上腭，缓行百步（室内原地轻踏百次）。

（二）六字诀

详见本教材第六章"功法各论"。

（三）放松功

详见本教材第六章"功法各论"。

二、辨证施功

抑郁症临床上可见多种证型，从气功治疗角度而言，可将其分为肝气郁结和忧郁伤神两大类型。

（一）肝气郁结

精神抑郁，情绪不宁，善叹息，胸胁胀痛，痛无定处，脘闷嗳气，腹胀纳呆，或呕吐，大便失常，女子月事不行；苔薄腻，脉弦。

1. 功法搭配 益智动静功或放松功为主，辅以站桩功、回春功之龙游功。

NOTE

2. 操作要点

（1）练益智动静功，注意自然放松、情绪安宁，每天早晚各练习 1 次。

（2）辅以站桩功者，用扶按式、撑抱式或三圆式站桩均可，任选一种。自然呼吸。用温水沐浴意念，意想适温的水从上而下，淋洗冲刷体内污秽痰浊、病气，沐浴后全身放松，身心安和、舒适。每次 30~50 分钟，每天练功 1~3 次。

（3）辅以回春功之龙游功者，取站式。自然呼吸。左右交替各 8 次为 1 遍。每次 15~20 分钟，每天练功 3 次。

（二）忧郁伤神

精神恍惚，心神不宁，悲忧善哭，时时欠伸；舌质淡，苔薄白，脉弦细。

1. 功法搭配　益智动静功或六字诀之嘘字诀为主，辅以放松功、保健功。

2. 操作要点

（1）习练益智动静功要点同前型。

（2）辅以放松功者，呼吸采用鼻吸口呼为主，鼻吸鼻呼为辅的方法。每次练功开始，先行自然呼吸 2~3 分钟，同时做分段或整体放松，使情绪稳定、思想集中、呼吸平静，接着转入鼻吸口呼，一般保持呼气时间稍长于吸气时间，呼气有声，吸气无声，使之自然而然地形成深、长、细、匀的腹式呼吸。

（3）辅以保健功者，加鸣天鼓、叩齿、搅海、织布式、和带脉等节的练习。

三、注意事项

1. 避免情志波动，保持心情乐观。切忌暴怒、惊恐等刺激，以防七情郁结而加重本病。

2. 注意劳逸结合，适当参加文娱活动有益于本病的康复。

3. 安排有规律的生活。

4. 注意观察睡眠。睡眠的改善说明病情有所好转，对入睡困难或早醒者，要改善病室及周围环境以帮助入睡。

附：古代功法辑要

古代文献中有关治疗"郁证"的气功功法较多，现择要摘录如下。

【原文】《遵生八笺·四时调摄笺》

（立秋七月节坐功图）运主太阴四气。时配足少阳胆相火。坐功：每天丑寅时，正坐，两手托地，缩体闭息，耸身上踊凡七八度，叩齿吐纳咽液。治病：补虚益损，去腰肾积气，口苦，善叹息，心胁痛不能反侧，面尘体无泽，足外热，头痛颔痛，目锐眦痛，缺盆肿痛，腋下肿，汗出振寒。

（治万病坐功诀）端身正坐，伸展腰部，举左手仰掌，掌心向上，右手与左手同，除两臂和背痛，并能治疗气结积聚之病。

【按语】　立秋七月节坐功图是作用于足少阳胆经的功法，结合形体锻炼和叩齿吐纳咽液，在每天特定的时辰习练，有助于调节对应脏腑的气化功能。治万病坐功诀为导引的方式，以调身为主，类似于有特定目的的健身操。

【原文】《杂病源流犀烛·五气滞涩》（《保生秘要·论五气滞涩》）

况古云……端由炼气炼形入手。以至变化生神。而《素问》首卷，亦曰恬惔无为，敛神内守，实以静功调养真气。

【按语】 此法特别强调收心求静，由炼气炼形入手，在静功中通过真气运行，使大脑得到充足的修养，身体日渐强壮，面色日渐红润，精神面貌亦焕然一新。

【原文】《诸病源候论·结气候》

端坐伸腰举左手，仰其掌，却右臂，覆右手。以鼻内气自极七息，息间稍顿右手。除两臂背痛结气。

端坐伸腰，举左手仰掌，以右手承右胁。以鼻内气自极七息。除结气。

两手拓肘头柱席，努肚上极势，待大闷始下。来去上下五七。去脊背体内疼，骨节急强，肚肠宿气。行忌太饱，不得用肚偏也。

【按语】 此功法为调身、调息的习练方法，特别指出深长的呼吸7次，能畅通经络，调畅气滞的部位。习练时禁忌过饱过饥。

此外，其他古籍如《寿人经》中的"理肝木诀"，《易筋经》中的"神仙起居法"，《古仙导引按摩法》中的"头面五官按摩法"，《逍遥子导引诀》中的"逍遥子掩耳法"等功法，均可选用治疗抑郁症。慢性肝病一节的相关功法也可参阅。

复习题：

1. 简述益智动静功各节的操作要领。
2. 放松功用于忧郁伤神型抑郁症，其练习操作要领是什么？
3. 练习站桩功时如何运用意念沐浴？

第十三节 失 眠

失眠，是指经常不能获得正常睡眠而言，其原因有环境性、精神性、器质性三类，其中以精神性者较为多见。失眠的临床表现不一，轻者入眠困难，或寐而不酣，时眠时醒，醒后不能再寐，严重者可整夜不能入寐。神经官能症、更年期综合征等疾患常常伴随有失眠症状。

中医学称失眠为"不寐"，在古代文献中亦有称为"不得卧"或"不得眠"以及"目不瞑"者。其病因病机多属思虑过度，操劳太过，损伤心脾，气血虚弱，心神失养；或因惊恐、房劳伤肾，肾阴亏耗，阴虚火旺，心肾不交，心神不宁；或因素体痰湿，心胆虚怯，痰热内扰；或因情志抑郁，肝失调达，肝阳扰动心神；或因饮食不节，脾胃失和而致，所谓"胃不和则卧不安"是也。

在治疗上，虚者多养血益气、滋补肝肾以养神，实证宜清热化痰、消食导滞、重镇潜阳以安神。

一、主选功法

（一）助睡功

这是一套身体肌肉先紧后松的保健功法，有助于失眠者入睡，一般在就寝前进行，姿势有

NOTE

站、坐、卧的变化，具体做法如下。

1. 举臂紧松

预备姿势：两脚自然站立，两臂自然下垂于体侧。

动作：两臂前平举，两手用力握拳，使上臂肌肉高度紧张同时吸气；然后上身前倾，两臂下垂并做前后摆动，使上臂及肩节肌肉高度放松，默念放松同时呼气。重复6~9次。

2. 肩肘紧松

预备姿势：同上式。

动作：两臂屈肘平举，两手握拳置于胸前，用力使肩部、上臂部肌肉紧张，同时吸气；两臂放下，上体略前倾，意念放松，使肩、肘部尽量放松，同时呼气。重复6~9次。

3. 全身紧松

预备姿势：两腿站立，两脚并拢，两臂下垂于体前，两手十指交叉互握。

动作：两脚起踵，两臂上举，用力使全身肌肉收缩起来，同时吸气；两臂放下，两拳分开，两腿下蹲，头自然前倾，全身肌肉尽量放松，意念放松，同时呼气。重复6~9次。

4. 头颈紧松

预备姿势：坐位，两手互握置于头后。

动作：头用力向后，两手用力向前对抗，下颌用力内收，使头颈部肌肉紧张，同时吸气；然后头颈、手全部放松，同时呼气。重复6~9次后做面部自我轻手法按摩。

5. 下肢紧松

预备姿势：坐位，两手放于两膝上。

动作：两手用力压大腿，双脚用力踩地面，使下肢肌肉紧张，同时吸气；然后两下肢及上臂尽量放松，意念放松，同时呼气。重复6~9次。

6. 腰背紧松

预备姿势：床上仰卧位，两臂放在体侧。

动作：两手掌往下按，背、腰略挺起，使腰背肌紧张，同时吸气；两臂放松，腰背放松落下，意念"松"，同时呼气。重复6次。

7. 腹肌紧松

预备姿势：床上仰卧位，两手十指交叉于脑后。

动作：稍抬头，腹肌紧张，然后头垂下，腹肌放松，同时两手重叠放在腹部，做顺时针方向轻手法按摩，意念"松"。重复3~5次。

8. 指趾紧松

预备姿势：侧卧于床上，两臂屈肘90°左右，置于头前，两腿屈膝120°，上面腿置于下面腿上，上面脚置于下面脚后面，闭目。

动作：手指与脚趾紧张同时吸气；呼气时放松，同时默念"放松好，很舒适，手指脚趾都不想动了"。

9. 全身放松

预备姿势：同上。

通过默念"放松，舒适"，使全身肌肉放松，意识逐渐入静。

（二）强壮功

详见本教材第六章"功法各论"。

（三）八段锦

详见本教材第六章"功法各论"。

二、辨证施功

失眠病证复杂，临床上可见多种证型，从气功治疗角度而言，可将其分为痰热内扰和脏腑虚损两大类型。

（一）痰热内扰

失眠，头身困重，痰多，胸闷脘痞，纳呆嗳气，吞酸恶心，心烦口苦，目眩；苔腻而黄，脉滑数。

1. 功法搭配 助睡功或强壮功为主，辅以放松功、站桩功、保健功。

2. 操作要点

（1）辅以站桩功者，按常规调整身体，可取自然式、三圆式、下按式、休息式等，做到舒适自然，放松形体和精神；而后意守丹田，仔细体会丹田部位的气感，每次由5分钟开始，渐增至30分钟。

（2）辅以保健功者，行叩齿、漱口、咽津、和带脉等，而后可两手合叠于脐部，顺时针方向摩腹18圈，收功。

（二）脏腑虚损

心神失养，虚烦不眠，头晕目眩，耳鸣、健忘，心慌气短，神倦乏力，食少纳呆，或少腹坠胀，脏器下垂，或腰膝酸软，四肢不温，遗精、阳痿；舌淡苔薄，脉虚弱无力。

1. 功法搭配 助睡功或强壮功为主，辅以放松功、内养功、保健功。

2. 操作要点

（1）辅以放松功者，以平坐或站式为主，也可选卧式。呼吸采用鼻吸口呼为主、鼻吸鼻呼为辅的方法。每次练功开始，先行自然呼吸2~3分钟，然后做三线放松、整体或分段放松，使情绪稳定、思想集中、呼吸平静。应注意练功时意念要轻，似有似无即可。如果练功过程中渐有睡意，当任其发展，自然中断练功而入睡。

（2）辅以保健功者，行叩齿、漱口、咽津等，然后两手搓热，旋摩脘腹，顺逆各18圈，收功。

三、注意事项

1. 注意避免各种干扰，在良好的环境和充裕的时间保障下练功、入睡。

2. 劳逸结合，安排好体育锻炼、休息和睡眠时间。每天锻炼时间，中等体力者可安排0.5~1小时，体力较强者可增至1.5~2小时，分配在早晨及下午进行。

附：古代功法辑要

古代文献中有关治疗"不寐"的气功功法较多，现择要摘录如下。

【原文】《杂病源流犀烛·痰火导引》

NOTE

（保生秘要曰）伸足坐定，以双手掐儿诀撑起，用力低头。躬身而下，扳足尖三次，如诀。用力而起，咽津下降幽阙。躬起二十回，守运后功。

【按语】　痰火导引法为动功，使四肢、脊椎充分运动，强烈牵动后脑枕骨直接刺激头部风府、大椎诸穴，可调理大脑，使其功能恢复正常状态。

【原文】《杂病源流犀烛·心脏修养》

（养生书曰）常以四月五月朔望清旦，面南端坐，叩金梁九，漱元泉三。静思注想吸离宫赤色气入口，三吞之，闭气三十息；臞仙曰：可正坐，以两手作拳，用力左右互相筑各六度。又可正坐，以一手按脘上，一手向下托空如重石，又以两手相叉，以脚踏手中各五六度。能去心胸间风邪诸疾。闭气，为之良久。闭目，三咽津，三叩齿而已。

【按语】　此治疗方法包括存想、运气法与导引法两部分，是动静相兼的练习。注意实际操作叩齿时，思想要集中，上下牙轻叩，不要用力相碰。咽津时意想唾液慢慢降到丹田，既是玉液还丹，又可帮助气纳丹田。

此外，其他古籍如《黄庭五脏六腑真人玉轴经》中的"补胆气法"，《冯氏锦囊》中的"静呼吸功法"，《云笈七签》中的"墨子行气法"，《左洞真经》中的"按摩导引法"等功法，均对失眠有治疗作用。

复习题：

1. 失眠选功的原则是什么？
2. 站桩功如何用于治疗失眠？
3. 放松功用于心脾肝肾虚损型失眠，其操作应注意什么？

第十四节　肿　瘤

肿瘤系多种原因引起人体细胞反应性增生而形成的异常新生物，临床上可分为良性和恶性两大类。良性肿瘤表现为局部肿块，酸胀疼痛，压迫邻近组织引起一系列继发性症状，预后较佳。恶性肿瘤生长快，常侵入邻近组织，并可随血行等迅速转移，其质地坚硬如石，形状多不规则，大小不等，多发于中老年。恶性肿瘤的临床表现，除相应的局部表现为肿块高低不平、推之不移、溃烂后翻花、色紫恶臭、疼痛剧烈等症状外，常伴全身迅速消耗衰竭，预后较差，每多危及生命。

中医学称肿瘤为"痈""瘤""癌""岩""癥瘕""积聚"等，其病因较为复杂，但归纳起来不外乎外因和内因两个方面。外因为六淫不正之气，内因为七情刺激和正气不足。由于致病因素的长期作用，导致机体阴阳失调，脏腑功能障碍，经络阻塞，气血运行失常，气滞血瘀，痰凝邪毒等互相交结而形成肿瘤。发病亦与年龄、家庭遗传因素、饮食生活习惯等方面有一定关系。

扶正与祛邪并用为治疗肿瘤的大法。一般来说，早期以祛邪为先，中期攻补兼施，晚期重在扶正。气功疗法治疗肿瘤多用于肿瘤手术后，用以扶正祛邪。

一、主选功法

（一）飘化功

飘化功是一种以观想和感受身体轻飘融化意境为中心的医疗气功静功。该功法简单易学，安全可靠，特别适合于病重体力低下，难以习练动功的患者。应用于临床以来，对包括肿瘤在内的多种慢性疾病取得了较好效果。

1. 调身 平坐、盘坐均可。体力特别低下，卧床不起者可以采用卧式。仰卧、侧卧随意。总之对姿势无特定要求，感觉舒适即可，但以盘坐为最佳。

2. 调息 从自然呼吸开始，逐渐过渡到腹式呼吸、逆腹式呼吸。呼吸过程以感受到绵绵不绝为要，即呼与吸的转折平滑过渡，了无痕迹。

3. 调心 开始默想或默念"飘"字，以诱导身体轻飘的感受。也可以想象身如白云、身如气球，漂浮于大气之中的景象。待体会到身体轻飘、全无重量的感觉之后，默想或默念"化"字，逐渐消除身体内外的轮廓界限，身形随之消失，形体之气与宇宙之气融合，达天人合一境界。

练功过程以诱导飘化体验为中心，不追求意守丹田，无特定的姿势、呼吸与收功要求，一切顺其自然。

此功法用于治疗肿瘤，每次 1~2 小时，每天 4~6 小时，3 个月为 1 个疗程，第 1 疗程每天练功应不少于 6 小时。要求患者必须保证充分的练功时间，否则难以取得疗效。此功法若用于日常保健，每次 30~60 分钟，每天 1~2 次。

（二）新气功疗法

详见本教材第六章"功法各论"。

（三）五行掌

详见本教材第六章"功法各论"。

二、辨证施功

肿瘤病因较为复杂，从气功治疗上将其分为气滞血瘀型和正气内损型两大类。

（一）气滞血瘀

此型患者肿瘤部位多在人体内部或重要器官，手术去除困难，如肝癌、脑部肿瘤、多发性骨髓瘤等，表现为形体疼痛、全身消瘦、肢体乏力、纳呆眠差、精神恐惧等症状。

1. 功法搭配 飘化功或新气功疗法为主，辅以放松功、保健功。

2. 操作要点

（1）新气功疗法用于防治肿瘤，主要选用风呼吸法快步行功部分，但应循序渐进，从中度风呼吸法自然行功开始。每天至少 2 次，每次在 60 分钟以上。晚期肿瘤患者，应以快步行功中的特快功、稍快功为主（具体操作请参考相关专著）；早期肿瘤患者可以不练特快功，而强调中度风呼吸法一、二、三步行功。

（2）辅以放松功者，可着重放松病患部位，以减轻疼痛、闷胀等不适。

（3）辅以保健功者，应全套练习，对身体各部给予良性刺激，以促进整体机能活动。

（二）正气内损

此类型病者多是久病耗伤或手术后，气伤血亏，正气内损；表现为全身消瘦，面色萎黄或

NOTE

少华，神疲乏力，夜寐不香或多梦；头晕目眩，耳鸣，腰酸肢软，或四肢阴冷，食少无味；舌淡，脉细弱无力。

1. 功法搭配　飘化功或新气功疗法为主，辅以内养功、强壮功。

2. 操作要点

（1）新气功疗法可选用自然呼吸法慢步行功，通过中丹田三开合，慢步行功，意念导引，使内气产生，正气归元，以达扶正祛邪、固本复原之目的。晚期肿瘤患者手术后应继续加练"风呼吸法快步行功"，以巩固手术疗效。

（2）辅以内养功者，取卧式或坐式，意念采用良性意念法，呼吸多采用"吸—停—呼"呼吸法，每天早晚2次，每次20~40分钟。

（3）辅以强壮功者，取高位下按式，每天2次，每次30分钟左右，可根据体质情况逐渐延长练功时间。

三、注意事项

1. 应中西医结合积极治疗，不能拘泥于单一疗法，以便及时控制病情的发展。
2. 树立战胜疾病的信心，思想情绪应尽量开朗，努力配合治疗。
3. 肿瘤治疗应以预防为主、防治结合，早期发现，早练习气功，坚持长期乃至终生练功。
4. 在练功的同时应适当增加营养，注意休息调养，保持稳定的情绪。

附：古代功法辑要

肿瘤的气功疗法，可参考古代文献中治疗"瘤""癌""岩""癥瘕""积聚"的功法，现择要摘录如下。

【原文】《诸病源候论》

（养生方导引法云）以左足践右足上，除心下积。又云：病心下积聚，端坐伸腰，向日仰头，徐以口内气，因而咽之，三十过而止，开目。又云：端坐伸腰，直上展两臂，仰两手掌，以鼻内气闭之，自极七息，名曰蜀王乔除胁下积聚。

【原文】《太清导引养生经》《云笈七签》

将左胁侧卧，以口吐气，以鼻纳之，除积聚心下不快之症。

【原文】《杂病源流犀烛·息积症治》

《内经》岐伯曰：……息积，此不妨于食，不可灸刺，为导引服药，药不能独治也。《得效》曰：以两手拇指压无名指本节作拳，按髀趺坐，叩齿三十六，屏气二十一息，咽气三口，再屏息，再咽，如是三作，以气通为效。遇子午卯酉则行。

【按语】《诸病源候论》《太清导引养生经》《云笈七签》中所载功法，是以动作导引配合呼吸的气功疗法，这种导引术常配合屏气操作。这是因为，人在屏气之时，更容易激发体内真气的运行，促进气机调畅，使滞者通，凝者散。不同的导引动作调畅气机的部位会有差别，需要在实践中仔细体会，并针对具体病情而灵活采用。《杂病源流犀烛》中的息积导引方法，还着重指出了练功时间的问题，认为当于子午卯酉之时行功，这是"天人相应"思想的体现。

【原文】《保生秘要》

以左手向前上伸，以右手向后下伸，闭气一口，扭身转项，左右转换各十七回，俟后内微觉响声身热乃止，兼行后功。

注脐发运，患处撒散，或想刀劈破气块，推之四旁，又灌火烧之，或用梭法。

【按语】《保生秘要》中提到的治疗积聚的方法属于导引法配合存想，导引后行存想。在存想操作中，应该注意意念不可过强，用意不用力，绵绵若存即可；意念过重反而不容易调动真气。可以存念积聚破散，亦可想象以火灼尽，或者被水冲走等等。

复习题：

1. 新气功疗法用于防治癌瘤的操作要领是什么？
2. 试述调心技术在飘化功中的作用。
3. 临床治疗肿瘤怎样辨证施功？

第十五节　腰腿痛

腰腿痛是以腰部及下肢疼痛为主要症状的一类疾病。此类疾病原因复杂，涉及面广。现代医学中腰背部炎性病变，如强直性脊柱炎、风湿性纤维组织炎或肌筋膜炎、类风湿关节炎、骶髂关节炎、膝关节炎等；腰椎退行性变，如老年性骨质疏松症、椎间盘退行性变、椎管狭窄等；以及腰腿部肌肉、筋膜、韧带、椎间小关节的各种急、慢性损伤，均可引起腰腿痛。

本病属中医"痹证"范畴，又称"腰腿痹""骨痹""肾痹"等。痹证为本虚标实之证，肾虚为本，风寒湿邪及外伤闪挫造成的瘀滞是标。《素问·痹论》指出："风寒湿三气杂至，合而为痹。"《素问·至真要大论》曰："腰脊头项痛，时头眩……病本于肾。"提出病本于肾的思想。疼痛是本病的主要症状，《素问·举痛论》云："寒气入经而稽迟，泣而不行，客于脉外则血少，客于脉中而气不通，故卒然而痛。"总之，素体禀赋不足，久病体虚，年老肝肾亏虚，筋骨失于精血濡养，复受风寒湿邪，过劳，跌仆闪挫等，均可导致腰腿筋脉受阻，气血运行不畅而致腰腿痛。

根据腰腿痛病机以肾虚为主、虚实夹杂的特点，治疗宜兼顾标本。治本之法在于调节肾之阴阳，且据久病合病的脏腑，或养心益肾，或滋补肝肾，以培补脏腑功能。治标即祛风散寒、温通经络、活血化瘀。腰腿痛的气功治疗多以动功为主，疏通经络气血，活动四肢百骸，祛除风寒湿邪。然又辅以静功，以强壮内气，积精全神，增强体质。如此动静结合，祛邪扶正，以求痊愈之功。

一、主选功法

（一）强腰六步功

1. 预备式　松静站立。心安神静之后做 3~6 次深长呼吸（注意加深呼气）。吸气时，提肛，舌抵上腭，稍停一下，呼气时放松。

2. 游龙戏珠　两手外劳宫轻贴肾俞穴。头部做左（向左旋转至极）、右（向右旋转至极）、上（抬头望天）、下（低头看地）运动 3 次。

3. 白鹤展翅　两臂屈肘上提，经体后侧向前画弧绕环（即两肩关节绕额状轴做轮转运动）

3 次，再反方向做 3 次；上下耸肩 3 次。

4. 雄狮回首（拗身回望） 站好马步桩，左手外劳宫贴命门穴，右手由体侧向上画弧置额前，上身向左扭转（足跟不动），眼看右足跟，同时吸气、提肛（提会阴），稍凝一下，呼气还原，做 3 次，反方向再做 3 次。

5. 风摆荷叶（松腰旋转） 松静站立，两手外劳宫轻贴肾俞穴，髋关节在水平面上做顺（逆）时针方向旋转运动（两圈为 1 次），各 3 次。

6. 双手攀足 手指在腹前交叉（掌心向上），两臂上提，翻掌上托（抬头，掌心向上，眼看手背），两臂带动上体左侧屈 1 次，向右侧屈 1 次，上体前屈，膝关节伸直，手掌尽量触及足背，还原成松静站立，重复 3 次。

7. 白鹤转膝 两脚分开，膝关节微屈，双手伏掌按于膝部，两膝做顺（逆）时针旋转各 3 次；双膝由内向外回旋 3 次，再由外向内回旋 3 次。

8. 收式 松静站立，两臂于腹前交叉后，向两侧画弧至头顶，两掌心向下，中指相按，经胸前缓慢向下导引，至小腹，手心向内，轻贴小腹（同时稍微屈膝），做 3 次。

操作要点：整个练功过程，可守内（意守涌泉或神阙等穴位），亦可守外（意守花草树木美景）。高血压、冠心病患者，不宜闭气用力，也不宜低头过度。可全练，也可选练，但应认真做好收功。可据实际情况增减动作次数。除注明之处外，其他皆取自然呼吸。

（二）坐势强腰健骨功

1. 升降行气 正坐或靠坐，闭目垂帘，心神安静，自然呼吸渐渐过渡到顺腹式呼吸。调匀呼吸后，以意引气。吸气时，引气上升至头顶百会（或腰部命门），略停闭呼吸，引气下行至手指（或足底涌泉）。反复 7~21 遍，至手、足有气感为止。

2. 拓腰振臂 接上势，自然呼吸，两手置于腰部，拇指向前，其余四指向后，拓腰向上，同时头及上身向后仰，至最大限度时，前后振臂摇肘如扑翼状。振摇 14 次。两手上下搓腰揉肾 14 次。

3. 扳足竖踵 正坐，自然呼吸，双手握固置大腿中部，并拢双膝。足趾向内，足跟外扳。一段时间后再改成双膝分开，足跟相抵，足趾外扳。坐时觉下肢酸胀后，可慢慢使上身离开凳子，悬空片刻再坐下。待以上两种坐法都已习惯不再感到酸痛后，将双足跟竖起足趾外扳。

4. 伸腰祛痹

（1）拉足伸腰 踞坐势，两膝外展，两手从前方将两足掌向上拉，靠近腹部，同时仰头伸腰，然后放松、回复。拉足伸腰时吸气，放松回复时呼气，反复 7 次。

（2）抱膝伸腰 接上势，伸展右下肢，两手抱左膝，近胸部，同时仰首伸腰，吸气。放松、回复时呼气，反复 7 次。交换，左下肢伸展，抱右膝，如上法仰首伸腰 7 次。

（3）舒足伸腰 伸脚坐势，两足并拢，足趾用力向后上伸仰，两臂向正前方平行伸直，掌心相对，指尖向前，同时仰首伸腰，尽力维持一段时间后，放松回复，再仰首伸腰，反复 3 次。自然呼吸，或做"吸—停—呼"式停闭呼吸，动作时吸气，维持仰伸动作时停闭，放松时呼气。

（4）撑地伸腰 接上势，手势不变，双脚向两侧移动，使足间距 1 尺许，手掌外翻 7 次。再向外移脚使足间距 2 尺许，两手在体侧向下按席，尽量用力似要撑起身体状，同时仰首伸腰，稍停回正，反复 3 次。

5. 俯身著足 接上势，伸腰坐势，伸展两上肢，从体侧上抬，然后俯身向前两手手指尽力伸向足趾，坚持 1~3 息，上身恢复正直，两手随之置于大腿上，静息片刻，再俯身两手抓趾。反复数次，逐步增加至 7~14 遍。练习一段时间，到两手能自如地触摸脚趾而不吃力时，改为两手握住脚趾，坚持 3~5 息后松手，上身复正。如此俯身握趾，连做 7 遍。

（三）八段锦

详见本教材第六章"功法各论"。

二、辨证施功

腰腿痛病证复杂，从气功治疗角度而言，可将其分为实证和虚证两大类型。

（一）实证

居处卑湿，或冒雨涉水，感受风寒湿邪，寒湿之邪郁而化热，阻于膀胱经、肾经及督、带二脉；或有明显外伤、劳损、闪挫史，致腰腿经脉痹阻不通而痛。腰部重着冷痛，得温痛减；或拘急酸痛，活动不利；或为广泛性钝痛，活动后加剧，甚则呈放射性疼痛，由臀部向下沿足太阳经放射；舌苔薄润或白腻，脉弦紧。

1. 功法搭配 以强腰六步功为主，辅以八段锦、站桩功、易筋经、保健功。

2. 操作要点

（1）室外练功 练强腰六步功后，再接着练八段锦第四、五、六式，最后练保健功之擦面、口功后，收功。练功可安排在白天、上午或下午，每天 2 次，每次 40~60 分钟。如此安排练 1 个月后，可练易筋经巩固疗效。

（2）室内练功 练站桩功 5~10 分钟，再练保健功中的搓腰、夹脊、织布式、搓丹田、擦面、口功后收功，大约 15~20 分钟。可安排在早晚各 1 次，每次 20~40 分钟。

（二）虚证

正气不足，复受风寒湿邪侵袭，痹阻经脉。起病缓慢，病程缠绵，腰腿痛反复发作，性质为酸痛或钝痛、胀痛，时轻时重，与气候变化有关，劳累后加重，改变体位疼痛症状稍减。或晨起腰部僵硬不适，活动后稍减。一侧或双侧下肢痛，以臀部或小腿外侧痛为主。腰部活动受限，尤以后伸受限明显，腰微伛，动作迟缓，足软少力；苔薄白，脉沉细。

1. 功法搭配 以坐势强腰健骨功为主；辅以放松功、保健功、内养功。

2. 操作要点

（1）坐势强腰健骨功可在室内进行，每次 20~30 分钟，每天 2~3 次。再练保健功夹脊、搓腰、织布式、搓丹田和擦面、口功后收功，约 10~15 分钟。

（2）体虚甚者，先练内养功，用"吸—呼—停"呼吸法，每次 20~30 分钟，每天 2 次。辅以保健功，约 20~30 分钟。3~6 个月后，再酌情选练坐势强腰健骨功。

三、注意事项

1. 腰腿痛涉及的病种较广，最好在有经验的气功医生指导下辨证施功。

2. 对于有外伤史的腰腿痛患者，应明确诊断，确定没有器质性损伤后，方宜采用气功治疗。

3. 可配合针灸、推拿或理疗等方法。

附：古代功法辑要

古代文献中有关治疗"痹证"的气功功法较多，现择要摘录如下。

【原文】《诸病源候论》

1.《风身体手足不随候·养生方导引法》

极力左右振两臀，不息九通。愈臀痛劳倦，风气不随。振两臀者，更互蹲蹙，犹言蹶。九通中间，偃伏皆为之，名蛤蟆行气。

偃卧，合两膝，布两足，伸腰，口内气，振腹七息。除壮热，疼痛，两胫不随。

2.《风痹候·养生方导引法》

一曰，以右踵拘左足趾，除风痹；二曰，以左踵拘右足趾，除厥痹；三曰，两手更引足跗置膝上，除体痹。

偃卧，合两膝头，翻两足，伸腰，口内气，振腹，自极七息。除痹痛、热痛、两胫不随。

踞坐，伸腰，以两手引两踵，以鼻内气，自极七息，引两手布两膝头。除痹呕。

左右手夹踞地，以仰引腰五息止。去萎痹，利九窍。

仰两足趾，五息止，引腰背痹，偏枯，令人耳闻声。久行，眼耳诸根，无有挂碍。

踞，伸右脚，两手抱左膝头，伸腰，以鼻内气，自极七息。除难屈曲伸拜起，胫中疼痛痹。

3.《风四肢拘挛不得屈伸候》

两手抱左膝，伸腰，鼻内气七息，展右足。除难屈伸拜起，胫中痛痿。

踞坐，伸右脚，两手抱左膝头，伸腰，以鼻内气，自极七息，展左足著外。除难屈伸拜起、胫中疼痹。

踞，伸左脚，两手抱右膝，伸腰，以鼻内气，自极七息，展右足著外。除难屈伸拜起，胫中疼。

4.《风冷候》

凡学将息人，先须正坐，并膝头、足。初坐，先足趾相对，足跟外扒。坐上欲安稳，须两足跟向内相对，坐上，足趾外扒。觉闷痛，渐渐举身似款便，坐足上。待共两坐相似，不痛，始双竖足跟向上，坐上，足趾并反向外。每坐常学。去膀胱内冷，膝冷，两足冷痛，上气腰痛，尽自消适。

5.《虚劳体痛候》

大踑坐，以两手捉足五趾，自极，低头不息九通。治颈脊腰脚痛，劳疾。

胡跪，身向下，头去地五寸，始举头，面向上，将两手一时抽出，先左手向身用长舒，一手向后身用长舒，前后极势二七。左右亦然。去臂骨脊筋阴阳不和，痛闷疼痛。

6.《腰痛候》

（养生方导引法）一手向上极势，手掌四方转回，一手向下努之，合手掌努指，侧身歆形，转身向似看，手掌向上，心气向下散适。知气下缘上始极势，左右上下四七亦然。去髀井肋腰脊疼闷。

　　凡人常觉脊强，不问时节……头左右两向捼之，左右三七，一住。待血行气动定，然始更用，初缓后急。若无病人，常欲得旦起、午时、日没三辰，如用辰别三七。除寒热脊腰颈痛。

　　【按语】　风为百病之长，为阳邪，善行而数变。《诸病源候论》关于腰腿痛的治疗方法大部分收录于风病诸候中。以上治疗方法为较全面的动功，有站势、坐势和跪势。其机理无外乎通过形体导引，牵引经络经筋，而达到疏通经络、通畅气血、祛风除痹之功。

　　【原文】《备急千金要方》

　　面向午，展两手于脚膝上，徐徐按捺肢节，口吐浊气，鼻引清气。

　　【按语】　此法属自我按摩配合吐纳，可按摩痛处、膝关节或穴位。手法可揉、按、捏、拿或点按穴位，可参考保健功的揉膝。

　　【原文】《修龄要旨》

　　复两手握固，并挂两肋，摆撼两肩二十四，以去腰肋间风邪。复起立据状，扳身向背后，视左右二十四，以去肾间风邪。

　　【按语】　此方法将呼吸配合导引动作，用坐式，屈肘左右引肋，手捂对侧膝头，左右摇身3~5次；前后摆动夹脊数十次；上势均配合呼吸，呼气时吐"吹"字。

复习题：

1. 强腰六步功的练功要领是什么？
2. 临床治疗腰腿痛怎样辨证施功？
3. 腰腿痛虚证和实证选用的功法有何不同？

第十六节　颈椎病

　　颈椎病又称颈椎综合征，是一组由颈椎骨质增生、颈椎间盘突出及损伤等疾病造成的颈部脊髓与神经根受压症状为特点的症候群。主要症状有头昏、头痛、眩晕等，尤其是颈枕部疼痛，疼痛会逐渐加重，并向肩、臂和手部放射，性质为持续性酸胀痛或隐痛，少数患者为针刺样麻痛，部分患者因颈肌痉挛造成颈部活动受限。颈椎病是中老年人的常见病之一，近年来其发病年龄有降低的趋势，使用电脑姿势不当可能是发作的诱因之一。

　　本病属于中医学"骨痹""风痹""阴痹"的范畴。病机为正虚受邪，肝肾亏虚，筋骨失于精血濡养，复遭风、寒、湿邪之侵袭而成痹；或负重、损伤造成经脉瘀阻，气血运行不畅，筋骨功能衰退，精髓不摄，外溢成骨赘，复感风寒外邪而成骨痹。临床上以头项疼痛，晕眩，肩背麻木、酸楚、重着为主要特征。如《素问·痹论》说："痛者，寒气多也，有寒故痛也……皮肤不营，故为不仁。"

　　颈椎病的治疗宜扶正祛邪。扶正如滋补肝肾、养血和营，祛邪则要依据外邪性质而定。体质较好的颈椎病患者采用气功疗法，应该以较为柔和的动功为主，而体质差，因颈椎病变造成第4、第5颈椎神经压迫而造成深层颈肌痉挛、颈部活动受限者，应以静功为主，适当

NOTE

辅以动功。

一、主选功法

（一）强颈健骨功

1. 预备式 两脚平分与肩同宽，两腿自然站立，双手下垂于身体两侧，全身肌肉放松，眼平视前方最远处的山、水、树等景物；精神内守，排除杂念，呼吸自然，达到心平气和。

2. 颈椎按摩 自然站立，两手拇指按在颈后风池穴上，其他四指放在头后，以起固定作用，两手拇指顺颈椎两侧由上至下按摩（用拇指顺时针旋转）。反复数次。

3. 颈椎上引 自然站立，两手沿身体两侧向前上伸展与肩同高同宽，虎口朝上，同时吸气，意在腕部上提。两手下落，手心随之翻转朝下，手下落至两胯旁，同时呼气，意在手掌下按和头上顶，有上下牵拉颈椎之感。眼平视前方，下颌微内收，含胸拔背。

4. 两臂旋转 自然站立，两手腹前交叉，左手在下，两手上起经身前划至头的前上方，同时吸气。两手心翻转向外，左右分开下落至腹前，同时呼气。意在手心，运动时两臂有向外伸长之意。头和眼跟随手臂运动。

5. 牵拉脊柱 自然站立，两手放在腹前，手心朝下，虎口相对。吸气时右手经身前提至头前上方，腕部放松，左掌在腹前下按。意在百会和丹田，脊柱有牵拉伸长之感。眼平视前方，下颌微收。右手下落至腹前，同时呼气（右手下落后改左手上提，要求不变）。

6. 手臂开合 自然站立，两手经身前屈小臂至胸前 10cm，手心相对，手指朝下。吸气时两手同时向左右分开，意在两手，有外拉之感。呼气时两手向内合，意在两手，有内压之感。头和眼随手开合而左顾右盼。

7. 收势 自然站立，两手下垂，吸气时自然，呼气时用意念引导由上向下沉，一直到脚。随之全身肌肉放松。

操作要点：动作缓慢均匀、柔和协调，轻松自然，用意不用力，连续做完。意念在两处时要平均，防止偏重一处。从始至终气沉丹田。采用顺腹式呼吸法。严重高血压、脑动脉硬化患者不宜练。

（二）八段锦

详见本教材第六章"功法各论"。

（三）放松功

详见本教材第六章"功法各论"。

二、辨证施功

颈椎病病证复杂，临床上可见多种证型，从气功治疗角度而言，可将其分为颈椎病实证和颈椎病虚证两大类型。

（一）实证

正虚邪实，邪实为主。多为闪挫、睡姿不当，或长期伏案，气滞不行、痰瘀留滞，风寒湿邪乘虚侵袭，经脉痹阻不通，气血运行不畅所致。临床表现为头胀痛，颈项强，单侧或双侧肩臂酸痛、麻木，夜间加剧，时有位置性眩晕；脉弦紧或弦濡，尺脉沉滑，舌暗，苔白微腻。

1. 功法搭配 强颈健骨功为主，辅以六字诀、保健功。

2. 操作要点

（1）强颈健骨功早晚各 1 次，每次 20~30 分钟。

（2）辅以六字诀者，其中"嘘""呼""吹"字功可多练 12~18 遍。

（3）辅以保健功者，选练"擦面"和"口功"（叩齿、搅舌、鼓漱、咽津），然后收功。

（二）虚证

正虚邪实，正虚为主。中年后肝肾亏虚，精髓不足，督脉失养，脊柱退行性变，肾精不摄，外溢成骨赘，复感风寒湿邪，颈部经脉痹阻。临床表现为畏寒肢冷，气短乏力，肢体萎软少力，头闷胀，颈项疼痛伴转动受限；舌质暗淡，苔薄，脉沉细或濡涩。

1. 功法搭配　以内养功、放松功为主，辅以保健功、八段锦。

2. 操作要点

（1）练放松功者，取平坐或靠坐式，自然呼吸逐渐过渡到顺腹式呼吸，意念要轻柔。用分段放松法，头颈部可多放松 2 次。练 3~5 遍，15~30 分钟，每天 2~3 次。再练保健功的项功、揉肩、夹脊、擦面、耳功、口功，然后收功。

（2）练内养功者，坐或靠坐式，自然呼吸过渡到"吸—停—呼"呼吸法，每次 20~30 分钟，每天练功 2~3 次。再练保健功的擦丹田、擦面、口功，然后收功。并可酌情选练八段锦。

三、注意事项

1. 养成良好的生活习惯，不吸烟，避免过食辛辣食物。保持乐观的情绪。

2. 避免过度劳累，特别是从事低头工作者，更须注意劳逸结合。睡眠时避免枕头过高或过低。

3. 如颈肩部症状持续不解或反复加剧，应该前往医院做系统检查，以进一步明确诊断，以防与其他疾病相混淆。

附：古代功法辑要

古代文献中有关治疗"骨痹""风痹""阴痹"的气功功法较多，现择要摘录如下。

【原文】《诸病源候论·风病诸候》

一手前拓使急，一手发乳房，向后急挽之，不得努用力气。

一手长舒，令掌仰；一手捉颏挽之向外；一时极势二七，左右亦然。手不动，两向侧极势，急挽之二七。去颈骨急强，头风脑旋，喉痹，髆内冷注偏风。

凡人常觉脊背倔强，不问时节，缩咽髆内，仰面努髆井向上，头左右两向挪之，左右三七，一住，待血行气动住，然始更用，初缓后急，不得先急后缓。

【原文】《修龄要旨·十六段锦法》

凡行导引常以夜半及平旦将起之时，此时气清腹虚，行之益人。

先闭目握固，冥心端坐，叩齿三十六遍，即以两手抱项，左右宛转二十四，以去两胁积聚风邪。

复以两手相叉，虚空托天，按项二十四，以除胸膈间邪气。

复以两手掩两耳，却以第二指压第三指，弹击脑后二十四，以除风池邪气。

复大坐展两手扭颈，左右反顾，肩膊旋转二十四，以去脾家积邪。

【按语】　以上治疗方法属动功，通过引动形体，导引气机，舒畅经络，祛风除痹。练习时注意先缓后急，循序渐进；动作不可过于用力，不应勉强伸拉，以免因操作不当而发生偏差。

【原文】　《遵生八笺》

正坐，两手相叉，争力为之，治肝中风。以叉手掩项后，使面仰视，使项与手争力，去热毒肩痛、目视不明、积风不散……

以两手抱头项，宛转回旋俯仰，去胁肋胸背间风气、肺脏诸疾，宣通项脉。

以两手相叉，头上过去，左右伸曳之十遍，去关节中风气，治肺脏诸疾。

【按语】　以上治疗方法经历代医学气功家反复实践，已收录进"保健功"。

复习题：

1. 试述强颈健骨功的练功要领。
2. 治疗颈椎病可以选练八段锦中的哪几式？
3. 临床治疗颈椎病怎样辨证施功？

第十七节　近视眼

近视眼大多数属于轴性近视。处于休息状态时，平行光线入眼于视网膜前聚成焦点，在视网膜上形成一个弥散圈，从而不能结成清晰影像的眼，称近视眼。"近视"与近视眼的含义不同，近视是指处于休息状态时，远视力下降，近视力正常，检影为近视性屈光不正，使用凹透镜可提高远视力的近视状态。近视眼为屈光不正的一种类型，包括所有由于眼轴长度与屈光力不对称所造成的近视状态。习惯上把近视等同于近视眼。远视力检查，按国际标准视力表小于1.0，或按对数视力表小于5.0者为近视。

近视眼，中医称之为"能近怯远"症，临床上以视近清楚，视远模糊，眼前黑花渐生为主要症状。多因青少年学习、工作时，持续近距离使用目力，劳瞻竭视，致使神光（视力）不能发越于远所致；久视不仅伤睛，还会劳伤脏腑，主要伤及肝、肾，肝肾虚弱，精血自然不足，目失所养，也导致光华不能及远；精细目力工作繁重，照明不足，营养不良，患某些全身性疾病等，也与本病发生相关；双亲体质不佳，母亲妊娠期患病等先天性因素还可导致遗传性近视。

近视眼病机以虚证为主，其治疗重在补虚。补益时当分清与何脏关系密切，突出重点，常采用滋补肝肾、养肝明目、补益气血等方法，且在治疗过程中当注意用眼卫生。

一、主选功法

（一）增视功

1. 松静站立　两脚自然开立，与肩同宽或稍宽于肩。膝髋两关节微屈。缩肛圆裆，含胸收腹。头项正直，两眼微闭，舌抵上腭。沉肩虚腋，两臂松垂体侧，掌心向股。心绪平静，思想专一。做慢、细、匀、长的呼吸6~9遍。本式是全功的基本姿势，其他各式均由此式起，做完后又要回归本式。本式以下简称"静立"。

2. 舒展身心

（1）两臂自体侧缓缓提起（提臂时肘、腕等关节宜稍屈，以求放松，手心向下）。腕背提至与肩平时旋腕（拇指向上、向后翻转），变手心向上。

（2）两臂内卷，两手合拢。待两手中指轻轻相接时，开始缓缓下落。当两手落至胸前时，身体向前躬身弯腰，掌心向下，沿体前中线的前方向下平按。

（3）两手徐徐落向两足之间（不许触地或脚），当两手按至最低处时，用足小趾的下面和前足心（涌泉穴处）轻踩一下地面，而后开始舒腰提臂并加意念：默想两股清泉自涌泉穴生出，每侧形成一条温暖的细流，绕过足内侧缘向小腿缓缓流去。

（4）渐渐直起腰来（舒展身躯），两臂以垂腕姿势，沿体前中线上提（稍离开一些身体），与此同时，默想暖流沿两侧小腿、大腿内侧面的后缘上行，入会阴，过尾骨，沿脊柱上行，分别走向两肾，带上贮于肾的五脏精华，向上穿越膈肌，抵达两胁，向外联络肝经，向内经肺，走向中间的心脏，继沿心系，穿越胸腔，过颈部，入颅，经眶抵达两眼。

（5）两手已提至眼部，用两掌罩住眼球，停留1次深呼吸的时间，使携来的五脏精华输注眼中，以起濡养调理之功。

（6）两掌在眼前停留片刻之后，松腕下落（变掌心向下），落回胸部，意念也沿心系原路返回心脏。两拇指外翻，使掌心转向上方。翻掌的过程中，将意念自心脏移向两侧腋前。

（7）两臂自胸前呈扇形水平外摆，意念沿两上肢掌侧面的尺侧缘，徐徐移向小指末端（小指桡侧爪甲角的少冲穴），小指轻挑一下，意念终止。第1遍结束。

（8）两臂再次内卷，开始第2遍屈体下按动作，以后的动作及意念活动同前。如此共做3遍。最后一遍做完之后，两臂内卷，自体前下落，身体不再随之前屈，两手徐徐落向体侧，恢复静立式。

3. 抡臂转睛

（1）两手变剑指，左脚向左移宽半步，两眼向前平视。

（2）左手弧形水平前移的同时右手弧形水平后移，并将右手背贴靠在左腰眼处。

（3）左手以垂腕姿势自体前中线的前方缓缓提起，提至视平线的高度时，双眼将移动中的左手中指尖视作靶子，以后要紧随而动（头保持不动），手提到上方极限时，将左腕翻向左外上方，而后左手以"坐腕"（指尖朝上）姿势从左侧落下，手下落的同时膝关节逐渐屈曲下蹲成马步姿势（此称"手落身落"）。

（4）左手落至正下方最低处时，腕背转向右侧，以垂腕姿势自身体右侧提起，同时，马步架势也逐渐升高（手起身起）。

（5）左手提至头顶时再次转腕向左，开始第2圈的抡转。如此连转6~9圈。

（6）以坐腕姿势自体前中线徐徐落下，当手落至脐的高度时右手抽出前移，两手交换位置。

（7）右手自体前中线拉起，如前法改向右侧抡臂转睛6~9圈。

（8）右手自体前中线落下，近脐时抽回左手，收拢半步，恢复静立式。

4. 鱼际揉目

（1）两目轻闭，两手自体侧缓缓移至体前，沿前正中线前方提起。

（2）两手提至面部时扬掌，掌心相对，以两手掌拇指后方大鱼际侧缘的最高点贴向内眼角，然后沿眼缝轻轻地向外擦至太阳穴。

（3）自太阳穴处向上经前额向内抚擦，近中线时两手相遇，下滑，返回到内眼角。如此重复环擦3~9周。做完之后，两手沿鼻旁、口角下滑，离开面部，缓缓落向体侧，恢复静立式。

5. 点穴按摩

（1）双目微闭，自静立式两手缓缓前移，继沿任脉前方向上提起。

（2）两手上提至面部时扬掌，掌心朝面，弯曲两手中指，用中指末节指腹的尖端点放在睛明穴上，做旋转按摩，先正转6圈，再反转6圈。

（3）配合呼吸，中指尖轻柔地下按时用口呼气（两唇间留一小洞缓缓吐气），中指抬举时闭唇用鼻缓缓吸气。

（4）两手中指贴皮肤滑向鱼腰穴、承泣穴、瞳子髎穴、翳明穴、风池穴，按睛明穴的操作方法按摩各穴。依序按摩完上述6穴之后，两手顺颈两侧下滑，缓缓落向体侧，恢复静立式。

6. 近观远望

（1）由静立式将左脚向左跨宽一步，两眼注视远处目标片刻，而后两手沿体前中线上提。两手缓缓上提的同时，身体向左转身90°。

（2）转身时左脚不动，右脚跟提起，以足尖为轴向左转成斜位。两脚站成近似"丁"字形。

（3）两手提至额前时，手背相贴，指尖朝下，向外、向上翻转，指尖翻到上方时，分手向外下方合抱（如抱柴状），手落身落，身落时两膝自然前屈，呈面向左侧的侧跪式（半跪）。

（4）两手抄起，手指部分重叠交叉，拉近至眼前（眼掌相距1~2拳），两眼注视上面一只手中指掌面的指纹（目光的变化是：远、中、近的相继变化）。

（5）从侧跪式，边注视近处手指的纹理，边起身转体复原，身体转正后稍凝视近处指纹片刻，然后两手翻掌下落回归体侧，目光逐渐放远。此后，改向右侧重复前述动作。如此，每个方向近观远望1次算作1遍，左右交替共做6~9遍。最后复原为静立式结束。

7. 洗面抚头

（1）两目微闭，两手自体侧缓缓前移，再沿体前中线两侧上提，达面部时扬掌，以指尖向上，掌心向面的姿势贴放到前额。如洗脸一样，两手贴面，下擦到颏部。

（2）擦到颏部后，两掌向上反搓，过面、入发、过头顶向枕部下滑时，顺势折掩两耳。

（3）以食指叠放到中指背面，而后食指紧贴中指，从其侧面滑落，叩击枕部，连叩6~9次。以上动作做完后，两手向前滑向颏部，重复上述操作。然后两手顺面颊下滑，离开面部落向体侧，恢复静立式。

8. 虎视推掌

（1）左脚向左跨宽半步，两眼向前平视。身体向左旋转90°，两臂右前、左后地提起展开，眼观后手。

（2）两手上提至腕背与肩平时，旋腕，使掌心转向上方。

（3）后（左）手内卷至耳根处以后，身体渐渐复原转正。

（4）左手以立掌的姿势，随转身动作，边转边从耳旁落下并向前方推出，边推掌，身体边下蹲成马步。随左手逐渐推出，前伸之右手也于同时旋转后撤，收回到腰间。

（5）掌推出的一瞬间两目圆睁（虎视），同时牙关咬紧，腰间握拳之手用力紧握。以上动作时间短暂。随即眯眼，起身，立掌垂下，腰间握拳之手松开，后撤。

（6）转身向右侧，换右掌推出、虎视。动作细节同前。左右交替共做6遍。

（7）将推出之右掌旋转后撤，撤至近腰部时，左拳松开，两手顺式下甩，继向外上方抡臂，起身，收回半步。两手在头顶合拢，然后沿体前中线徐徐落下，恢复静立式。

9. 养气收功

（1）气沉丹田，闭目敛神。进行慢、细、匀、长的呼吸9次。

（2）默想通过练功产生的真气，由小腹弥散到全身，最后再汇聚到两眼，让它调补人体，进而滋养双目。

（3）松开鹊桥，慢慢地睁开双眼，稍活动一下身体，全功结束。

（二）放松功

详见本教材第六章"功法各论"。

（三）内养功

详见本教材第六章"功法各论"。

二、辨证施功

近视眼发病或根于先天不足，或因为后天过用。五脏中唯有心肝二经与眼睛直接相连，先天不足当责之肝肾素亏，后天过用多不离心阳受损。

（一）心阳不足

视近清楚，视远模糊，全身无明显不适，或面色白，心悸神疲；舌淡，脉弱。此型多见于假性近视或中低度近视，临床多见于病程短、近视度数较低的青少年，眼底检查多属正常。

1. 功法搭配　增视功为主，辅以放松功、保健功。

2. 操作要点

（1）增视功全套功法，每天练2~3次，着重练"松静站立""舒展身心""近观远望"诸节。治愈后每天练1次，以巩固疗效，防止复发。

（2）辅以放松功者，取站、坐、卧式均可，用分段放松或局部放松（突出眼部）相结合的方法，功后可接练保健功的目功、耳功、浴面功，还可对丝竹空、鱼腰、攒竹、睛明、承泣等穴及耳穴的眼区各按摩200次。

（二）肝肾两虚

视近怯远，可伴有头晕耳鸣、夜眠多梦、腰膝酸软；舌红、脉细。此型多见于轴性近视或高度近视，往往病程较长，近视度数较高。因眼轴延长，常见眼球突出。多有近视家族史。视力严重障碍，矫正视力达不到正常标准。眼底常有退行性变化，如玻璃体发生退行性混浊、液化，可见"飞蚊"症（中医所述眼前"黑花"渐生）。

1. 功法搭配　增视功、内养功为主，辅以真气运行法、保健功。

2. 操作要点

（1）增视功全功修炼，加强"舒展身心""抡臂转睛""点穴按摩""近观远望"几节的锻炼，尤以"抡臂转睛""舒展身心"为重点，可加倍练。重症患者全套练功应在每天4遍以上，并要保质保量。

（2）内养功取坐式，用"吸—停—呼"呼吸法，可选用"近视康复""静坐目目健"等字

NOTE

句默念，每次 30~60 分钟，每天 2~3 次。

（3）辅以真气运行法者，练到 4 步以后，当经气行至百会穴时，可稍加意念，轻想双目，以引导真气如瀑布流过两眼，作重点调理，其他依功法要求进行。

（4）辅以保健功者，练习同前型。

三、注意事项

1. 气功疗法是防治近视的有效手段之一，但必须正确选功，认真修炼，持之以恒，才能获得理想的效果。

2. 克服近视患者病轻时不在乎、重时没信心的错误心态，积极防治，任何时候都不放松。

3. 注意用眼卫生（尤其不可长时间近距离用眼），养成良好的饮食习惯，合理营养，少吃糖及动物脂肪。科学地安排工作与学习。

4. 预防和治疗与本病相关的全身性疾病。

附：古代功法辑要

肝开窍于目，眼疾多与肝有关。肝肾同源，滋水可以涵木。古代传统功法治疗该病，多注重调养肝肾。现择要摘录如下。

【原文】《寿世传真》

每睡醒且勿开目，用两大指背相合擦热，揩目十四次，仍闭住，暗轮转眼珠，左右七次，紧闭少时，忽大睁开。能保炼神光，永无目疾。

用两大指背曲骨重按两眉旁小穴，三九二十七遍，又以手摩两目颧上，及旋转耳，行三十遍；又以手逆乘额，从两眉中间始，以入脑后发际中，二十七遍，仍须咽津无数。治耳目，能清明。

用手按目之近鼻两眦，即眼角，闭气按之，气通即止。常行之，能洞观。跪坐，以两手据地，回头用力视后面五次，谓之虎视。除胸臆风邪，也去肾邪。

【原文】《延年却病笺》载明耳目诀法

日常以手按两眉后小穴中三九过，又以手心及指摩两目颧上，以手旋耳，行三十过，唯令数无时节也。毕，辄以手逆乘额三九过，从眉中始，以入发际中，仍须咽液，多少无数。如此常行，耳目清明，二年可夜书。眉后小穴为上元六合之府，化生眼辉，和莹精光，长映彻瞳，保练目神，是真人坐起之上道也。

【按语】上两则功法，操作内容大略相当，可互参。《寿世传真》强调每天睡醒时做，《延年却病笺》则强调不拘时作。前者提到按摩"眉旁小穴"，后者则是"眉后小穴"；前者还需配合按压内眼角处。考察两文，按摩小穴当在眉梢外侧与太阳穴之间。行功后，应当将口中津液咽下以滋肾阴。

【原文】《保生秘要》

法行艮背，右旋上行，逾昆仑，经明堂，渐旋至眼，细圈入瞳人，撒散数十度，降胸臆，曲行大肠，出谷道，退火复归元位，左目运左，右目运右，左右齐患，则止从明堂位上分行双运。

【按语】　本段功法是小周天功法在眼疾方面的具体应用。行导引之术时，注意操作应气至病所，方可见效。文中的昆仑指人体头部。

【原文】《保生秘要》

先以手抱昆仑，仰头吐气，或嘘或呵，泻而复纳，次以二目转动，左右上下，转时先开后闭，闭而复开，随时行之不间，或动或运，二者兼之。

【按语】　肝开窍于目，肾之精为瞳仁。目得肝血而能视，得肾精而可辨。导引调息配合六字诀之嘘字诀以泻肝热，呵字诀去心火以滋肾水，仰头吐气以导真气上行。动作简单有效，容易掌握，再配合运目转睛，使上行之气尽归于目。

复习题：

1. 增视功收功时应注意什么？

2. 近视眼心阳不足型和肝肾两虚型练增视功，应分别着重练习哪几节？

3.《保生秘要》中所记载的导引调息配合六字诀之"嘘"字诀及"呵"字诀治疗目疾的机理是什么？

第十八节　青光眼

青光眼是具有病理性高眼压或视盘血流灌注不良合并视功能障碍的复杂眼病，临床可分为原发性、继发性和先天性三大类。由明确的全身或眼局部疾病引起者称继发性青光眼，反之则为原发性青光眼，由遗传因素造成的称先天性青光眼。临床上原发性青光眼多见。原发性青光眼分为闭角型青光眼（亦称充血性青光眼）和开角型青光眼（又名慢性单纯性青光眼），前者又有急、慢性之分。由于眼内压升高而引起视盘凹陷，视野缺损，最后可导致完全失明，青光眼是致盲残率极高的严重眼病。临床上以头痛、眼痛、虹视、恶心、呕吐、视力障碍等症状及眼压升高、瞳孔散大、视盘萎缩与凹陷、视野缺损等体征为主要特征。诊断本病除临床症状外，还要结合其临床体征及相关实验室检查。

中医学认为，本病多由于肝经阴阳失调，气郁化火，气血失和，经脉不利，目中玄府闭塞，气滞血瘀，神水瘀积所致。眼部气血壅滞不通为其病机关键，急性发作时谓之"偏头痛""雷头风""绿风内障""瞳神散大"等；慢性发作者谓之"青风内障""黑风内障""乌风内障"等；晚期称为"黄风内障"。

气功疗法适用于慢性单纯性（即开角型）青光眼及慢性闭角型青光眼，大抵相当于"雷头风""绿风内障""青风内障"等病证，应用时应注意与其他疗法配合。在治疗的不同阶段，或作为主要疗法，或作为辅助疗法。急性闭角型青光眼应慎用气功疗法。

一、主选功法

（一）呼吸调睛功

1. 预备式　坐式，面对窗户（在校学生可在座位上略向窗户侧转），全身放松，心静下来。右手臂伸直，握拳翘起大拇指，离眼距离 70cm 左右，作为望近的目标；选择窗外的树木

NOTE

或楼房，作为望远的目标，离眼的距离最好 10m 以上，至少 5m。

2. 呼吸调睛 吸气时眼望远处目标（树木、楼房）；呼气时眼望近处目标（右手大拇指）。要求呼吸均匀深长，每分钟 9~10 次，一呼一吸 6~7 秒，练习 3 分钟。有录音的可根据磁带中口令调节呼吸和眼睛。

3. 闭目养神 双目轻闭趴在桌子上，眼睛和身体要放松，手臂不要压住眼睛。2 分钟。

以上 2、3 合练为 1 节，作为预防、保健，每天可练 1~2 遍。作为治疗，每天至少 3~4 遍。

注意事项：

（1）时间最好是早晨，空气比较清新，身体较易放松。

（2）不要让光线直射眼睛，练功时应注意避开窗玻璃的反光；不要定神在近处和远处。

（3）不要张口大呼吸，以免吐气过度造成头晕等反应，要均匀、深长、自然地呼吸。

（二）增视功

详见本章第十八节"近视眼"。

（三）放松功

详见本教材第六章"功法各论"。

二、辨证施功

青光眼病位在目，表现为局部气血壅滞不得疏散，然究其根本，当责于肝，或因为肝火过旺，亢而不下，或因肾阴亏损，肝阳无制。

（一）肝胆火盛

白睛混赤，黑睛昏暗呈雾状，瞳神散大，色现淡绿；眼珠坚硬胀满，视力急降。伴头痛如劈，口苦咽干，烦躁易怒，恶心呕吐，尿赤便结；舌红苔黄，脉弦数。相当于闭角型青光眼急性充血发作，中医学之"雷头风""绿风内障"。

1. 功法搭配 放松功、增视功为主，辅以站桩功、保健功。

2. 操作要点

（1）放松功，取站、坐、卧式均可。每次做功前可先行保健功之叩齿、搅海、咽津，以滋阴降火，而后可行三线放松法 3~6 遍，最后揉腹、搓手、浴面，收功。

（2）增视功全套功每天 3~4 遍，可重点加练"抡臂转睛""鱼际揉目""点穴按摩""近观远望""洗面抚头"数节，以求尽快缓解症状。注意本病患者不宜在晚上或暗处练增视功，尤其"近观远望"一节，以免黑暗环境引起扩瞳作用，对病情不利。

（3）辅以站桩功者，取"三圆式"或"下按式"，采用自然呼吸，加淋浴意念，意想温热适宜的水，从头顶缓缓流向足部。收功后可加做擦足心 120~360 次。

（二）肝肾亏虚

多于劳瞻竭视之后发作，或患本病日久。可见眼球微胀，视物模糊，视灯有虹晕，眼干涩易疲劳，视力减退较快，甚者可致失明，触珠微硬；可伴头晕头痛，健忘失眠，乏力气短，口干耳鸣，腰膝酸软，颧红盗汗；舌红少苔，脉细弦。本型相当于慢性单纯性青光眼或慢性闭角型青光眼，中医学之"青风内障"。此型病势较缓，抓紧气功或气功配合药物的治疗，往往可以控制病情，或可治愈。

1. 功法搭配 增视功为主，辅以内养功、六字诀等。

2. 操作要点

（1）增视功全套练功，每天 4~5 遍，尤应加强"舒展身心""抡臂转睛""鱼际揉目""近观远望""洗面抚头"几节功法的锻炼。

（2）辅以六字诀者，取站、坐、卧式均可。青光眼患者，可选用"呵"字、"嘘"字以泻心肝之火，用"吹"字以补肾。也可以全部练习，作为整体调理。每次 30~50 分钟，每天 4~5 次。

三、注意事项

1. 患者应主动掌握青光眼的防治知识，随时注意眼压的变化与调控。合理安排生活、学习与工作，避免过劳。注意适度用眼，避免在黑暗处久留；看电影、电视前宜点缩瞳剂。宜多用热水泡脚。

2. 避免精神紧张或情志的过度刺激，尽量保持心情平静和精神愉快。

3. 饮食方面，平时应少饮水。不过饥过饱，少吃辛辣及刺激性食物。宜多吃蔬菜，保持大便通畅。

4. 坚持气功锻炼可减少药物用量，并能巩固疗效，防止复发。

5. 对眼压不能有效控制者，应不失时机地选择手术治疗。

附：古代功法辑要

本病的治疗多从调理肝经、疏通眼部气血着手，相关的传统功法摘要如下。

【原文】《诸病源候论·目暗不明候》

鸡鸣，以两手相摩令热，以熨目，三行，以指抑目。左右有神光，令目明，不病痛。

东向坐，不息再通，以两手中指口唾之二七，相摩拭目，令人目明。以甘泉漱之，洗目，去其翳垢，令目清明。上以内气洗身中，令内睛洁，此以外洗去其尘障。

卧，引为三，以手爪项边脉五通，令人目明。卧正偃，头下却亢引三通，以两手指爪项边大脉为五通。除目暗患。久行，令人眼夜能见色。为久不已，通见十方，无有剂限。

【按语】该法在气功状态下对眼睛及其周围按摩导引，达到明目之目的。在操作过程中，正确的顺序比较重要，一般首先按摩导引眼睛局部气血，然后再扩展至眼睛周围。

【原文】《黄庭内景五脏六腑图》之六气治肝法

嘘以治肝，要两目微睁开为之，口吐鼻取，不使耳闻。

【按语】该功法主要通过调息操作达到调理肝经气机的作用，采用了两种方法：六字诀之嘘字诀，以及鼻吸口呼法。本功法作用偏泻，练习时应当注意。

【原文】《保生秘要》目病导引运功法

对香静坐，灰心歇念，目含光意，觉香头有灰，以意吹之。又静，觉灰又吹，香尽为期。治一切云翳。胬肉扳睛，肾水枯，心火盛，皆效。

【按语】该法属于意守，故操作要点在于始终存在"光意"，要一念不动，似守非守于香头之上。并且要保持住这种状态，才能获效。

【原文】《保生秘要》

双瞳藏于两肾，想肾水浸洗，能退热，运彻四散，能去风。双目视两肾，存两道白水，运至眼中，着意圈洗磨剥。单去翳，想两乳下肺肋，推下脚股，吹吸之法，能退白上红。以双手向肩厘，两脚心悬空嘘吸，能退黑睛热，能泄肝经之火，常注念脐，絿取肾水，升洗覆脐，效。

【按语】该操作方法重在调心，同时配合调息与调身。先通过观想引肾水上消肝热，同时以之消去五障，再配合呼吸和形体动作，调动自身的潜力，疏理气机。在功理上，主要运用五行生克的原理，以肾水济肝阴，以肺金克肝木。

【原文】《修龄要旨·导引却病歌诀》中的第九节"运睛除眼翳"

伤热伤气肝虚，则眼昏生翳。日久不治，盲瞎必矣。每天睡醒时，趺坐凝思，塞兑垂帘，将双目轮转十四次。紧闭少时，忽然大睁，每行五七次。久不替，内障外翳自散，光明倍常，切忌色欲并书看细字。口诀：喜怒伤神目不清，垂帘塞兑养元精，精生气化神来复，五内阴魔自失惊。

【按语】"塞兑垂帘"指闭口闭目、返视内听，以聚自身真气，来驱除眼部的邪气，达到明目之目的。完成操作之后，注意收功，引真气归元。

复习题：

1. 如何选择治疗青光眼的气功功法？
2. 试述呼吸调睛功的操作要点。
3. 用增视功治疗青光眼的要领是什么？

第九章　气功文献概述

古典气功文献是中医气功学的学术源泉。本篇首先介绍气功古典文献概况，然后以医家气功为主，兼顾各气功学术流派，摘录部分文献，供读者参考。

文献指有历史价值或参考价值的图书资料，包括文字、符号、图像、音频、视频等各种形式，本章特指以文字形式为主的古代书籍。有关气功知识的文献可以说是汗牛充栋，有千种以上，散见于医、儒、道、佛、武诸家古籍之中。本节以学术流派为纲，按历史发展顺序，将有代表性的古典气功文献扼要进行梳理。

一、医家气功文献

古典医籍中专论气功的著作并不多，但散在于各医家著作中的却不少，尤多见于养生类著作。

现存最早的医学经典著作《黄帝内经》在广泛论述医学理论的同时，也对气功做了多方面的论述，既阐明了气功修炼的意义，又为气功三调合一理论的形成奠定了基础，同时也开辟了气功治疗学的先河。马王堆《导引图》与《却谷食气篇》佐证了汉初气功发展的状况。《导引图》集中展现了多种古代导引法，如仿生导引、呼吸导引、辨证施功等。《却谷食气篇》与《导引图》同一帛幅，该篇强调"辟谷"要结合"食气"，阐述了食气法的适应证和练习方法。

《养性延命录》为南北朝时梁代医家兼道教学者陶弘景所辑，是现存最早的气功养生专著。该书集辑了古人的诸多养生方法，如服气法、导引法。服气篇中详细介绍六字气诀养生法，导引篇中则载述了华佗五禽戏的具体操作方法和全身干浴法。隋朝太医令巢元方所著《诸病源候论》，为现存唯一的病因病候学专著，也是唯一一本不载方药，只用气功疗法治病的古典医籍。此书经廖平、曹炳章辑录而成《巢氏病源补养宣导法》，为医疗气功专著。该书载有气功养生导引法290余条，按病种开列导引处方，内、外、妇、五官各科几乎全备，可谓古典医家气功的临床教材。

《备急千金要方》是一部综合性的中医药学著作，由唐代著名医家孙思邈编纂，书中设立专篇论述气功，包括"道林养性""房中补益""服气法""居住法"等篇章，并介绍了"天竺国按摩法"和"老子按摩法"。另一部巨著《外台秘要》，唐代著名医家王焘编集，保存了唐以前众多医书文献资料,对《诸病源候论》中养生导引法按原样录入,并补充了若干导引法。唐代女气功家胡愔所著的《黄庭内景五脏六腑补泻图》按脏腑分章,叙述了各脏腑的生理功能、养生方法、病理变化、疾病诊断,以及六字诀、六气法的临床应用等。

《圣济总录》为宋代政和年间官敕医学丛书。有关气功方面的论述集中于最后三卷,包含辟谷法、神仙导引法、神仙服气法、神仙炼丹等内容。随后陈直的《寿老奉亲书》(经元代医家邹铉增编为《寿亲养老新书》),李鹏飞的《三元延寿参赞书》均保存了很多有价值的气功文献。

明初《普济方》为又一部官敕医学丛书,收录气功文献资料 700 余条。《赤凤髓》由明代周履靖编著,图文并茂,载图 72 幅,分为 3 卷;卷一包含"太上玉轴六字妙诀""幻真先生服内元气诀""李真人长生一十六字妙诀""胎息秘要歌诀""祛病延年六字诀""五禽戏图诀""八段锦导引图诀";卷二为"圣真秘传四十六长生图诀";卷三为"华山十二睡功图诀"。《修龄要旨》也是一部气功养生专著,明冷谦编著;首列"四时调摄",次列"起居调摄",再列"延年六字总歌""四季祛病歌""长生一十六字妙诀""十六段锦""八段锦导引法""导引却病歌诀""祛病八则"等。叶志诜将《修龄要旨》《摄生消息论》《勿药元诠》《寿人经》《延年九转法》等 5 部气功养生专著辑刻为《颐身集》。《遵生八笺》是一部综合性的气功养生保健著作,明代高濂著;由清修妙论笺、四时调摄笺、祛病延年笺、饮馔服食笺、燕闲清赏笺、灵秘丹药笺、起居安乐笺、尘外遐举笺 8 个部分组成;其中四时调摄与祛病延年两笺主要辑录了气功养生资料,颇有参考价值。《诸病源候论》后论述气功治疗疾病最为详尽的古籍是《保生秘要》,为明代曹士珩所著,惜佚,但可见于清代沈金鳌的《杂病源流犀烛》。《杂病源流犀烛》为一部中医临床治疗学文献,此书按脏腑、经络、六淫、内伤外感、面部、身形六大门类,罗列方药、导引、运动等各项治疗方法,内容翔实。

此外,龚居中的《五福全书》《万寿丹书》《红炉点雪》,万全的《养生四要》,徐春甫的《古今医统大全》,李梴的《医学入门》,龚廷贤的《寿世保元》,杨继洲的《针灸大成》,张景岳的《类经》,金礼蒙的《医方类聚》,许浚的《东医宝鉴》,尤乘的《寿世青编》,徐文弼的《寿世传真》,马齐的《陆地仙经》,席裕康的《内外功图说辑要》,李九华的《调气圭臬图说》,陈师诚的《养生导引术》,张锡纯的《医学衷中参西录》,董志仁的《肺痨病特殊疗养法——气功疗法》等,都属医家气功文献。此类书约有 200 种。大型类书《永乐大典》和《古今图书集成》,也收载了不少医家气功文献。

二、道家气功文献

道家气功古籍最多,也最集中。自先秦至明清,积累气功文献上千种,以老子的《道德经》为代表,围绕着养生长寿、得道成仙的主题,详细阐释道家气功理论和修炼方法。

《道德经》论述了天道、地道、人道及其三者之间的关系,提出了"虚其心,实其腹""致虚极,守静笃"等养生方法。其养生思想和方法被历代道家、养生家引申发挥,成为我国传统气功的理论基础之一。庄子发展了老子"道"的观念,著有《庄子》一书,道家称《南华真经》,该书提出养神守静的观点,提倡"心斋""坐忘""守一"等炼神之法。庄子既重视养神,又不废弃养形调气,提出了"吹呴呼吸,吐故纳新,熊经鸟伸"的导引吐纳之法。

被后人称为"万古丹经王"的《周易参同契》为东汉会稽上虞人魏伯阳所作,是丹家之要籍，其将《易经》、黄老、内丹、外丹等内容参同成篇，混合立论，是一部道家气功经典著作。《太平经》，又称《太平清静经》，其内容庞杂，就思想渊源而言，以阴阳五行为主，多巫觋杂语，其内容包括以元气为本的宇宙观、以长生登仙为目标的修炼方法和以墨家思想为源的社会观、巫觋之术及神仙故事等，在气功修炼方法上提出存想、守一、内视等调心之法。

《黄庭经》为道家功法的经典文献，由晋代魏华存（魏夫人）著。其突出贡献是在气功学理论方面提出"黄庭三宫"与"三丹田"的概念；倡导通过存想、存神修炼内气而结丹，再进入更高层次的气功境界，为内丹"守窍"术奠定了基础。晋代葛洪作《抱朴子》，分内、外两篇，70卷；有关气功养生方面的内容主要集中在内篇，其兼容先秦道家和养生家的理论和方法，在修炼方法上提倡"守一""胎息""房中术""服药炼丹"等。《黄帝阴符经》旧题上古黄帝作，主要言及道家修养和丹术；该书据阴阳五行论述内气，提出"相机而动，不违自然，修真养性"之说。南宗内丹始祖张伯端极为推崇《阴符经》，将其与《道德经》相提并论，同列为内丹经典。

围绕内丹修炼主题的文献还有很多。唐代《钟吕传道集》《灵宝毕法》，是钟吕派内丹术的核心著作。《钟吕传道集》由施肩吾整理传世，该书以天人合一思想为基础，以阴阳五行学说为核心，以内炼精气神为方法，系统论述了内丹的理论和操作，将道家诸多秘而不传之术尽情掬示，化深奥难解为浅显易懂。一些炼丹术语也被首次提出并赋予明确的含义，使内丹术成为有系统功理和功法的修炼技术。《灵宝毕法》由吕岩传，钟离权著。此书用宇宙生成原理，阴阳演化之规律来阐述内丹大道，并将内丹修炼概括为七大步骤。《入药镜》以歌诀的形式论述内丹的理法，为唐代崔希范编著，并附萧廷之、王阶的注释，广征博引，使隐于书中的内丹修炼十多个阶段的奥旨秘意一览无余。唐代司马承祯所著《天隐子》，虽篇幅不长，但语言精练，层次分明，创见颇多。

与《周易参同契》并称丹经之祖的《悟真篇》由宋代张伯端撰写。它用歌赋的形式与《周易参同契》彼此阐发，将三教之理合而为一，系统论述了内丹修炼的原理和方法，强调寻求真药，辨明火候和鼎器。《悟真篇》的注释之作甚多，如《修真十书》《悟真篇讲义》《悟真篇注释》《悟真篇正义》《悟真直指》等。

明清时期也不乏对内丹论述的文献，如明代的《伍柳仙宗》，主要论述阴阳、内丹等理论和方法；该书由伍冲虚著的《天仙正理》2卷、《仙佛合宗语录》1卷，柳华阳著的《金仙证论》《慧命经》各1卷组成。由明代尹真人述，尹氏弟子录的《性命圭旨》将道、儒、佛三家之说融为一体，应用八卦、阴阳、五行、天人观、形体、胎息、经络、精、气、神等观念来阐发气功学的基本理论和操作技术，将内丹的术语以绘图形式进行深入阐发，具有很高的实用价值。此外张三丰的《大道论》《玄机直讲》《玄要篇》也颇具影响。

《道藏》是道教典籍之总汇。道教文献整理始于南北朝时期的陆修静，公元471年编成《三洞经书目》。而由国家组织编集道藏始于唐，成于北宋。公元1012年张君房奉诏领校道书，至公元1019年编成《大宋天宫宝藏》4500余卷，称为宋《道藏》（现已亡佚），后又撮其精要，辑成《云笈七签》120卷，保存了汉唐以来的气功著作百余种，包括陶弘景的《养性延命录》，孙思邈的《千金方》，司马承祯的《坐忘论》等，还摘录了气功功法500余种。《云笈七签》集北宋以前《道藏》之精华，而被后世称为"小宋藏"或"小道藏"。完整保存至今的道藏是明代正统十年（1455年）的《道藏》和万历三十五年（公元1607年）的《续道藏》，全书5485

NOTE

卷，1476 种书目。内容除宗教理论、典章制度、神谱法术之外，还涉及数、理、化、天、地、生以及医药、气功等等。从明道藏到清代以至民国时期，这类丛书还有《道书全集》《道藏辑要》《道藏精华录》《续道藏》等。

三、儒家气功文献

儒家以治国安天下为己任，故专门论述气功的文献并不多见，只是散见于各种儒学著作之中；与气功修炼相关的内容也多以治国安天下为目的，这也可以算作儒家气功的一种特色。

被儒家列为六经之首的《易经》对内丹理论的影响极为深远。丹家将阴阳作为炼丹的根基，《周易参同契》即运用易经中的八卦来描述炼丹的火候，说明阴阳消长变化的关系。《悟真篇》同样推崇《周易》，借用卦象来说明内炼的过程。后世有关内丹修炼的著作在理论上很少有离开易象的。

《论语》《孟子》《大学》《中庸》合称"四书"，其中不乏气功养生方面的内容。如《论语》中有治学、修身、治国等论述，提倡精神内守的修养方法。《大学》分格物、致知、诚意、正心、修身、齐家、治国等章节，主要论述涵养道德和精神调摄的学问。《中庸》共 33 章，为孔门传授心法，讲究宁静和谐的自然之道，并将五行融入儒家。《孟子》7 篇，记录了孟子丰富的政治、哲学、伦理、教育的思想，也包括孟子的一些养生之道，如"性善""养心莫过于寡欲""养浩然之气"等。

先秦儒家荀子著《荀子》一书，吸收了老庄学派的养生思想，着重提倡少思寡欲，祛除杂念，深入静观以养神的"虚壹而静"的养生方法。《管子》一书托名春秋时大政治家、思想家管仲所著，共 24 卷，原有 86 篇，现存 76 篇；其内容庞杂，非一家之言，关于气功方面的论述大部分集中在《心术》（上、下）、《白心》和《内业》等四篇中。

宋明理学家邵雍、周敦颐、程颢、程颐、朱熹、陆九渊、王守仁、高攀龙等糅合佛道两家的学术思想，将儒学思想推向高潮。周敦颐的《太极图说》是诠解《太极图》的文字说明。《周易参同契考异》是朱熹为校正和注释《周易参同契》而著；该书论述魏伯阳的内丹大义，在《周易参同契》的每一节之下，随文诠解，并订正文字，为后人学习研究《周易参同契》打下基础。朱熹的另一名篇《调息箴》，是气功养生名著。朱熹通过调整呼吸，观鼻而诱导入静，确是养心之法。明代高攀龙的《静坐说》，大谈静坐之法，最为强调"平常"二字，认为不需刻意安排，平平常常，默然静去，便是静坐的要诀。

四、佛家气功文献

佛教的传入始于汉代，最初佛教的传播比较艰难，必须借助于本土的传统文化，而气功就是一种有效的载体。虽然佛家不像道家那样公开讲究气功养生，但其止观禅定、明心见性等修持与气功的修炼有异曲同工之妙，故在佛家的经典中也保存着大量的气功文献。

佛教典籍丛书是《大藏经》，有汉文与其他文字两大系统。汉文《大藏经》始于南北朝时期，印刷于北宋，前后有 20 种版本。现存有碛砂版（江苏吴县碛砂）《大藏经》1532 部，6362 卷；金城版（又称赵城）计 6900 卷；乾隆版 1662 部，7168 卷；所载佛经总数 2000 种以上。

东汉末年安世高译的《安般守意经》是较早的佛经译本，该书专论禅定修持，其中的"六妙法"和"呼吸四相"等禅定法，至今仍有重要的参考价值。

在天台宗修持的法门中有不少有影响的文献，专论止观禅定的经典就有四部，为《修习止观坐禅法要》《释禅波罗蜜次第法门》《六妙法门》和《摩诃止观》。《修习止观坐禅法要》由陈、隋时期的僧人智𫖯法师所撰，是我国佛教"定学"的重要著作。共2卷，分序说和正说两部分，序说中说明"止观"是一切佛法修持的根本；正说10章，讲明修持前后、平时修养等练功要领，是初学禅定的理想读物。《释禅波罗蜜次第法门》又称《渐次止观》，由智𫖯法师述，弟子法慎、灌顶记录整理，共10卷；这部佛经循序渐进、按部就班地逐级介绍各种类别和层次的禅定修持方法，系统全面，是了解止观禅定学说的必读之物。《六妙法门》1卷，又称《不定止观》，是智𫖯法师据《大安般守意经》等原始佛教典籍中"六妙门"的基本含义，结合自己修证体验而著，是一部专门介绍禅定修持的佛家气功经典。《摩诃止观》也是由智𫖯法师述，弟子章要笔录而成，共10卷，和上述三部佛经相比，是深一层的禅定论著；它和《法华玄义》《法华文句》合称"天台三大部"。

在佛学界和气功学术界影响深远的《清净道论》为北印度的觉音所著；全书除序论和结论外，共分23品，依照戒、定、慧三学的次第逐步叙述；前两品说戒学，主要说明怎样持戒；中间11品说定学，包含有40多种定境的修习方法；后14品说慧学。《清净道论》是总述南传上座部佛教思想的一部详尽的文献。

若论禅宗修持法门的经典，当首推由禅宗第六代祖师慧能所著的《坛经》。该书系统汇集整理了慧能一生开法传宗的言教，既有理论又有实践方法，是研究慧能与禅宗佛学思想的主要依据。《坛经》中的深刻哲理引起众多学科对它的研究和探讨，其影响远远超出佛教界。

《金刚般若波罗蜜经》，简称《金刚经》，围绕着"如何修成正果而成佛"这个主题进行阐发，特别为慧能的禅宗所重视。《般若波罗蜜多心经》（简称《心经》），全文只有260余字，短小精悍，是般若类经典的精要之作。从气功角度看，《金刚经》《心经》涉及了气功修炼的终极境界。

盛行于宋代的《楞严经》共10卷，前4卷论功理，5~7卷论功行，第8卷说果位，9~10卷说明各种境界。其精髓在于阐述佛家修炼的本质，又言二十五圆通，处处可以入道，为万法归宗指明方向；所述六十位功行果位，则表述出层次不同的功能状态，被认为是衡量修行程度的准绳。

五、武术气功文献

民间素有"天下武功归少林"之说，其说虽然难免夸张，但道出了武术与佛道之间的关系。武术气功历来强调调身，但是配合调心、调息，更容易将调身发挥到极致。佛道的修炼方法均包含着调身的内容，然由于调身操作相对更容易掌握和取得健身效果，注重调身的武学专著逐渐萌芽，至明代渐成气候，如《纪效新书》《练兵纪要》《剑经》《峨眉枪法》等。清代的《少林拳术秘诀》影响尤大。

《易筋经》和《洗髓经》是武术气功的代表作，传为北魏菩提达摩作。《易筋经》介绍了12个动式，配有12张图，并附四言、五言、六言或七言歌诀加以说明。《洗髓经》是《易筋经》的续篇，主讲内练精、气、神，以禅学静功为主，配以导引服气之法，别具一格。明代武术气功专著《锦身机要》，混沌子撰，以七言歌诀形式，介绍了一套完整的，由导引、内丹、房中术结合而成的功法——龙虎功，并用图像、注文加以说明。《少林拳术秘诀》是一部较为系统地总结少林拳术锻炼方法的武术专著，清尊我斋主人著。该书第一章为"气功阐微"，着重养气和炼气，对后世习练太极拳者影响颇大。《太极拳论》由清代山西民间武术家王宗岳所著。该书将太极拳的特点、太极拳修炼的精髓阐述明了，用太极阴阳的哲理来解释拳理，是习练太极拳者的必读之品。由日本刊行的《导引体要·附录》，介绍十八罗汉导引法和达摩大师导引法，在日本广为流传。成书于1936年的硬气功专著《混元一气功图解》，由近代金警钟编写，分两部分论述气的含义，气与拳的理和法；功法部分以图释练功之法，图文并茂，共有图128帧。

以上择较有影响的历代气功文献书目，按照医、道、儒、佛、武五门分述，旨在使学者对气功古典文献有一个大致的把握，以助深入发掘、整理和继承。

复习题：

1. 医家气功内容较为集中的中医古籍有哪些？
2. 道家、儒家气功各有哪些主要代表作？
3. 佛家、武术气功的代表著作是哪几部？

第十章　医家气功文献

本章从各个不同历史时期、不同学术流派的古籍中，选录有代表性气功文献的若干章节，并加以注释和评述，目的是让读者了解古代气功文献的概貌，提高直接阅读古籍的能力，为整理、研究、开发古典气功文献的宝藏打下基础。

本节节选中医古籍中的气功文献，按照年代顺序排列。所节选的内容主要涉及医学气功的临床应用，包括导引治病与养生，同时也包括一些古典气功的理论和三调操作的原则与方法。

一、《黄帝内经》节选

《黄帝内经》的养生学说只在《上古天真论》《生气通天论》《四气调神大论》等少数篇章有较集中的论述，其余都散在于各篇。明确提出气功方法的篇目有《上古天真论》《异法方宜论》《奇病论》《遗篇·刺法论》《移精变气论》《贼风》《师传》《病传》等篇。《黄帝内经》中有功法具体操作和临床治疗的记载，但论述较零散，未形成系统；不过其中的阴阳五行、藏象、经络、病因病机、诊法、治则等学说，奠定了中医气功学的理论基础。

【原文】《素问·遗篇·刺法论》

凡此十二官者，不得相失也，是故刺法有全神养真之旨，亦法有修真之道，非治疾也，故要修养和神也。道贵常存，补神固根，精气不散，神守不分，然即神守而虽不去，亦能全真。人神不守，非达至真，至真之要，在乎天玄[1]，神守天息[2]，复入本元，命曰归宗。

【注释】

［1］天玄:《类经》注:"天玄者，天一之义。"

［2］神守天息:《类经》注:"天息者，鼻息通乎天也，守息则气存，气存则神存，故曰神守天息。"

【按语】

这是道家养生思想与中医理论的结合，说明了脏腑和精气神对于人体生命的意义以及精、气、神三者的内在联系，并指出了气功养生的宗旨。

【原文】《素问·上古天真论》

余闻上古有真人者，提挈天地，把握阴阳，呼吸精气，独立守神，肌肉若一，故能寿敝[1]天地，无有终时，此其道生。

【注释】

［1］敝: 尽也。即使人寿已尽，他们所掌握的养生之道也是与自然同在无有终时的，这就是所谓的"道生"。

【按语】

这段文字，概括了气功的基本理论和方法，可以看出现代气功调息、调心、调身以及三调合一的雏形。

【原文】《素问·气交变大论》

夫道者，上知天文，下知地理，中知人事，可以长久[1]。

【原文】《素问·阴阳应象大论》

唯贤人[2]上配天以养头，下象地以养足，中傍人事以养五脏。

是以圣人为无为[3]之事，乐恬憺之能，从欲快志于虚无之守，故寿命无穷，与天地终，此圣人之治身也。

【注释】

[1]上知天文……可以长久：掌握养生之道的人，了解自然环境和社会环境等方面知识，所以生活得长久。

[2]贤人：所谓贤人，是指古代有修养的人，由于修炼程度不同，其能力和达到的境界也有层次的区别。贤人的养生，只是单纯地适应和仿效自然和社会环境，以人之上、下、中取法于天地人。古人的养生谚语是"头冷足暖"，清阳要上升，浊阴要下降。人情练达，避免七情干扰，可养五脏。

[3]无为：无为是老子"道法自然"的道家思想，顺其自然，无为而无不为。

【按语】

调心的基本内容之一是保持健康的心理状态，即保持平静而愉快的心情，能正确认识客观规律，善于适应环境的变化，与自然和社会环境保持和谐一致。以恬愉之心情使心静而神守于虚无，进入气功状态，就能获得一种满足的幸福感（亦称为气功快感），还能提高认识能力，把握客观规律，即所谓"悟道"。

【原文】《素问·上古天真论》

夫上古圣人之教下也，皆谓之虚邪贼风[1]，避之有时，恬憺虚无，真气从之，精神内守[2]，病安从来。是以志闲[3]而少欲，心安而不惧，形劳而不倦，气从以顺，各从其欲，皆得所愿，故美其食，任其服，乐其俗[4]，高下不相慕[5]，其民故曰朴。是以嗜欲不能劳其目，淫邪不能惑其心，愚智贤不肖，不惧于物，故合于道[6]。所以能年皆度百岁而动作不衰者，以其德全不危[7]也。

【注释】

[1]虚邪贼风：虚邪，指四时不正之气；贼，伤害之意。泛指一切致病因素，又称邪气。

[2]精神内守：心情安静愉快，少私寡欲，使精、神守持于内。

[3]闲：栅栏之意，这里有限制、控制的意思。即用意志控制自己减少欲望。

[4]美其食……乐其俗：美，甘美；任，随意；乐，高兴。美、任、乐本为形容词，此处用作动词（意动），表示认为吃任何东西都甘美，穿任何衣服都很随便，随和社会上的风俗习惯而无勉强之苦。

[5]高下不相慕：不论地位高低都不相倾慕，这是一种纯真朴实的社会风貌。

[6]愚智贤不肖……故合于道：不论愚笨、聪明、有才、无才的人，都不被外界事物所动心惊扰，这才符合养生之道。

［7］德全不危：德，得也，修道者有得于心，即体验到客观规律。正是因为他们掌握了养生之道，并全面地实行而有所得，所以生命不受任何危害。

【按语】

做到少私寡欲，归真返朴，保精养神，正是气功养生的指导思想。

【原文】《灵枢·本脏》

志意和则精神专直[1]，魂魄不散，悔怒不起，五脏不受邪矣。

【原文】《素问·生气通天论》

苍天之气，清净则志意治，顺之则阳气固[2]，虽有贼邪，弗能害也，此因时之序。故圣人传精神，服天气而通神明[3]。

【注释】

［1］精神专直：精神专一而正直。《类经》注云："静则专一，动则正直。"

［2］苍天之气……顺之则阳气固：王冰注："春为苍天，发生之主也。"天气清净光明，使人心清神静，则志意可实现正常调控而不紊乱，顺从这一规律，则阳气固密而不衰。

［3］服天气而通神明：王冰注：得养生之道的人，能得自然之精神（规律），服自然之元气，与自然融为一体，其神明与自然相通。

【按语】

思想安静专一也是气功调心的内容，即所谓精神专直，这有助于稳定情绪，提高认识能力，从而更好地顺应客观规律，使生命不受损害。

【原文】《素问·遗篇·刺法论》

黄帝曰：余闻五疫[1]之至，皆相染易，无问大小，病状相似，不施救疗，如何可得不相移易者？岐伯曰：不相染者，正气存内，邪不可干，避其毒气，天牝从来，复得其往，气出于脑[2]，即不邪干。气出于脑，即室先想心如日[3]。欲将入于疫室，先想青气自肝而出，左行于东，化作林木。次想白气自肺而出，右行于西，化作戈甲。次想赤气自心而出，南行于上，化作焰明。次想黑气自肾而出，北行于下，化作水。次想黄气自脾而出，存于中央，化作土。五气护身之毕，以想头上如北斗之煌煌。然后可入于疫室。

又一法，于春分之日，日未出而吐之[4]……每日望东，吸日华气一口，冰水下一丸，和气咽之，服十粒，无疫干也。

【注释】

［1］五疫：《类经》注："即五运疫病之气。"五运是木、火、土、金、水的四季气候异常变化，引起严重的传染病，故称疫疠之气。

［2］天牝从来……气出于脑：《类经》注："天牝（pìn），鼻也……老子谓之玄牝，是亦此义。气自虚而来，亦欲其自空虚而去，故曰避其毒气，天牝从来，复得其往也。盖以气通于鼻，鼻连于脑中，流布诸经，令人相染矣。气出于脑谓嚏，或张鼻泄之，则邪从鼻出，毒气可令散也。"即毒气从鼻入，还使从鼻出，正气出于脑。

［3］心如日：想象心脏如太阳，以壮神气。

［4］日未出而吐之：在春分，日未出时，设想以呼气吐出疫气。《类经》："旧注曰：用远志去心煎水，漱口吐出。"

【按语】

存想训练是气功调心内容之一，这种按木、金、火、水、土五行之色、性来想象五脏正气护身的方法，后世发展成行气、布气、采日精、吸月华等多种方法。

【原文】《素问·遗篇·刺法论》

所有自来肾有久病者，可以寅时面向南，净神不乱思，闭气不息七遍，以引颈咽气顺之，如咽甚硬物，如此七遍后，饵舌下津令无数。

【按语】

此法为养气还精之法，可治疗肾虚所致慢性病。在练此调息法时，与调身、调心相结合，被后世练养家发展成小周天功法。内丹术的源头也可追溯到此。锻炼时，须注意自然、循序渐进，不可勉强闭息。

【原文】《灵枢·病传》

余受九针于夫子，而私览于诸方，或有导引[1]行气[2]，蹻摩、灸熨、刺焫[3]、饮药之一者，可独守耶，将尽行之乎?

【原文】《素问·异法方宜论》

中央者，其地平以湿，天地所生万物也众，其民食杂而不劳，故其病多痿厥寒热，其治宜导引按蹻，故导引按蹻者，亦从中央出也。

【注释】

[1]导引:《类经》注:"导引谓摇筋骨，动肢节，以行气血也。"

[2]行气:行气是调心和调息结合的一种气功锻炼方法。

[3]焫:是点燃一种药物，直接对患处熏烤。相当于现在所称的"灸法"。

【按语】

这两段说明导引、按摩等调身之法由来已久，早已作为中医的一种疗法运用于临床。

【原文】《素问·移精变气论》

往古人居禽兽之间，动作以避寒，阴居以避暑，内无眷慕之累，外无伸宦之形[1]，此恬愉之世，邪不能深入也。

【注释】

[1]外无伸宦之形:外无名利趋求等劳形之苦。

【按语】

这说明导引、按摩等动功调身之法，起源于原始社会，而气功状态要求入静的思想境界也是伴随导引同时产生的。

【原文】《素问·奇病论》

病名曰息积[1]，此不妨于食，不可灸刺，积为导引服药，药不能独治也。

【注释】

[1]息积:一种胁下满、气逆的慢性病，不妨碍饮食，灸则热，刺则泻，皆不可。坚持长期导引以行气血，同时配合药物，积可消散。若单凭药物，补则滞，泻则伤，所以不能独治。

【按语】

气功对慢性病的康复，有药物难以取代的独特作用，有时可作为主要疗法。

【原文】《素问·生气通天论》

是故谨和五味[1]，骨正筋柔[2]，气血以流，腠理以密，如是则气骨以精[3]，谨道如法，长有天命[4]。

【注释】

[1] 谨和五味：高世栻注："五味贵得其平，不可太过。"慎重地调和饮食五味，注意饮食全面，营养平衡。

[2] 骨正筋柔：骨主立，筋主动，姿势要正确，动作要准确，肢体运动要柔韧灵活。

[3] 精：是精密，这里有强健的意思。

[4] 天命：天赋的寿命，谨守这养生之道和法，就能长寿。

【按语】

说明调身练形的意义、目标和作用。基本方法是饮食调养平衡，动静刚柔相济，使阴阳协调。

【原文】《素问·阴阳应象大论》

能知七损八益[1]，则二者可调，不知用此，则早衰之节也。

【注释】

[1] 七损八益：七损是：闭、泄、渴、勿、烦、绝、费。八益是：治气、致沫、知时、蓄气、和沫、窃气、夺赢、定顷。

【按语】

这段经文，历代注家众说纷纭，长沙马王堆出土的竹简《养生方·天下至道谈》，揭开了千古之谜。七损八益实际谈的是性生活过程中应该采取和回避的操作方法。两性生活是人之大欲，能养生亦能丧生，所以古代养生家十分重视房中术，认为其也属于导引、行气范围。

二、《养性延命录》节选

该书是我国现存最早的一部气功养生文献专集，约成书于公元536年，共2卷，原题陶弘景辑。陶弘景（456—536年），字通明，自号华阳隐居，丹阳秣陵（今江苏南京）人，幼年颖慧，善书工文，性好学道，为南朝齐梁时期著名的道教思想家、医药学家、养生家。《养性延命录》中收录了魏晋以来各家养生理论和方法，内容丰富，涉及面广，既有陶弘景本人的养生体会，又有前人的养生经验，集录了练功方法，如服气、保精、导引、按摩等。该书对保健养生的各种注意事项也进行了精辟的阐述。

【原文】　教诫篇第一

《混元妙真经》曰：人常失道，非道失人；人常去生，非生去人。故养生者慎勿失道，为道者慎勿失生，使道与生相守，生与道相保。

【按语】

本节指出了人与道的关系，以及遵道、守道对人体健康的影响。善养生者，必须顺应自然规律，不能以自己的好恶或欲望为基准，这样才能获得健康长寿。

【原文】

《小有经》曰：少思、少念、少欲、少事、少语、少笑、少愁、少乐、少喜、少怒、

NOTE

少好、少恶，行此十二少，养生之都契也。多思则神殆，多念则志散，多欲则损志，多事则形疲，多语则气争，多笑则伤脏，多愁则心慑[1]，多乐则意溢，多喜则忘错昏[2]乱，多怒则百脉不定，多好则专迷不治，多恶则憔煎无欢，此十二多不除，丧生之本也。

【注释】

［1］慑：恐惧，害怕。

［2］昏：不明了，糊涂。

【按语】

此节所述，即精神保养"十二少"，唐代孙思邈《千金要方》中亦有收录。七情是人对外界客观事物的情绪反应，属于正常的心理活动，但是如果太过，就会导致脏腑功能失调，而成为致病因素。因此，善于养生者，善于做到十二少而戒除十二多。但需指出的是，这里所说的少，只是和过多相对而言，并不是终日神情淡漠、什么也不干的消极处世态度。

【原文】

《黄庭经》曰"玉池清水灌灵根[1]，审能修之可长存"，名曰饮食自然。自然者则是华池，华池者口中唾也，呼吸如法，咽之则不饥也。老君《尹氏内解》曰："唾者，凑为醴泉，聚为玉浆，流为华池，散为精浮，降为甘露。"故口为华池，中有醴泉，漱而咽之，溉脏润身，流利百脉，化养万神，支节毛发宗之而生也。

【注释】

［1］灵根：出《抱朴子·内篇·至理》"养灵根于冥钧"。含义有二：一指舌本，二指泥丸、脑神。又名精根，为身体之根本。

【按语】

本节论述了唾液养生的意义。早在《内经》中就有"饵舌下津令无数"的记载，其后，在一些医书及养生书中也有论述。可见，古人对唾液养生早已有了较深刻的认识。

【原文】

彭祖曰：道不在烦，但能不思衣，不思食，不思声，不思色，不思胜，不思负，不思失，不思得，不思荣，不思辱，心不劳，形不极，常导引纳气胎息尔，可得千岁。欲长生无限者当服上药。

【按语】

此节所述亦属调心。古人对修身养性非常重视，老子《道德经》中就有"甘其食、美其服、安其居、乐其俗"的记载，意思是让人们对外物不要有过多的追求，这样才能做到精神内守，使心灵安逸自得而不失怡悦，能得长寿。

【原文】服气疗病篇第四

《服气经》曰：道者，气也，保气则得道，得道则长存。神者，精也，保精则神明，神明则长生。精者，血脉之川流，守骨之灵神也。精去则骨枯，骨枯则死矣。是以为道，务宝其精。

【按语】

本节主要论述了精、气、神之间的关系，以及保精、养气、存神对人体健康的重要意义，同时强调了珍视精气在健身方面的重要性。

【原文】

凡行气，以鼻纳气，以口吐气，微而引之，名曰长息。纳气有一，吐气有六。纳气一者谓吸也，吐气六者谓吹、呼、唏、呵、嘘、呬，皆出气也。凡人之息，一呼一吸元有此数。欲为长息吐气之法，时寒可吹，时温可呼。委曲治病，吹以去风，呼以去热，唏以去烦，呵以下气，嘘以散滞，呬以解极[1]。凡人极者则多嘘呬，道家行气率不欲嘘呬。嘘呬者，长息之心也。此男女俱存法，出于《仙经》。

【注释】

[1] 极：通"亟"，急也。

【按语】

"六字诀"呼吸法，是千古流传的一种养生祛病方法，历代医学家、养生家、气功家都将其视为健身延年的秘诀之一。早在《庄子·刻意》和《淮南子·精神训》中就有吹、呴、呼、吸等调息方法的记载，陶弘景对六朝以前的呼气方法做了总结，提出了"吐气有六"，后世皆宗其说，并将其理论及练法做了进一步的发展。本节介绍的六种吐气方法，是以六种不同的口型，用吹、呼、唏、呵、嘘、呬六个字发音吐气的不同形式，分别治疗风、热、烦、气、滞、急等病证，从而起到治病祛邪、健身延年的作用。

【原文】 导引按摩篇第五

常每旦啄齿三十六通，能至三百尔佳，令人齿坚不痛。次则以舌搅，漱口中津液，满口咽之，三过止。次摩指少阳[1]令热，以熨目，满二七止，令人目明。每旦初起，以两手叉两耳极，上下热挼[2]之，二七止，令人耳不聋。次又啄齿，漱玉泉三咽，缩鼻闭气，右手从头上引左耳二七，复以左手从头上引右耳二七止，令人延年不聋。次又引两鬓发举之一七，则总取发两手向上极势，抬上一七，令人血气通，头不白。又法，摩手令热，以摩面，从上至下，去邪气，令人面上有光彩。又法，摩手令热，雷摩身体，从上至下，名曰乾浴，令人胜风寒、时气、热头痛，百病皆除。

【注释】

[1] 少阳：疑有误。

[2] 挼："挪"的异体字，揉搓。

【按语】

本节收录的导引按摩法是实践证明行之有效的养生保健方法，后世的床上八段锦、十六段锦、保健功等，皆源于此。

三、《诸病源候论》节选

《诸病源候论》又名《诸病源候总论》《巢氏病源》，成书于隋大业六年，由隋代著名医家巢元方奉诏主持编撰。巢氏（550—630年）为京兆华阴（今陕西）人，大业年间任太医博士、太医令。

《诸病源候论》50卷。该书博采兼搜，荟萃群说，形脉证候悉备，是我国第一部专论疾病的病因、病机和证候分类的医籍，被后世奉为医门七经之一。然而该书不载方药针灸，却在许多证候之下都附有辨证选用的导引养生方法，即气功疗法。在浩如烟海的中医古籍中，《诸病源候论》是迄今所知的唯一一部独用气功疗法治病的经典著作，故在医学气功发展史上具有举足轻重的地位，开创了临床气功治疗之先河。该书导引法所引用的典籍，如《养生方导引法》《养生方》《养生禁忌》《无字经》等，今已失传。这些导引养生法，分别用于110种病候，遍及内外、妇产、五官、皮肤等科，奠定了气功疗法适用范围的基础。此外，该书还对疾病的宜忌，如饮食、起居、情志等也做了论述。

【原文】 卷一·偏风候

偏风者，风邪偏客于身一边也。人体有偏虚者，风邪乘虚而伤之，故为偏风也。其状或不知痛痒，或缓纵，或痹痛是也。

《养生方·导引法》云：一手长舒，令仰掌，一手捉颏[1]，挽之向外，一时极势，二七。左右亦然。手不动，两向侧极势，急，挽之，二七。去颈骨急强，头风脑旋，喉痹，膊[2]内冷注偏风。

又云：一足踏地，一手向后长舒，努之，一手捉涌泉急挽，足努手挽，一时极势。左右易，俱二七。治上下偏风，阴气不和。

【注释】

[1] 捉颏：颏（kē），下巴。捉颏，握住下巴。

[2] 膊：肩胛部。

【按语】

本候为身体一侧偏虚，风邪乘虚侵袭而致。所列导引方法可调和气血，疏通经络。前一种方法的作用较偏重于头颈和上肢，后者的作用多偏重于腰臀和下肢，使用时可按病位选择。

【原文】 卷一·风湿痹候

风湿痹病之状，或皮肤顽厚，或肌肉酸痛。风寒湿三气杂至，合而成痹。其风湿气多，而寒气少者，为风湿痹也。由血气虚，则受风湿，而成此病。久不瘥，入于经络，搏于阳经，亦变令身体手足不随。

《养生方·导引法》云：任臂[1]，不息十二通。愈足湿痹不任行，腰脊痹痛。又，正卧，叠两手著背下，伸两脚，不息十二通。愈足湿痹不任行，腰脊痛痹。有偏患者，患左压右足，患右压左足。久行，手亦如足，用[2]行满十方止。

又云：以手摩腹，从足至头。正卧，蹹[3]臂导引，以手持引足，住。任臂，闭气不息，十二通。以治痹湿不可任，腰脊痛。

【注释】

[1] 任臂：任意放松两臂。《外台秘要》卷十九风湿痹方作"任纵臂"。

[2] 用：《外台秘要》作"周"。

[3] 蹹：《外台秘要》作"伸"。

【按语】

本节所论证候为风寒湿邪同时侵袭，但风湿气多，而寒邪少者。采用调息、按摩法疏通经络，调畅气机，治疗腰脊背痛，肢体屈伸不利等病证。久行会见效。

【原文】 卷二·头面风候

头面风者，是体虚诸阳经脉为风所乘也。诸阳经脉，上走于头面，运动劳役，阳气发泄，腠理开而受风，谓之首风[1]。病状，头面多汗恶风，病甚则头痛。又新沐中风，则为首风。又新沐头未干，不可以卧，使头重身热，反得风则烦闷。诊其脉，寸口阴阳表里互相乘^[2]。如风在首久不瘥，则风入脑，变为头眩。

《养生方》云：饱食仰卧，久成气病，头风。

又云：夏不用露面卧，露下堕面上，令面皮厚，喜成癣。一云作面风。

又云：人常须日已没食讫，食讫即更不须饮酒，终天不干呕。诸热食腻物，不饮冷醋浆，喜失声、失咽。热食枕手卧，久成头风、目涩。

《养生方·导引法》云：一手拓颐，向上极势，一手向后长舒急努，四方显手掌，一时俱极势，四七。左右换手皆然。拓颐手两向共头歆侧，转身，二七。去臂髆头风，眠睡。

又云：解发东向坐，握固，不息一通，举手左右导引，手掩两耳，治头风。令发不白，以手复将^[3]头五，通脉也。

又云：端坐伸腰，左右倾头，闭目，以鼻内气，自极，七息止，除头风。

又云：头痛，以鼻内气，徐吐出气，三十过休。

又云：抱两膝，自弃于地，不息八通。治胸中上至头诸病，耳目鼻喉痛。

又云：欲治头痛，偃卧闭气，令鼻极乃息，汗出乃止。

又云：又两手头后，极势，振摇二七，手掌翻复按之，二七。头欲得向后仰之，一时一势，欲得歆斜四角，急挽之三七。去头披髆肘风。

【注释】

［1］首风：即头面风。

［2］寸口阴阳表里互相乘：寸口为手腕上方拇指侧切脉处。阴阳表里是指寸、关、尺三部所主的脏腑。腑属阳，主表；脏属阴，主里。"相乘"，是指阴部反见阳脉，为阳乘阴；阳部反见阴脉，为阴乘阳。

［3］将（lǚ 旅）：抚摩。

【按语】

有关治疗头风的疾病，导引操作以颈项、上肢以及肩背部动作为主，配合适当的呼吸方式，主要是屏气法和鼻息法。个人可根据自身情况选择相应动作，也可以全做，但应当持之以恒。

【原文】 卷三·虚劳里急候

虚劳则肾气不足，伤于冲脉^[1]，冲脉为阴脉之海^[2]，起于关元，关元穴在脐下，随腹直上至咽喉，劳伤内损，故腹里拘急也。上部之脉微细，而卧引里急。里急心膈上有热者，口干渴。寸口脉阳弦下急，阴弦里急。弦为胃气虚，食难已饱，饱则急痛不得息。寸微、关实、尺弦紧者，少腹腰背下苦拘急痛，外如不喜寒，身愦愦^[3]也。

《养生方·导引法》云：正偃卧，以口徐徐内^[4]气，以鼻出之，除里急。饱食后，小咽气数十，令中温。若气寒者，使人干呕腹痛，从口内气七十所，咽，即大填腹^[5]内，除邪气，补正气也。后小咽气数十，两手相摩，令极热，以摩腹，令气下。

【注释】

［1］冲脉：奇经八脉之一。起于小腹内（胞中），沿脊柱上行，同时从阴部的两侧开始，夹脐两旁而上，至胸部而止。

[2]阴脉之海：冲脉为"十二经之海"，亦为"血海"。十二经含六阴经，血属阴，故此谓"阴脉之海"。

[3]愦愦：昏乱；糊涂。在此引申为不适。

[4]内：同"纳"。

[5]大填腹：意守下丹田，补养元气。

【按语】

虚劳里急腹痛的病因，主要是因虚劳内损，阴阳两伤，肾气不足，冲脉失养而拘急所致。所用"服气"法，导入天之清气，可祛寒降浊通腑行滞；所用腹部按摩法，可通经畅腑，解凝消满；二者相合则强壮后天之本，开气血化生之源，以后天补先天，真气渐充，虚劳可愈。但当注意吸气不可过猛过深，按摩亦当轻柔和缓，否则反易导致气结腹痛。

【原文】卷五·消渴候

夫消渴者，渴不止，不小便是也。由少服五石[1]诸丸散，积经年岁，石势[2]结于肾中，使人下焦虚热。及至年衰，血气减少，不复能制于石。石势独盛，则肾为之燥。故引水而不小便也。其病变多发痈疽，此坐[3]热气留于经络不引，血气壅涩，故成痈脓。诊其脉，数大者生，细小浮者死。又沉小者生，实牢[4]大者死。有病口甘者，名为何，何以得之？此五气[5]之溢也，名为脾瘅[6]。夫五味入于口，藏于胃，脾为之行其精气。溢在脾，令人口甘，此肥美之所发。此人必数食甘美而多肥，令人内热，甘者令人满，故其气上溢，转为消渴。厥阴之病，消渴重，心中疼，饥而不欲食，甚则欲吐蛔。

《养生法》云：人睡卧，勿张口，久成消渴及失血色。赤松子云：卧，闭目，不息十二通，治饮食不消。

法云：解衣惔[7]卧，伸腰，瞋少腹，五息止。引肾气，去消渴，利阴阳。解衣者，使无挂碍。惔卧者，无外想，使气易行。伸腰者，使肾无逼见蹙。瞋少腹者，大努使气满少腹者，即摄腹牵气使上，息即止之。引肾气者，引水来咽喉，润上部，去消渴枯槁病。利阴阳者，饶气力也。此中数虚，要与时节而为避。初食后，大饥时，此二时不得导引，伤人。亦避恶日，时节不和时亦避。导已，先行一百二十步，多者千步，然后食之。法不使大冷大热，五味调和，陈秽宿食，虫蝎余残，不得食。少眇著口中，数嚼少湍咽。食已，亦勿眠。此名谷药[8]，并与气和，即真良药。

【注释】

[1]五石：五种石类药物。在此指古代以金石类药物为主要原料制成的所谓"丹药"。

[2]石势：金石类药物的药力。

[3]坐：因为，由于。

[4]实牢：实坚，指脉坚实而无从容和缓之象，主邪实而胃气已绝。

[5]五气：一指脾气。张志聪《素问集注》云："五气者土气也，土位中央，在数为五……在脏为脾。"一说五气即五谷之气。二说之义互通。

[6]脾瘅：病名。是脾有湿热所致的病证。表现为口甘、发黄等。

[7]惔（dàn 淡）：安静，恬静。

[8]谷药：指通过饮食调理和起居调摄来防治疾病的方法。

【按语】

消渴病是由于热邪内耗津液所致，故出现口渴、不小便的症状。本导引法要求静卧宁神，调息咽津，以引肾水上润咽喉而止渴。本篇还强调饮食调摄与情志颐养，确为康复病体之良法。

【原文】　卷七·伤寒候

夫伤寒病者，起自风寒，入于腠理，与精气交争，荣卫否隔[1]，周行不通。病一日至二日，气在孔窍皮肤之间，故病者头痛恶寒，腰背强重，此邪气在表，洗浴发汗即愈。病三日以上，气浮在上部，胸心填塞，故头痛，胸中满闷，当吐之则愈。病五日以上，气深结在脏，故腹胀身重，骨节烦疼，当下之则愈。

《养生方·导引法》云：端坐伸腰，徐以鼻内气，以右手持鼻，闭目吐气。治伤寒头痛洗洗，皆当以汗出为度。

又云：举左手，顿左足，仰掌，鼻内气四十息止。除身热背痛。

【注释】

[1] 否隔：痞塞阻隔。

【按语】

本节所论"伤寒候"当为感受风寒邪气所引起的狭义伤寒。治疗则是以导引的方法使身体发汗，以驱邪外出，这与用麻黄汤开腠发汗的机理一致，只是方法不同而已。

【原文】　卷十六·腹痛候

腹痛者，由脏腑虚，寒冷之气客于肠胃募原之间，结聚不散，正气与邪气交争，相击故痛。其有阴气搏于阴经者，则腹痛而肠鸣，谓之寒中，是阳气不足，阴气有余者也。

《养生方·导引法》云：偃卧，展两胫两手，仰足指，以鼻内气，自极，七息。除腹中弦急切痛。

又云：偃卧，口内气，鼻出之，除里急。饱咽，后小咽气数十，令温中。若气寒者，使人干吐呕腹痛。口内气七十所，咽，即大振腹内。后小咽气数十，两手相摩令热，以摩腹，令气下。

又云：偃卧，仰两足两手，鼻内气七息。除腹中弦切痛。

【按语】

本候之腹痛，乃因脏腑虚弱，阴寒之邪内聚不散所致。所举导引吐纳诸法，可行气血，强脏腑，解寒凝，故可用于治疗这类腹痛。

【原文】　卷二十一·脾胃气不和不能饮食候

脾者脏也，胃者腑也。脾胃二气相为表里。胃受谷而脾磨之，二气平调，则谷化而能食。若虚实不等，水谷不消，故令腹内虚胀或泄，不能饮食。所以谓之脾胃气不和不能饮食也。

《养生方·导引法》云：欹身，两手一向偏侧，急努身舒头，共手竟扒相牵，渐渐一时尽势。气共力皆和，来去左右亦然，各三七。项前后两角缓舒手，如是似向外扒，放纵身心，摇三七，递互亦然。去太仓不和，臂腰虚闷也。

【按语】

本候论述了由于脾胃不和，升降功能失常，运化失司而导致的不欲饮食之证。行上述双手互相牵拉和向外舒展的导引法后，可疏通和激发手三阴三阳之经气，振奋脾胃生机，达到培补脾胃，恢复和提高消化功能之目的。

四、《备急千金要方》节选

《备急千金要方》简称《千金要方》或《千金方》，是综合性中医典籍。作者孙思邈（581—682年），少年好学，天资聪慧，"弱冠善读《庄》《老》及百家之说，兼好释典"。其著述融会儒、道、释的思想颇多，20岁行医，卓有成就，终生修道行医，虽蒙历代帝王征召，坚辞不受，被后世尊为孙真人、药王，加以供奉。其著述还有《摄养枕中方》《福禄论》《保生铭》《存神炼气铭》《会三教论》等。现存者主要有《千金要方》和《千金翼方》各30卷，总结了汉唐以来的医学成就，凡诊治理论、医德伦理、药物方剂、针灸按摩、导引养生、临床各科，无所不备，内容丰富，规模宏伟，对后世影响深远。此二书的养性篇，对气功养生学卓有贡献，从精神调摄的心理卫生，到饮食起居的个人卫生，从按摩导引到调息服食，从房中补益到起居之忌，可谓面面俱到。所有内容中和简易，非有养生实践体验，不会有如此深刻的认识。

【原文】 调气法第五

彭祖曰：道不在烦[1]，但能不思衣食，不思声色，不思胜负，不思曲直，不思得失，不思荣辱，心无烦，形勿极[2]。而兼之以导引、行气不已，亦可得长年，千岁不死。凡人不可无思[3]，当以渐遣除之。

【注释】

[1] 烦：烦琐，通繁杂。

[2] 极：形体过度疲劳之意。

[3] 无思：此处指杂念。

【按语】

彭祖传说活了八百岁，虽不一定真有其人，但这段论述很有道理。养生之道贵在生活的点点滴滴中调控自己的心理和行为，使不违背自然法则；以渐遣除杂念，对气功入静很有启迪。

【原文】 调气法第五

若患心冷病，气即"呼"出[1]；若热病，气即"吹"出；若肺病，即"嘘"出；若肝病，即"呵"出；若脾病，即"唏"出；若肾病，即"呬"出。夜半后，八十一[2]；鸡鸣，七十二；平旦，六十三；日出，五十四；辰时，四十五；巳时，三十六。欲作此法，先左右导引三百六十遍[3]。

【注释】

[1] 呼出：此即陶弘景《养性延命录》中的六字诀，是呼气默念"呼"字。以下同此。

[2] 夜半后，八十一：夜半即子时，要作九九八十一次。九为老阳之数，子时一阳生，故用阳数。以下分别为丑、寅、卯时，按八九、七九递减，都是九的倍数。

[3] 导引三百六十遍：此导引指前文所述的按捺肢体、左托右托、叩齿摩眼、押头拔耳、挽发放腰等自我按摩与肢体运动，活动各关节。三百六十遍是应周天数的大约数，不必拘泥。

【原文】 按摩法第四

天竺国[1]按摩此是婆罗门法。两手相捉，纽捩[2]如洗手法。两手浅相叉，翻覆向胸。两手相捉共按胫，左右同。两手相重，按髀徐徐捩身，左右同。以手如挽五石[3]力弓，左右同。作拳向前筑，左右同。如拓石[4]法，左右同。作拳却顿，此是开胸，左右同。大坐，斜身偏倚，如排山，左右同。两手抱头，宛转髀上，此是抽胁。两手据地，缩身曲脊，向上三举。以手反捶背上，左右同。大坐，伸两脚，即以一脚向前虚掣[5]，左右同。两手据地回顾，此是虎视法，左右同。立地反拗[6]身三举。两手急相叉，以脚踏手中，左右同。起立，以脚前后虚踏，左右同。大坐伸两脚，用当相手勾所伸脚著膝中，以手按之，左右同。右十八势，但是老人日别能依此三遍者，一月后百病除，行及奔马，补益延年，能食、眼明、轻健，不复疲乏。

【注释】

[1]天竺国：古印度国名，婆罗门是印度教名。

[2]纽捩：即扭捩，扭转之急。

[3]五石：石（dàn）为古代重量单位，120斤为一石。石（shí）指石担，木杠两端安石轮，以练力。此五石应指重量，形容力大，古书有"二千石""万石"等形容力的大小。

[4]拓石：拓石刻碑帖。

[5]掣（chè）：拽、拉、抽。

[6]拗（ào）：折、弯。

【按语】

这套方法，由于理解不同，各家设计动作多不一致，但其作用都是调畅气血，柔筋健骨，效果是一致的。实践证明，有些方法虽简易，但抗衰老的效验显著。如洗手法，虽然锻炼的是小关节，却可调畅十二经气血。现代研究证明，手与大脑有"热线联系"，所谓心灵手巧，手指的运动也能锻炼大脑，可开发少年儿童智力，防止老人大脑退化。老人手里玩的健身球，其意义即在于此，儿童早期教育的弹琴或用筷子，也是同理。

五、《圣济总录》节选

该书在宋代政和年间，由皇帝下诏，命医官集体编纂，故名《圣济总录》，属中医类书，共200卷，历时7年（1111—1117年）完成。该书广泛搜集历代方书及民间方药，并摘录了道家的修炼方法。有关气功修炼的内容，如"神仙导引""神仙服气""神仙服饵""神仙去尸虫"等，都属道家修炼方法，但是与医学息息相关。如《神仙导引》中说："人之五脏六腑，百骸九窍，皆一气之所通。气流则形和，气戾则形病。导引之法，所以行血气，利关节，辟除外邪，使不能入也。""导引按蹻"条又曰："元气难积而易散，关节易闭而难开。"此一语道破了关键所在，因此"宣摇百关"就可以概括一切动功的功法和功理。其《神仙服气篇》包括行气法、闭气法、行五行气法、十二时食气法、食五行气法、服六戊法、取阳时法、真理六气诀等，此外还阐明了行气与布气的关系，服气与辟谷，以及辟谷、服饵与食疗药膳的关系。

【原文】神仙服饵门·神仙统论

论曰：嵇康之论养生曰：世或谓神仙可以学得，不死可以力致，又曰上寿百二十，古今所同，过此以往，莫非夭妄，此皆两失。康之大意，以谓神仙特受异气，禀之自然，非积学所能致。至于导养得理，以尽性命，上获千岁，下数百年，可有之耳。夫以康论养生则善矣，而独以神仙为不可学何哉？黄帝之论天真，混元[1]

NOTE

之言道德，皆以虚无为宗，恬恢为本。至于黄庭内景，金碧参同[2]，其为养生引年之道，皆一道也，而独以神仙为不可学，则非也。昔黄帝问道于广成子，广成子曰：无规无听，抱神以静，形将自正，必静必清，无劳汝形，无摇汝精，乃可长生。所谓道者，如此而已。若夫飞丹炼石，导引按蹻，与夫服气辟谷，皆神仙之术所不废者，今具列云。

【注释】

[1] 混元：原意是混元之气，老子被尊为天神，居大赤天太清境，是玄气所成，故代表老子。

[2] 金碧参同：指《周易参同契》，因其专讲烧炼金丹，故用此语。

【按语】

这节开宗明义，总论了神仙门的主要内容与基本观点，说明了道家养生的实质。与嵇康的辩论，实际是各执一端，养生之道并非不可学不可行，但是神仙方士的故弄玄虚、夸大其词，则属痴心妄想，对其应取批判态度。

【原文】 神仙导引上·鼓腹淘气。

淘气诀[1]：闭目仰面，举腰脊，鼓气海中气，使内外转，吐而去之，不使耳闻，一九二九止[2]。若五脏三焦壅[3]，即以六气治之，所谓嘘呵呼呬吹嘻是也。嘘属肝，呵属心，呼属脾，呬属肺，吹属肾，嘻属三焦。导引家不经师授，大月从嘘为顺行，小月从嘻为逆行，以理推之，不应如是。大抵六字泻而不补，但觉壅即行，本脏疾已即止，岂可逐日行之，古人有言，六气出不可过，过则伤正气。

【注释】

[1] 淘气诀：淘是淘洗、淘汰之意，即吐故纳新，除脏腑浊气的诀窍。

[2] 一九二九：即 9 次或 18 次。

[3] 壅：壅滞、壅塞之意。

【按语】

所谓淘气诀，实际内容即六字诀，目前六字诀的五行配属宗于此。五行配属不同于《养性延命录》《千金要方》所载。除五行配属不同之外，还指出六字诀操作时要注意不可发声，不能久习。

【原文】 神仙服气上

凡内气[1]则上升，吐气则气下流，久自觉气周于身中。若行气未定，意中疲倦，便炼气以九十息为一节，三九二百七十息为一周。行气令肝肝满脏[2]，无令气大出，闭气于内，九十息一咽。咽未足者，复满九十息，三九自足，无顿数也[3]。当念气使随发际上极[4]，及流四肢，四肢自热，下至三里[5]。经曰：行气常以月一日至十五日，念气从手十指出；十六日至三十日念气从足十趾出，久自觉气通手足。行之不止，身日轻强，气脉柔和，荣卫调畅。长生之道，在于行气，灵龟所以长存，服气故也。诸行气之后，或还欲食者，初饮米汁粥，日增一口，以渐加之，十日以后，可食淖饭[6]，勿致饱也。

【注释】

[1] 内气：内即纳，即吸气也。

［2］胦胦满脏：胦（pēng），原意为"腹胀"，此指腹部隆起，即顺腹式呼吸。

［3］顿数也：顿为困顿、疲乏之意；数（shuò），屡次之意。此句意为不要过多以致疲惫。

［4］上极：即颠顶，头顶百会穴。

［5］三里：指足三里穴，在此为使气行下肢之意。

［6］淖（nào）饭：稀烂的米饭。

【按语】

这节讲调息行气之法。凡用意念想象领气运行即为行气。闭气则是炼胎息的基础，但不可勉强，勉强极易导致偏差。意念气从指出，可能与布气有关，今之发放外气，其练法不过如此，只是要养气充足后，才可发外气。最后的逐渐增加饮食，可能是辟谷后的调养。

六、《修龄要旨》节选

《修龄要旨》为气功养生著作。作者冷谦，字启敬，道号龙阳子，武林（今浙江杭州）人，明初官吏。善养生之术，提倡四时调摄及导引吐纳等养生健身诸法。著《修龄要旨》一卷，被后人辑入《颐身集》。

《修龄要旨》凡"四时调摄""起居调摄""延年六字总诀""四季却病歌""长生一十六字诀""十六段锦法""八段锦法""导引歌诀""却病八则"等9篇内容，记述了养生调摄、吐纳导引、祛邪治病、健身延年的基本知识和多种具体方法。这些内容，既是对前人成就的总结，也含有作者本人多年实践的体会。其中许多功法简便易学，行之有效，在民间广为流传，至今仍有很高的实用价值。今据清咸丰二年广东抚署木刻本《颐身集》节选原文。

【原文】长生一十六字诀

一吸便提，气气归脐；一提便咽，水火相见。

上十六字，仙家名曰十六锭金[1]，乃至简至易之妙诀也。无分于在官不妨政事，在俗不妨家务，在士商不妨本业。只于二六时中，略得空闲，及行住坐卧，意到一处，便可行之。口中先须漱津三五次，舌搅上下腭，仍以舌抵上腭，满口津生，连津咽下，汨然有声。随于鼻中，吸清气一口，以意会及心目寂地，直送至腹脐下一寸三分丹田元海之中，略存一存，谓之一吸；随用下部，轻轻如忍便状，以意力提起使归脐，连及夹脊双关肾门[2]一路提上，直至后顶玉枕关[3]，透入泥丸顶内[4]，其升而上之，亦不觉气之上出，谓之一呼。一呼一吸，谓之一息，无既[5]上升，随又似前。汨然有声，咽下，鼻吸清气，送至丹田，稍存一存。又自下部如前轻轻提上，与脐相接而上，所谓气气归脐，寿与天齐矣。凡咽下，口中有液愈妙，无液也要汨然有声。咽之如是，一咽一提，或三五口，或七九，或十二，或二十四口。要行即行，要止即止，只要不忘作为，正事不使间断，方为精进。如有疯疾，见效尤速，久久行之，却病延年，形体变，百疾不作，自然不饥不渴，安健胜常。行之一年，永绝感冒、痞积、逆滞不和、痈疽疮毒等疾，耳目聪明，心力强记，宿疾俱瘳，长生可望。

【注释】

［1］十六锭金：言十六字诀，字字珍贵，每字价如一锭金。

［2］夹脊双关肾门：后背督脉上的三个关窍。夹脊约在第7~8胸椎处，双关约在第3~4

胸椎处，肾门在第 2~3 腰椎处，亦叫命门。

[3] 玉枕关：在枕外隆凸处。

[4] 泥丸顶内：指脑。

[5] 无既：意为随后，紧接着。"既"，不久之后，"无既"，即无不久。《赤凤髓》作"气即"。

【按语】

"长生一十六字诀"亦名"李真人长生一十六字妙诀""一秤金诀"，是著名传统功法之一。本段叙述了此功的具体练习方法、功效和应用。因其简便易学，确有效验，可供气功爱好者学习借鉴。但在练此功法时，一是要注意体会"略存一存""稍存一存"，即既要有意念，又不可意念太重、太执着；二是要注意体会"久久行之""不使间断"，即应持之以恒，而不能操之过急，以求速效。至于"疯疾"是否练此功而"见效尤速"，甚至"疯疾"是否可以练气功，都还应当进一步探讨，不可盲从。

【原文】 十六段锦法

庄子曰：吹嘘呼吸，吐故纳新，熊经鸟申[1]，为寿而已矣。此导引之法，养形之秘，彭祖[2]寿考之所由也。其法自修养家所谈，无虑数百端，今取其要约切当者十六，修参之诸论，大概备矣。凡行导引，常以夜半及平旦将起之时，此时气清腹虚，行之益人。先闭目握固[3]，冥心[4]端坐，叩齿三十六通。即以两手抱项，左右宛转[5]二十四，以去两胁积聚风邪。复以两手相叉，虚空托天，按项二十四，以除胸膈间邪气。复以两手掩两耳，却以第二指压第三指，弹击脑后二十四，以除风池[6]邪气。复以两手相提，按左膝左捩[7]，按右膝右捩身二十四，以去肝家风邪。复以两手，一向前一向后，如挽五石弓[8]状，以去臂腋积邪。复大坐[9]展两手扭项，左右反顾，肩膊随转二十四，以去脾家积邪。复两手握固，并拄两胁，摆撼两肩二十四，以去腰肋间风邪。复以两手交捶臂，及膊上连腰股各二十四，以去四肢胸臆之邪。复大坐斜身偏倚，两手齐向上，如排天状二十四，以去肺间积邪。复大坐伸脚，以两手向前，低头扳脚十二次，却钩所伸脚屈在膝上，按摩二十四，以去心包络邪气。复以两手据地，缩身曲脊，向上十三举，以去心肝中积邪。复起立据状，扳身向背后，视左右二十四，以去肾间风邪。复起立齐行，两手握固，左足前踏，左手摆向前，右手摆向后；右足前踏，右手摆向前，左手摆向后二十四，去两肩之邪。复以手向背上相捉，低身徐徐宛转二十四，以去两胁之邪。复以足相扭而行前数十步，复高坐伸腿，将两足扭向内，复扭向外各二十四，以去两足及两腿间风邪。复端坐闭目，握固冥心，以舌抵上腭，搅取津液满口，漱三十六次，作汩汩声咽之。复闭息想丹田火自下而上，遍烧身体内外，热蒸乃止。能日行一二遍，久久身轻体健，百病皆除，走及奔马，不复疲乏矣。

【注释】

[1] 熊经鸟申：像熊之攀援树木，如鸟之伸引气。此泛指导引行气。

[2] 彭祖：上古时代的气功养生家。据《神仙传》记载：姓篯名铿，为颛顼帝的玄孙，殷朝末年已 767 岁而不衰老。少好恬静，不营名利，唯以养生治身为事。

[3] 握固：此指双手握拳的姿势，下文有"两手握固"。《诸病源候论·风身体手足不随

候》有"握固者，以两手各自以四指把手拇指"。《内功图说》有"握固者，握手牢固，可以闭关却邪也"。

［4］冥心：专心于一境，而不想其他任何事物。

［5］宛转：弯曲旋转。宛（wǎn）：弯曲，曲折。

［6］风池：足少阳胆经经穴，在项部，正当斜方肌上端与胸锁乳突肌之间的凹陷中，与风府穴平齐。

［7］捩（liè）：扭转。

［8］五石弓："石"本为衡重单位，秦汉时三十斤为钧，四钧为石。此指弓力，五石弓当属一般硬度的弓。

［9］大坐：古人铺席于地，两膝着席，臀部压在脚跟上，叫作"坐"。两臀着席，两腿平伸，叫"大坐"。"端坐"强调保持躯干和头颈部的正直位，一般两足竖立，臀部压于脚跟上，也可双足相盘。臀部着兀凳，两腿下垂，两足着地，则叫"高坐"。

【按语】

本节所述十六段锦，为作者集历代导引功法之精华，又进行加工修改而成。既详尽地叙述了各种导引动作的练习方法，也指出了各法的作用或功效。诸如十二段锦、八段锦、诸外功诀之类，大体与此相仿。所言"日行一二遍，久久身轻体健，百病皆除"，则提示行导引功夫并非一蹴而就，短期即可见效的事，若能经久练习，持之以恒，才可取得良好效果。

【原文】 却病八则

平坐，以一手握脚趾，以一手擦足心赤肉，不计数目，以热力度，即将脚趾略略转动，左右两足心更手握擦，倦则少歇。或令人擦之，终不若自擦为佳。此名涌泉穴[1]，能除湿气，固真元。临卧时坐于床，垂手解衣闭息，舌拄上腭，目视顶门，提缩谷道，两手摩擦两肾俞[2]各一百二十，多多益善，极能生精固阳治腰痛。

两眉[3]后小穴中，为上元六合之府[4]。常以手捏雷诀[5]，以大指曲骨[6]按三九遍。又搓手熨摩两目颧[7]上及耳根，逆来发际各三九。能令耳目聪明，夜可细书。

并足壁立向暗处，以左手从项[8]后紧攀右眼，连头用力反顾亮处九遍；右手亦从项后紧攀左眼，扭顾照前。能治双目赤涩火痛，单病则单行。

静坐闭息，纳气猛送下，鼓动胸腹，两手作挽弓状，左右数四，气极满缓缓呵出，五七，通快即止。治四肢烦闷，背急停滞。

覆卧去枕，壁立两足，以鼻纳气四，复以鼻出之四，若气出之极，合微气再入鼻中，勿令鼻知。除身中热及背痛之疾。

端坐伸腰，举左手仰掌，以右手承右胁，以鼻纳气，自极七息，能除瘀血结气。端坐伸腰，举右手仰掌，以左手承左胁，以鼻纳气，自极七息，能除胃寒食不消。

凡经危险之路，庙貌[9]之间，心有疑忌，以舌拄上腭，咽津一二遍，左手第二第三指按捏两鼻孔中间所隔之际，能遏百邪，仍叩齿七遍。

【注释】

［1］涌泉穴：足少阴肾经经穴名，屈足卷趾时足心最凹陷中。

［2］肾俞：足太阳膀胱经穴名，在第2腰椎棘突下旁开1.5寸处。

［3］眉：原作"肩"，形近误刻，据下文所言"上元六合之府"改。

［4］上元六合之府：眉后小穴。《太极真人神仙经》："眉后小穴中，为上元六合之府，主化生眼晖，和莹精光，长珠彻童，保练目辰，是真人坐起之上道也。"

［5］雷诀：指四指握拳，拇指压在食指、中指第二节指骨上的握拳姿势。

［6］大指曲骨：大拇指指关节处。

［7］颧：原作"顾"，据文义及人民卫生出版社 1982 年排印本改。

［8］项：原作"顶"，据下文"右手亦从项后"改。

［9］庙貌：庙宇。貌，庙也。

【按语】

本段所述却病八则，实际上是辨病或辨证选用的八种按摩导引或吐纳方法。其中涌泉、肾俞摩擦法，有强肾之功；眉后小穴按压法与熨目按摩耳根法，有明目聪耳之效，皆广为流传。至于所介绍的吐纳法中，有的要求"纳气猛送下，鼓动胸腹"，初练者应注意纳气不可过急过猛，以免导致呼吸肌疲劳而出现胸胁或腹部酸痛不适的症状。

七、《遵生八笺》节选

《遵生八笺》是一部综合性养生典籍，共 20 卷，成书于明万历十九年（1591 年），全书分为八个部分，而称为"八笺"。作者高濂，字深甫，别号瑞南道人、湖上桃花渔，生卒年不详，钱塘（今浙江杭州）人。自幼羸病，故多方咨诹奇方秘书，以求自养强身；之后其羸病复壮，而日具遵生之道心得；于是发其所藏，增益平时博览的群书条目，参以己意，而编成《遵生八笺》。

该书分为"清修妙论笺""四时调摄笺""延年却病笺""起居安乐笺""饮馔服食笺""灵秘丹药笺""燕闲清赏笺""尘外暇举笺"等"八笺"，按照八个主题从衣食住行、导引、按摩、药饵疗法、先贤经验等各个方面对养生详加论述，其中四时调摄笺、延年却病笺、起居安乐笺、饮馔服食笺等四笺尤多与气功养生、治病相关。《遵生八笺》整本著作内容广博，实践性强，儒释道三家兼容并蓄，诚为一部较为实用的气功及养生参考文献。

以下所引用的原文，除最后一条之外，均出自《延年却病笺·导引却病歌诀》。此导引却病歌诀，又名"逍遥子导引法""却病延年一十六句之术"。明初成书的《修龄要旨》和明末成书的《类修要诀》《红炉点雪》，均有记载，可相互参考。

【原文】　水潮除后患

平明睡醒时，即起端坐。凝神息虑，舌舐[1]上腭，闭口调息，津液自生，渐至满口。分作三次，以意送下，久行之则五脏之邪火不炎，四肢之气血流畅，诸疾不生，永除后患，老而不衰。诀曰：

津液频生在舌端，寻常漱咽下丹田。

于中畅美无凝滞，百日功灵可驻颜。

【注释】

［1］舐（shì）：舔。

【按语】

口中津液历来为养生家所青睐，有"玉液"之称；床上八段锦等静功法中，也多采用之。津液属阴。唾为口中较为黏稠的部分，为肾精所化；较为稀薄的称为"涎"，为脾气所生。故而将口中津液咽下，以意引入下丹田，能够起到固精壮元、养生祛病的作用。

【原文】 起火得长安

子午[1]二时，存想真火自涌泉穴起，先从左足行上玉枕，过泥丸[2]，降入丹田，三遍。次从右足亦行三遍。复从尾闾[3]起又行三遍。久久纯熟，则百脉流通，五脏无滞，四肢健而百骸理也。诀曰：

阳火须知自下生，阴符上降落黄庭[4]。

周流不息精神固，此是真人大炼形。

【注释】

[1] 子午：子时指23点至次日1点，为一阳初生之时；午时指11~13点，为一阴初生之时。

[2] 泥丸：即脑内。

[3] 尾闾：指脊柱最末一节处。

[4] 黄庭：有四义，可为脑的别称；可为祖窍之名，在心脐之间中空处；可是脐内空处，约当下丹田之所；可指两肾之间，即命门。此处结合上下文，当指脐内空处。

【按语】

此即卯酉周天运行法。练习之初，以运行小周天为主，待运行纯熟后，逐渐以意导气，习练大周天功法，自然百脉流通，五脏无滞，四肢健而百骸理也。

【原文】 梦失封金匮[1]

欲动则火炽，火炽则神疲，神疲则精滑而梦失也。寤寐时调息神思，以左手搓脐二七，右手亦然；复以两手搓胁，摆摇七次，咽气纳于丹田，握固[2]，良久乃止，屈足侧卧，永无走失。诀曰：

精滑神疲欲火攻，梦中遗失致伤生。

搓摩有诀君须记，绝欲除贪是上乘。

【注释】

[1] 金匮：匮与"柜"同，金用来形容珍贵。肾藏精，精为人身之宝，故称肾为金匮。

[2] 握固：指双手握拳的姿势。《诸病源候论》有"握固者，以两手各自以四指把手拇指"。《内功图说》谓："握固者，握手牢固，可以闭关却邪也。"

【按语】

梦遗滑精，每因心神殚散，相火妄动，导致肾精难固所致。脐与命门相平，搓脐济阴，以引火归元；胁部为少阳所过，导引助相火循常道而不妄动；握固屏息，引动体内真气下入丹田。本法虽简单，却可以培本固元，对于因为肾虚引起的诸多变证，均有效验。

【原文】 形衰守玉关[1]

百虑感中，万事劳形，所以衰也。返老还童，非金丹[2]不可，然金丹岂易得哉？善摄生者，行住坐卧，一意不散，固守丹田，默运神气，冲透三关[3]，自然生精生气，则形可以壮，老可以耐也。诀曰：

却老扶衰别有方，不须身外觅阴阳。

玉关谨守常渊默[4]，气足神全寿更康。

【注释】

[1] 玉关：指丹田。

［2］金丹：指内丹或者外丹。这里指内丹。

［3］三关：这里指尾闾、夹脊、玉枕。

［4］渊默：渊，深远貌；默，不语。

【按语】

这仍然是小周天功的修炼方法，以意守丹田为基础，待元气充足后，再行冲关之举。应该注意到，形衰者，每多虚劳，故身有虚劳病患者，亦可以以此作为一种强身健体祛病的方法。

【原文】 鼓呵消积聚

有因食而积者，有因气而积者，久则脾胃受伤，医药难治。孰若节饮食，戒嗔怒，不使有积聚为妙。患者当以身闭息，鼓动胸腹，俟其气满，缓缓呵[1]出。如此行五七次，得通快即止。诀曰：

气虚脾虚食不消，胸中膨闷最难调。

徐徐呵鼓潜通泰，疾退身安莫久劳。

【注释】

［1］呵：六字诀之一。归属心。呼气时，默念或者发"呵"音。

【按语】

"呵"音属心，五行中，心属火，能够生土，助脾胃运化。但应该指出的一点，本方法只为一时救急之用。正如作者指出的，关键是平时节饮食，戒嗔怒。

【原文】 兜礼治伤寒

元气亏弱，腠理不密，则风寒伤感，患者端坐盘足，以两手紧兜外肾[1]，闭口缄息[2]，存想真气自尾闾升过夹脊，透泥丸，逐其邪气。低头屈抑如礼拜状，不拘数，以汗出为度，其疾即愈。诀曰：

跏趺端坐向蒲团，手握阴囊意要专。

运气叩头三五遍，顿令寒疾立时安。

【注释】

［1］外肾：指阴囊。

［2］缄息：屏住呼吸。

【按语】

此节操作要领有三：首先要屏息；其次要存想真气自丹田上至髓海；第三还要缓慢前后屈伸腰背和颈项，以帮助真气的运行。以汗出为度，汗后，注意收功和避风寒。关于握外肾这一操作，对于女子而言，但两手握紧自然垂于小腹前即可。

【原文】 叩齿牙无疾

齿之有疾，乃脾气之火熏蒸。每侵晨[1]睡醒时，叩齿三十六遍，以舌搅牙龈之上下，不论遍数。津液满口，方可咽下，每作三次乃止。及凡小解之时，闭口咬舌，解毕方开，永无齿疾。诀曰：

热极风生齿不宁，侵晨口漱自惺惺[2]。

若教运用常无隔，还许他年老复钉[3]。

【注释】

［1］侵晨：天快亮的时候。

［2］惺惺：清醒。

［3］钉：这里指叩齿。

【按语】

叩齿功与漱津功可以同时使用，相互促进。叩齿能助口中津液生化，口中津液能滋养阴分，消脾胃之火于无形；下送丹田，又能固精壮元，促进津液的化生。

【原文】 升观鬓不斑

思虑太过，则神耗气虚，血败而斑矣。要以子午时握固端坐，凝神绝念，两眼令光上视泥丸，存想追摄二气自尾闾间上升下降，返还元海[1]。每行九遍。久则神全，气血充足，发可返黑也。诀曰：

神气冲合精自全，存无守有养胎仙。

心中念虑皆消灭，要学神仙也不难。

【注释】

［1］元海：元气之海。指下丹田。

【按语】

这一节功法里，特别强调了择时练功的问题，这从理论上讲有一定道理。因为人和自然界之间存在着密切的相互关系。中医阴阳五行理论认为：子时一阳生，午时一阴生。而气血为人体内不断运动的阴阳二物，周流全身，日夜不休。按照"天人相应"的理论，在子午二时人体阴阳二气初盛之时练功，最有利于培补气血。但是，在实际操作中，练习者应当仔细体会，找到自己的"子午"二时，亦即要发现自己的生物钟。根据自己的生物钟择时练习，效果会更加理想。

【原文】 运睛除眼翳

伤热伤气，肝虚肾虚，则眼昏生翳，日久不治，盲瞎必矣。每天睡起时，趺坐凝息，塞兑[1]垂帘[2]，将双目轮转十四次，紧闭少时，忽然大睁，行久不替[3]，内障外翳自散。切忌色欲并书细字[4]。诀曰：

喜怒伤神目不明，垂帘塞兑养元精。

精生气化神来复，五内[5]阴魔自失惊。

【注释】

［1］兑，八卦之一。取象比类，指人的口舌。

［2］垂帘：双眼轻轻闭合，呈似闭非闭状态。

［3］不替：不废。

［4］细字：小字。

［5］五内：指五脏。

【按语】

此节功法操作要领有二：首先要闭目凝神，心无杂念；其次，眼部操作要在心无杂念基础上进行，才能取得较好的治疗效果。闭目转睛，左右各十四次，取二七少阳之数；然后突然展睛。

【原文】 掩耳去头旋

邪风入脑，虚火上攻，则头目昏旋，偏正作痛，久则中风不语。半身不遂，亦由

NOTE

此致。治之须静坐，升身^[1]闭息，以两手掩耳，折头^[2]五七次，存想元神逆上泥丸以逐其邪，自然风邪散去。诀曰：

视听无闻意在心，神从髓海逐邪氛。

更兼精气无虚耗，可学蓬莱境上人。

【注释】

［1］升身：指腰背保持正直。

［2］折头：低头至极限，并维持一段时间。

【按语】

本节操作须闭息屏气、掩耳、垂目、闭口，使邪气勿流散，鼓动真气上行入脑，驱邪外出，一鼓作气，而达目的。低头至极限，可助真气上行入脑。每做完一次，应引气归元，稍事调整，按照同样方法再做下一次，总共做五到七次。

【原文】 托踏应轻骨

四肢亦欲得小劳，譬如户枢终不朽。熊鸟演法^[1]，吐纳导引，皆养生之术也。平时双手上托如举大石，双脚前踏如履平地，存想神气，依按四时嘘呵^[2]二七次，则身轻体健，足^[3]耐寒暑。诀曰：

精气冲合五脏安，四肢完固骨强健。

虽然未得刀圭^[4]饵^[5]，且住人间作地仙。

【注释】

［1］熊鸟演法："熊经鸟伸"之简语，泛指单纯的肢体运动。

［2］嘘呵：指运用六字诀，结合四时阴阳的调气方法。

［3］足：足够，副词。

［4］刀圭：喻指金丹、灵丹。

［5］饵：此处意指服食。

【按语】

有一定套路的关节肢体运动、吐纳导引之术，虽可强身健体，但是动作相对难于掌握；六字之诀亦为养生妙法，但操作失于精细；而此法人人皆可为之，简单易行，容易操作。只需拟作举重物之状，存想神气即可。倘能再配以六字之诀，则强身健骨效果会更好。

【原文】 闭摩通滞气

气滞则痛，血滞则肿，滞之为患，不可不慎。治之须诚心闭息，以左手摩滞七七遍，右手亦然。复以津涂之。勤行七日，则气血通畅，永无凝滞之患。修养家所谓干沐浴者，即此意也。诀曰：

荣卫流行不暂休，一才凝滞便堪忧，

谁知闭息能通畅，此外何须别讨求？

【按语】

摩法与搓法操作略有区别，摩法多做环形运动，搓法多为直线运动，此其一。摩法较为轻柔，搓法用力相对较大，此其二。在操作时应当加以注意。另外，操作时注意与呼吸相配合，多采用闭息屏气之法。

【原文】《延年却病笺·治万病坐功诀》

凡治诸病，病在喉中胸中者，枕高七寸；病在心下者，枕高四寸；病在脐下者，去枕。

以口出气鼻纳气者，名曰泻；闭口温气咽之者，名曰补。

欲引头病者，仰头；欲引腰脚病者，仰足十趾；欲引胸中病者，挽足十趾；欲引去腹中寒热诸所不快者，皆闭气；胀腹欲息[1]者，须以鼻息[2]。已[3]，复为，至愈乃止矣。

【注释】

[1] 息：《广雅》，安也。

[2] 鼻息：用鼻呼吸。

[3] 已：结束。这里指做完一次。

【按语】

导引之术，因病而设，动作、姿势繁多，然"知其要者，一言以蔽之"，作者将导引原则总结如上，确为精当。有兴趣者，可结合书中原文，根据不同病候所采取的具体操作方法，详加体悟。

八、《杂病源流犀烛》节选

《杂病源流犀烛》是丛书《沈氏尊生书》72 卷中的第一种（共 5 种），共 30 卷。该书将各种疾病分门别类，阐明其病因、病理、诊断、治疗，并仿《诸病源候论》之撰，引用了道家气功作为四十余种病证的康复医疗方法。作者在自序中指出，外感与内伤之疾，因其病因病理诊断治疗极易混淆杂乱，故曰杂病。犀性通灵，其神力注于角，故角能烛幽；而人得天地秀灵之气，可以切脉辨证，从源溯流，此皆通灵之用。因此，名曰杂病源流犀烛。

作者沈金鳌，字芊绿（约生于 1700 年以后，卒于 1775 年，享年七十余岁），清乾隆时期锡山（今无锡市）人氏。他笃志博闻，对气功颇有研究，认为"导引、运功，本养生家修炼要诀，但欲长生，必先却病，其所导、所运，皆属却病之法，今各附篇末，病者遵而行之，实可佐参药力所不逮"。该书虽非气功专著，但关于气功疗法，总论各论洋洋万余言，同时保存了大量已佚的气功文献，例如《保生秘要》《养性书》《养生书》《正理论》《瞿仙》等，为研究气功提供了宝贵的资料。

【原文】 附录运功规法·南北规中[1]引

凡人妄念奔驰，不思回头，盖不知有己。然学道初入门，及乎却病初下手，每云先要筑基炼己[2]者，何也？己者，意中之土也，时时返念守中。然昆仑至涌泉，周身前后之窍，虽各家传授各取其善，若能精守其一，皆可起病，不必得一望二，持两可之见，而辨孰是孰非。余决云：总之摄心归一，专其一处，皆可止念，故取身中前后二窍为则。其归元取用父母生人受气之初，而能聚气之原，运动周天[3]，可参艮背通关[4]之效。然艮背者，昔林子阐教为最，余受之家传捷径而更妙。若夫运动，则贯彻任督二脉，兼以导引，则神功烁见矣。

【注释】

[1] 规中：内丹术术语，即丹田之异名。《脉望》云：在心以下，肾以上，中间一二寸是人身之规中。

［2］筑基炼己：内丹术术语，炼内丹基础功夫，而炼己即炼意、止念，即筑基功夫。

［3］周天：这里是指周天功的一种练法，其基础是通任督二脉的小周天功，但还要沿左右上肢和左右下肢某些经穴分别行气，相当于大周天功。

［4］通关：也是周天功的一种，设想脐上3指为轴，有一北斗星绕轴左升右降大旋3遍，然后从脐下分两路行于腿前，从足底转腿后，上行过会阴至命门穴会合，再从右转左，大旋3遍，从大椎穴分行两肩，经臂外达掌心，沿臂内过肩井，由颈后透脑中，经面部下胸膈，会于心窝。再如前循环，周流运行，卯酉二刻行之。属大周天功的一种，相当于卯酉周天。

【原文】　南旋式［1］·归元诀窍

归元者，父母生人受气之初，剪断脐带，一点落根元也。有生之后，情欲雕琢，未免精耗气散，不能返本，须求安土敦仁之法。盖土者，归元也；人者，仁也。以一点仁心，敦养于土，六根［2］皆归于元。心有所注，久久凝定，便觉真种［3］常在，方可用意运行。行之之法，提意出上，斡旋造化，从左而右，先运脐轮，收而放，放而复收，以还本位。不离这个，念自归真矣。

【注释】

［1］南旋式：古代行气的一种方式，以意领气在体内盘旋，古人面南而立，胸腹向南，故以归元诀窍为基础的各种行气方法都叫南旋式。

［2］六根：佛家称眼、耳、鼻、舌、身、意为六根，因能产生感觉和思维，如树根能生，故曰六根。

［3］真种：内丹术术语，指药物，以人之怀胎比喻内丹产药，也如植物之种子，故曰真种。

【原文】　北旋式·艮背诀窍

易曰：艮其背。艮者，止也，其象属土。背从北方水，属于阴；心从南方火，属于阳。人能以南火而投入北水之中，得以水火交而既济［1］，所谓洗心退藏于密也。盖五脏六腑根蒂，皆系于此。所谓止者，先立内念之正，而止外念之邪也。然大道贵无念，虽立正念，亦是念也。当明内外两忘，以忘而离妄，必先忘其外者，而后定其心，自忘其内也。故初学之士，静坐片时，将万虑扫除，凝神定志于本穴之中，背之腔子里，平心元虚［2］处。初起口念太乙救苦咒［3］四，而渐归于心、归于背。存无守有，念兹在兹，有复冥于无，神自虚而灵矣。

【注释】

［1］既济：卦名，上坎下离，上水下火，水润下，火炎上，水火可以相济，故曰既济，也称水火交泰。

［2］元虚：内丹术术语，虚、危为二十八宿北方七星之一，虚对应右肾，危对应左肾。元虚处当指背部左右两肾之间虚设的位置。内丹术的最高境界是炼神还虚，元神处于物我两忘的虚灵状态，元虚也应指这种气功态。

［3］太乙救苦咒：太乙即太一。有多义：一指元气，即天地未分混沌之元气；一指星辰、天神，即北极神之别名；一指古帝王或仙人，有黄帝和神农向太乙问道之说。道教尊祀太乙，称太一玉君，居玉清境。在内丹术语中，太一即指脑神，也指先天元气。《脉望》："太乙者，北方壬癸水，在两肾堂间，上透泥丸，下至涌泉。"道教符咒派专讲画符念咒以救苦解难、治

病消灾，旧书《医学祝由十三科》载：向东称念太乙救苦天尊圣号百遍，然后书写请符人姓名、病证。此处念咒可作为一种自我暗示，摄心入静的方法。

【原文】 运规十二则

身若安和，气不必运，宜当守静定息，节饮除欲，则百病不生。若身稍有丝毫不快，宜速行运功，免气久滞，积成大病，故设调养之功，用之须得其宜。然运法如风车样，不疾不徐，皮里膜外，挨次运去，可大可小，任意收而放，放而复收。男左女右，阴阳之分，一动一静，天地之行也。

却病坐功，不比真修磨炼，每按时坐香后，欲睡即睡，睡则病者精神充足。若心血少不寐，可定意想归元，或依法运转，神自安而寐矣。

却病工夫，须立课程，逐日检点，勿失其时，日日如是，提醒缜密，自不间断而效。

【按语】

为治病而练功，不同于僧侣的艰苦修炼，应顺其自然，有睡意就马上去睡，睡后精神饱满，有利病体康复。如果失眠，依法运转，神有寄托，自可安眠。但是也要安排日程，每天检查，不要忘记按时练功，谨慎周密地执行疗养计划，只有不间断地练功才能有效。

【原文】 运规十二则

入定看书，易于通悟。坐下止念为先，定神元海[1]，不以目睹，而以心视，不以心视，而以内观。盖神有所敛，不至散于外，受益自无穷尽矣。

【注释】

[1]元海：内丹术术语，丹田异名，多指下丹田，内藏精气，化生元气。

【按语】

能入静读书，最容易理解领悟。因为进入气功状态，有利于大脑功能的发挥，注意力高度集中，想象力愈加丰富，自然受益无穷。

【原文】 咳嗽哮喘源流·导引

保生秘要[1]曰：伸足坐定，双捏儿诀[2]，用力撑起，低头躬身渐下，以两手扳足尖三次，随原诀用力仰起，次咽津下降幽阙[3]。如此躬法二十四回，养静半香效。

【注释】

[1]保生秘要：明代曹士珩（元白）撰，原刊本已佚，仅从《杂病源流犀烛》和《古今图书集成·医部全录》中得知梗概，现存清手抄本。

[2]儿诀：佛家结手印的一种，也叫孩儿印，医书多称两手握固。即先屈拇指，余四指将拇指握在手掌心。

[3]幽阙：内丹术术语。有三种说法：一指肾，一指眉间，一指洞房（丹田异名）。务成子注《黄庭外景经》："下部幽阙，玄泉之常；中部幽阙，两肾为双；上部幽阙，两耳相望。"似指睾丸、两肾和两耳，这里应指肾和下丹田。

【原文】 咳嗽哮喘源流·运功

保生秘要曰：此症有三种，或感风寒而嗽，或因心火妄动，灾于肺窍，但用归元凝神一法封固[1]，火不上行，肺窍不痒，其嗽自止。却寒嗽持守微用闭法[2]，却火嗽但用封固取静，后引肾水浇灌肺火，周旋度数，肺得水润，嗽自然止。

【注释】

[1] 封固：内丹术术语，炼丹的一个步骤，采药归炉后，用意固守，防其泄漏，也叫卦炉。

[2] 闭法：即闭气法，先静心调息，吸气后闭气，延长吸气时间，并意守病灶处，引内气攻病，气极则吐之，再吸再闭，如呼气后气急，先调息 6~7 次，气顺再闭，20~50 次，觉汗出通润即止。

【按语】

却火嗽，只用入静封固，然后想象引肾水上升灌洗肺火，这可能是针对久病肾虚之咳喘。

复习题：

1. 试依据文字描述《诸病源候论·卷一》偏风候的导引法操作要领。

2. 《内经》与《童蒙止观》中的观想祛病法有何异同？

3. 《遵生八笺》中"治万病坐功诀"所述的导引原则是什么？

第十一章　其他诸家气功文献

本节节选道家、佛家、儒家、武术诸家文献中较有代表性的片段，阐述气功的基础理论、气功修炼的基本原则、三调操作的基本方法等，可以与医家气功文献相互参证。

一、《道德经》节选

《道德经》又名《老子》，分道经与德经上下两篇，共八十一章，凡五千言。作者李耳（约公元前 580—前 500 年），字伯阳（一说为聃），楚国苦县（今河南鹿邑东）人，为周朝的史官。鉴于周王朝的衰落而隐居修道养寿，故其代表作《老子》与气功养生息息相关。

该书强调"人法地，地法天，天法道，道法自然"的返璞归真之宇宙观，提出"负阴抱阳，冲气以为和"以及"守中"的平衡论，其修身方法主张"无为"，致虚守静，啬精贵柔。《老子河上公章句》是现存最早最完整的注本，其注释思想以治身与治国并重，而其要旨仍归于治身养生，所以作为中医养生学与气功学的早期文献，多推崇《老子河上公章句》。

【原文】安民第三

不尚贤，使民不争；不贵难得之货，使民不为盗；不见可欲[1]，使民心不乱[2]。是以圣人之治[3]，虚其心[4]，实其腹[5]，弱其志[6]，强其骨，常使民无知无欲，使夫知者[7]不敢为也。为无为，则无不治。

【注释】

[1] 可欲：指可以引起欲望的事物。

[2] 心不乱：指不生妄念，思想情绪安定。

[3] 圣人之治：圣人即得道之人，治国与治身同理。治即治理的方法。

[4] 虚其心：除嗜欲，去烦乱，不为外物所诱惑。

[5] 实其腹：意守腹内五脏之神，后世发展为禅观内视和气贯丹田的腹式呼吸。

[6] 弱其志：和柔谦让，不玩弄权术。

[7] 知者：知通智，指有智慧的人深思熟虑，不轻举妄为。

【按语】

该章强调治国以"无为"为原则，也可比喻养生练功之道。社会与人体一样，都存在一种自动调节机制，遵循自然法则——"道"来运转。智者要善于因势利导，无为而治，不要主观人为地干预，顺应自然"无不治"。

【原文】归根第十六

致虚极[1]，守静笃[2]，万物并作[3]，吾以观其复[4]。夫物芸芸[5]，各复归其根。归根曰静，是曰复命。复命曰常，知常曰明。不知常，妄作凶。知常容[6]，容乃公，公乃王，王乃天，天乃道，道乃久，殁身不殆。

【注释】

［1］致虚极：指心理活动达到虚无状态的极点。

［2］守静笃：意守达到静的极点。《老子河上公章句》解为：守清净，行笃厚。

［3］作：即生也。

［4］复：返也，回归之意。

［5］芸芸：花叶茂盛。

［6］容：包容之意。

【按语】

该章可谓静功的基本理论，只有思想虚静到极点，才能排除主观干扰，认识"道"而"知常"。虽然是仅从"落叶归根"一事而知常，但这常理是无所不包容的。

【原文】 戒强第七十六

人之生也柔弱，其死也坚强[1]；万物草木之生也柔脆，其死也枯槁。故坚强者死之徒[2]，柔弱者生之徒。是以兵强则不胜，木强则折。强大处下，柔弱处上。

【注释】

［1］其死也坚强：指尸僵现象。

［2］徒：类也。

【按语】

该章以常见的事物做比喻，说明了刚与柔之间的关系。由于柔者长存，因而养生练功要注意取"柔"。在修炼过程中，所谓"刚"是指练功过程中不注意体察内气的状态和其自然演变趋势，一味用意用力；而"柔"则是指注意体察内气的状态和其发展趋势，因势利导，顺其自然。

二、《周易参同契》节选

作者魏伯阳，一说名翱，号伯阳，自称云牙子，东汉会稽上虞人（今浙江上虞市）。生卒年代不详，推测生活在公元2世纪。他出身高门贵族，不愿为官，酷爱道术，学识渊博，贯通百家，对大易、黄老、炉火尤为精通；得《古文龙虎经》，尽获妙旨，于是以《周易》为理论基础，借爻象以论作丹之意，而著《周易参同契》（约成书于126—167年），被后世尊为"万古丹经王"。

"参"是古文"三"字，"同"是相通之意，"契"是"书契"，所以书名的含义是以《周易》为基础，将大易、黄老、炉火三道汇通的经典。该书主要内容是以阴阳消长变化的理论，说明炼丹的炉鼎、药物、火候等，对外丹术、内丹术都有指导意义，所以成为研究炼丹术和性命理论的权威著作。

【原文】 上篇

上观河图文，下察地形[1]流，中稽[2]于人情，参合考三才[3]。动则循卦节，静则因象辞，乾坤用[4]施行，天下然后治。

【注释】

［1］地形：此处指洛书，夏禹据此作《洪范九畴》。

［2］稽：考核。

［3］三才：天、地、人。

［4］用：因之义。

【按语】

治国、修身、炼丹同理，要三才合参，动静合度，阴阳施行。观察河图洛书的象数，考核人心变化，以卦象掌握动静度数，阴阳协调，一切都会按正常秩序运行。这也是气功修炼的指导思想，内丹术的基本原则。

【原文】　上篇

是非历藏法[1]，内视有所思；履行步斗宿[2]，六甲次日辰[3]；阴道厌九一[4]，浊乱弄元胞。食气鸿肠胃，吐正吸所邪。昼夜不卧寐，晦朔未尝休，身体日疲倦，恍惚状如痴，百脉鼎沸驰[5]，不得清澄居。累土立垣宇，朝暮敬祭祀，鬼物见形象，梦寐感慨之，心欢意喜悦，自谓必延期，遽[6]以夭命死，腐露其形骸。

【注释】

［1］是非历藏法：是非引申为批判，藏法引申为秘法。即历数各种错误的所谓秘法。

［2］履行步斗宿：指北斗和二十八宿，是一种迷信的占星礼斗、步星踏斗的修炼方法。

［3］六甲次日辰：按时辰吞服六甲之符。

［4］阴道厌九一：指九浅一深之类的性交方法，属于道教房中术。

［5］百脉鼎沸驰：形容气血扰动如沸腾。

［6］遽（jù）：突然，匆忙。

【按语】

本节指出先秦方士的各种所谓秘法，不但不能却病延年，反而贻害性命。其描述与后世一些迷信者走火入魔很相似，据此推测，练功出偏之事，大概秦汉时期就已出现了。

【原文】　中篇

乾刚坤柔，配合相包，阳禀阴受，雌雄相须，须以造化，精气乃舒。坎离冠首，光曜垂敷[1]，玄冥难测，不可画图，圣人揆度，参序元基[2]，四者混沌[3]，径入虚无。六十卦用，张布为舆[4]，龙马就驾，明君御时，和则随从，路平不邪，邪道险阻，倾危国家。

【注释】

［1］垂敷：垂流敷布，即流布寰宇。

［2］参序元基：参考事物发展的秩序而追究元初的根基。

［3］四者混沌：指乾坤坎离四卦，可描述开天辟地，宇宙从混沌状态的发生、发展，四者混沌，又归于太极而无极，故曰径入虚无。

［4］张布为舆：舆即车，把六十卦序的运转，比喻为车子轮转。

【按语】

这节阐明乾坤坎离是描述阴阳变化的基础，也是修炼内丹的关键。自然变化虽玄冥难测，但是从最浅近的生殖现象，可以悟出修身治国的普遍规律，这个规律是可以用六十四卦的循环往复来描述的。从内丹术的角度来理解，也可以认为乾坤为鼎，坎离为药物，四卦是描述内丹术的基础，而其余六十卦则描述火候。

【原文】　下篇

青龙处房六爻，春华震东卯；白虎在昴七爻，秋芒兑西酉；朱雀在张二爻，正阳南午；三者俱来朝兮，家属为亲侣[1]兮。本之但二物兮，末乃为三五[2]；三五之与一兮，都集应二所；治之如上科[3]兮，日数亦取甫[4]。先白而后黄兮，赤色达表里；名曰第一鼎[5]兮，食如大黍米[6]。

【注释】

[1]青龙处房……为亲侣：周天二十八宿：东方七宿角、亢、氐、房、心、尾、箕为青龙，在时为春，在卦为震，地支为卯；北方七宿斗、牛、女、虚、危、室、壁为玄武，在时为冬，在卦为坎，地支为子；西方七宿奎、娄、胃、昴、毕、觜、参为白虎，在时为秋，在卦为兑，地支为酉；南方七宿井、鬼、柳、星、张、翼、轸为朱雀，在时为夏，在卦为离，地支为午。华，古同花。芒，即果实。青龙、白虎、朱雀三者共同朝拜玄武，亲密如家属。

[2]二物，三五：先天一气分为水火（阴阳）二物，再变为四象、五行。金四水一合为一五，木三火二合为一五，中央土自成一五，故四象五行为三五（河图、洛书之数）。

[3]上科：上面所说的条文。所谓"金科玉律"。

[4]甫：开始，起初。

[5]第一鼎：九转还丹的第一转。

[6]食如大黍米：指结丹大小如食用的黍米。

【按语】

这是古人用天象星宿的度数推算时间、空间，用卦象、地支、物候，并用五行学说表达阴阳时序变化。由于内丹修炼必须遵循生物节律，掌握火候，故也可如此描述。至于具体炼法，已如前文所述，故曰"治之如上科"。

三、《黄庭经》节选

作者魏夫人（243—326年），名华存，字贤安，晋之任城人。幼而好道，摄心夷静，在世83年，晋成帝咸和九年化去。

《黄庭经》历来被方士奉为"学仙之玉律，修道之金科"，足见其受推崇的程度。原书不著撰人及年代，据陶弘景《真诰》载："晋哀帝兴宁二年，南岳魏夫人授其弟子，使作隶字写出。"书名首见于《抱朴子·还览篇》，其时尚无内外篇之分。公元334年《黄庭外景经》问世，原《黄庭经》才改为《黄庭内景经》，此外还有《黄庭中景经》，三书非一时一人之作。《黄庭内景经》又名《太上黄庭内景玉经》及《上清黄庭内景玉经》。据梁丘子序云，又有《琴心》《大帝金书》《东华玉篇》等名。梁注云："黄者，中央之色；庭者，四方之中也。外指事，即天中人中地中；内指事，即脑中心中脾中，故曰黄庭。内者，心也；景者，象也。外象喻即日月星辰云霞之象也，内象喻即血肉筋骨脏腑之象也。心居身内，存观一体之象也，故曰内景也。"黄庭有三宫三丹田，上宫脑中，中宫心中，下宫脾中，修炼黄庭，内视神象，含气养精，故能养生。

该书主要内容可概括为三：①强调脑神的中心作用，所谓"脑神精根字泥丸""泥丸九真皆有房"，后世称脑有九宫，说明古人对大脑的复杂性早有认识；②强调存思五脏六腑之神，广及八景二十四真，开观想派气功修炼之先河；③强调存思黄庭三宫三丹田，固精炼气，还精补脑，行持不怠，是长生久视之道，这为内丹练养派奠定了基础。

【原文】 上清章第一

上清[1]紫霞虚皇[2]前，太上大道玉宸君[3]，闲居蕊珠[4]作七言，散化五形[5]

变万神，是为黄庭曰内篇。琴心三叠舞胎仙[6]，九气[7]英明出霄间，神盖童子生紫烟[8]，是曰玉书可精研。咏之万通升三天，千灾以消百病痊，不惮虎狼之凶残，亦以却老永延年。

【注释】

［1］上清：道教认为天有玉清、上清、太清三清境界。《道教义枢》："大罗生玄元始三气，化为三清天：一曰清微天玉清境，始气所成；二曰禹余天上清境，元气所成；三曰大赤天太清境，玄气所成。"后文的三天即指此。上清，在道教也指居于上清境的灵宝天尊，即太上道君。

［2］虚皇：元始虚无之神的本号。此处可视为把人体器官拟人化、拟神化的手法，实指心中元神灵液和脑神。

［3］玉宸君：宸，《云笈七签》作晨。玉宸君指太上老君，即老子。道教尊老子为神，是居太清境的道德天尊。

［4］蕊珠：道君之宫名，实指脑中之一宫。

［5］五形：大则言五行，小则指五脏，可理解为脑神向五脏五体散布感觉运动之神。《黄庭内景经详注》涵虚曰："气生于蕊宫，七言之章，灿为七宝，可以散布乎天关之头，人关之手，地关之足，熔化五形，混成一气，气气相续，变为万神。"

［6］琴心：琴，和也，和气之声。心，神明之舍，诵之以和六腑，宁心神。即调和心意脑神。三叠：即三层，指三丹田。意守丹田如婴儿之处胎，故曰舞胎仙。

［7］九气：三丹田各有三元之气，三洞房合为九宫，化九神而生九气。亦指九转之气。

［8］神盖：指眉宇。童子：指目。紫烟：目之神彩、精华。

【按语】

本章开宗明义，以艺术的比喻和夸张，说明著述的来历及意义，阐明脑神与五脏之神的关系，概述了修炼方法及其意义。

【原文】 口为章第三

口为玉池太和宫[1]，漱咽灵液灾不干[2]，体生光华气香兰，却灭百邪玉炼气[3]。审能修之登广寒，昼夜不寐乃成真，雷鸣电激神泯泯[4]！

【注释】

［1］玉池：唾液称玉液，故口为玉池。口滋生灵液，调和五味，纳水谷之气，故称太和宫，有保合之意。

［2］灾不干：灾害不来干犯。

［3］玉炼气：炼真气使容颜如玉，《云笈七签》作玉炼颜。

［4］雷鸣：喻漱咽唾液之声。电激：喻真气之往来。神泯泯：凝神入静，寂然不动。

【按语】

本章阐述漱咽津液的作用，方法虽简，效验明显，后世内丹术的玉液还丹，大概肇始于此。至于登广寒宫（月宫）、成真人神仙等，只不过是一种文学夸张。昼夜不寐之说，不可机械拘泥，影响正常睡眠，只可理解为经常处于气功状态而已。

【原文】 黄庭章第四

黄庭内人服锦衣[1]，紫霞飞裙云气罗[2]，丹青绿条翠灵柯[3]，七蕤玉钥闭两扉[4]，重扇金关密枢机[5]。玄泉幽阙[6]高崔巍，三田之中精气微，娇女窈窕翳霄晖[7]，重

NOTE

堂[8]焕焕明八威，天庭地阙列斧钤[9]，灵台[10]完固永不衰。

【注释】

[1] 内人：指自身之性，即意识等心理活动，亦解为金丹之喻。锦衣：五行五色兼备之衣，喻五脏之外象，言五脏之真气。

[2] 云气罗：云气飞扬罗布，此喻清阳之气。

[3] 丹青绿条：形容嫩枝。翠灵柯：苍翠的灵株。指东方之木繁茂，喻生气蓬勃，肝木条达。

[4] 七蕤：指七窍，又指灵芽（内丹别名）。玉钥：喻肺系、气管，称玉管。两扉：喻两目，扉即门户。

[5] 金关：肺属金主气，喻肺气之门户。密枢机：喻户轴之开阖固秘，亦解为静密运转。

[6] 玄泉：一指肾中真液，天一之水，一指口中津液，亦源于肾水。幽阙：指两肾对峙如门阙，居幽隐之处。

[7] 精气微：指精气神药物微妙。娇女：喻舌而指心。翳霄晖：掩蔽光辉。

[8] 重堂：即重楼，指气管、咽喉；又解为明堂，指黄庭、绛宫（中丹田）。

[9] 天庭地阙：指额上和腹下。列斧钤：固密精气如列斧钤兵器，固守以御邪。

[10] 灵台：即心田，即绛宫，喻心神。

【按语】

本章以隐语暗喻，说明黄庭在气功修炼中的作用，强调闭目内视，意守丹田，闭气调息，密运枢机，心肾肝肺，各得其所；根基永固，在于心神宁谧。

【原文】 心神章第八

心神丹元字守灵[1]，肺神皓华[2]字虚成。肝神龙烟字含明[3]，翳郁道烟[4]主浊清。肾神玄冥字育婴[5]，脾神常在字魂停[6]，胆神龙曜字威明[7]，六腑五脏神体精，皆在心内运天经[8]，昼夜存之自长生。

【注释】

[1] 丹元：丹为赤色，心色赤，为脏腑之元首，故曰丹元。守灵：心栖神灵而主守。

[2] 皓华：皓为白色，肺金为白，为五脏华盖，故曰皓华。其质轻虚而主气。

[3] 龙烟：肝应青龙，木生火而有烟。含明：肝开窍于目，主二目光明。

[4] 翳郁：肝气郁则郁气蔽障。道烟：通道如烟。

[5] 玄冥：玄为黑色，指北方神水。育婴：肾藏精主生殖，主子嗣。

[6] 常在：即黄庭之宫，色黄居中。魂停：神魂停而不动摇。

[7] 龙曜：胆附于肝，外取东方青龙雷震之象。威明：胆为中正之官，主决断，有勇悍、谋虑、权威，故曰威明。

[8] 运天经：天有365度，人有365节，天有阴阳，经行周天，人有阴阳二气，运于周身。喻五脏六腑，各有所司，皆有法象，天人相应，运行周天，气随神行。

【按语】

本章以拟人拟神手法，阐明五脏功能。脏腑各有所司，在心神的统一指挥下，发挥作用。练气功就是要存无守有，默运精气如周天轮转，往来不息，自能却病延年。

四、《抱朴子》节选

《抱朴子》为东晋著名道教学者兼医家葛洪所撰，以其道号"抱朴子"命名。该书分内、外篇，各自成书。据自序称《内篇》言"神仙方药、鬼怪变化、养生延年、攘邪却祸之事"，《外篇》言"人间得失、世事臧否"等。其内篇多与气功养生有关，可见秦汉以来气功学发展演变之一斑。关于行气、导引、吐纳、胎息、丹田、辟谷、服饵等概念，篇中均已明确提出并加以讨论。但是由于历史条件的局限，书中也多有虚妄荒诞迷信之弊，现代人应以批判的态度来继承这份宝贵遗产。

葛洪生于 284 年，卒于 364 年，享年 81 岁，字稚川，自号抱朴子，丹阳句容（今江苏省）人；少年以儒知名，尤好神仙修炼之术，从炼丹家葛玄（其祖父）的弟子郑隐学炼丹术，成为丹鼎派的一代巨匠，也是道教理论体系创始人之一。东晋司马睿为丞相时，任咨议、参军等职，以平贼有功，赐爵关内侯。晚年著《抱朴子》内外篇，主张以真铅真汞炼外丹，视导引行气为"小术"，认为"服神丹令人寿无穷已，与天地相毕"。虽然如此，但对导引、行气等的养生作用也充分肯定，对后世兴起的内丹修炼起了奠基作用。

【原文】 至理

抱朴子曰：服药虽为长生之本，若能兼行气者，其益甚速；若不能得药，但行气而尽其理者，亦得数百岁。然又宜知房中[1]之术，所以尔者，不知阴阳之术，屡为劳损，则行气难得力也。夫人在气中，气在人中，自天地至于万物，无不须气以生者也。善行气者，内以养身，外以却恶，然百姓日用而不知焉。吴越有禁咒[2]之法，甚有明验，多气耳，知之者可以入大疫之中，与病人同床而己不染。又以群从行数十人，皆使无所畏，此是气可以攘天灾也。或有邪魅山精[3]，侵犯人家，以瓦石掷人，以火烧人屋舍，或形见往来，或但闻其声音言语，而善禁者以气禁之，皆即绝，此是气可以禁鬼神也……又能禁虎豹及蛇蜂，皆悉令伏不能起。以气禁金疮，血即登止。又能续骨连筋，以气禁白刃，则可蹈之不伤，刺之不入。

【注释】

[1]房中：指男女的性生活，中医常称为房室，亦即下文的"阴阳之术"，是古代方士一种修炼的法术，现代称为"性科学"或曰"房中术"。

[2]禁咒：是古代巫术、祝由的法术，"禁"指禁术、禁法，是以意念产生生物或物理效应的法术，有"气禁""咒禁"等。"咒"为咒语，是一种发声或默念的词语心理暗示。这里是谈禁咒之法术，并非禁法的咒语。其修炼要点是以咒敛神，以神敛气，以气作禁，其专念聚气虽属气功修炼，但带有迷信色彩。

[3]邪魅山精：即魑魅，是人们虚构的怪物，人面兽身四足，为山林异气所生，能害人。

【按语】

这段强调炼外丹对养生延年的重要意义，但同时也肯定了行气、房中术等修炼方法的作用。历史已证明服食丹药致病损寿，至于炼行气而善用禁咒之法术，历史上也多认为是荒诞不经之论。

【原文】 释滞

欲求神仙，唯当得其至要。至要者在于宝精行炁，服一大药便足，亦不用多也。

然此三事，复有深浅，不值明师，不经勤苦，亦不可仓卒而尽知也。虽云行气，而行气有数法焉；虽曰房中，而房中之术近有百余事焉；虽言服药，而服药之方略有千余条焉。初以授人，皆从浅始，有志不殆，勤劳可知，方乃告其要耳。故行气或可以治百病，或可以入瘟疫，或可以禁蛇虎，或可以止疮血，或可以居水中，或可以行水上，或可以避饥渴，或可以延年命。其大要者，胎息而已。得胎息者，能不以鼻口嘘吸，如在胞胎之中，则道成矣。初学行气，鼻中引气而闭之，阴以心数[1]至一百二十，乃以口微吐之，及引之，皆不欲令己耳闻其气出入之声，常令入多出少，以鸿毛著鼻口之上，吐气而鸿毛不动为候也。渐习转增其心数，久久可以至千，至千则老者更少，日还一日矣。夫行气当以生气之时[2]，勿以死气之时[3]也。故曰仙人服六气，此之谓也……又行气大要，不欲多食，及食生菜肥鲜之物，令人气强难闭[4]；又禁恚怒，多恚怒则气乱，即不得益，或令人发欬，故尠有能为者也。予从祖仙公，每大醉及夏天盛热，辄入深渊之底，一日许乃出者，正以能闭气胎息故耳。房中之法十余家，或以补救伤损，或以攻治众病，或以采阴益阳，或以增年延寿，其大要在于还精补脑之一事耳。此法乃真人口口相传，本不书也，虽服名药，而复不知此要，亦不得长生也。人复不可绝阴阳[5]，阴阳不交，则坐致壅阏[6]之病，故幽闭怨旷[7]，多病而不寿也，任情肆意，又损年命，唯有得其节宣之和，可以不损。

【注释】

[1] 阴以心数：在心中暗自默数。

[2] 生气之时：从子时开始的后半夜至日中午时这六阳时为生气之时。

[3] 死气之时：从日中至夜半的六阴时为死气之时。

[4] 气强难闭：这里的“气”既指人体机能状态，又指呼吸之气。在闭气锻炼过程中，如果多食造成高营养状态，往往提高新陈代谢水平，增加耗氧量，于是难以忍受闭气所造成的低氧状态，以致呼吸机能也相应加强，这就是所谓气强难闭。

[5] 绝阴阳：阴阳在这里指男女两性，绝阴阳即断绝男女性生活。

[6] 壅阏：阏（è），堵塞之意，这里指因情志不遂而导致的气滞，甚至瘀血一类病证。

[7] 幽闭怨旷：即幽怨，指旷日持久的男女爱情不遂，隐藏在内心的怨恨。

【按语】

养生的要领在于保精、行气，并服一种“仙丹”。然而这三件事又有深浅不同，不求明师指点，不经过勤修苦练，是难以全都掌握的。行气、房中术、服食丹药，都有多种方法，三者都是双刃剑，有利有弊。最初修炼，要从浅近开始，有志气而不畏艰险，勤学苦练而好问，可以告知其要领，这种循序渐进、经常坚持的原则是正确的。但是行气可以治百病等等，未免夸张不实，不足信。练得胎息是行气的要点，虽对祛病延年有益，但其效验也绝不是上述那样神奇。人不可断绝性生活，若阴阳不能交和，则必致气滞血瘀等病，所以有幽怨难言之隐的人，多病而易夭，但是任性纵欲，也损伤折寿，唯有适度节制，使阴阳调和，气血宣畅，才能养生保健。

【原文】 杂应

敢问断谷[1]人可以长生乎？凡有几法？何者最善与？抱朴子答曰：断谷人止可息肴粮[2]之费，不能独令人长生也。问诸曾断谷积久者云，差少病痛[3]，胜于食谷时。其服术及饵黄精，又禹余粮丸，日再服，三日令人多气力，堪负担远行，身轻不极。其服诸石药，一服守中十年五年者，及吞气、服符、饮神水辈，但为不饥耳，体力不任劳也。道书虽言欲得长生，肠中当清，欲得不死，肠中无滓。又云食草者善走而愚，食肉者多力而悍，食谷者智而不寿，食气者神明不死^[4]。此乃行气一家之偏说耳，不可便孤用也。

【注释】

［1］断谷：即辟谷。

［2］肴粮：鱼肉等荤食，即可减少荤宴的浪费。

［3］差少病痛：减少病痛。

［4］食草者善走而愚……不死：草食动物多善跑而愚笨，肉食动物多凶猛强悍，吃五谷杂粮的人类聪明而不长寿，练呼吸吐纳辟谷的修炼家可神明不死。

【按语】

此节论述辟谷的意义与作用，但又指出这不过是主张行气者一家之言，难免偏激，不能只用这一种方法以求长生。这一观点很全面，辟谷很可能发展为医治现代文明病的方法之一。

【原文】杂应

或问曰：为道者可以不病乎？抱朴子曰：养生之尽理者，既将服神药，又行气不懈，朝夕导引，以宣动荣卫，使无辍阂^[1]，加之以房中之术，节量饮食，不犯风湿，不患所不能，如此可以不病。但患居人间者，志不得专，所修无恒，又苦懈怠不勤，故不得不有疢疾^[2]耳。

【注释】

［1］辍阂（chuò hé）：遇到阻碍而中止，因困难而中断。

［2］疢疾：疢（chēn），病也，即疾病。

【按语】

这是全面的养生观点。通晓养生之道的人，既服食营养药饵，又坚持行气，早晚导引，以宣畅营卫之气，再加上运用房中术，又调节饮食，外防风湿之邪侵，充满战胜疾病的信心，就不愁达不到目的，如此就可以预防疾病。但是就怕有些人随俗沉浮，志向不专一，修炼无恒心，懈怠不勤，所以难免发生疾病。

【原文】别旨

夫导引不在于立名，象物粉绘，表形著图，但无名状也，或伸屈，或俯仰，或行卧，或倚立，或踯躅，或徐步，或吟，或息，皆导引也。不必每晨为之，但觉身有不理则行之，皆当闭气。闭气，节其气冲以通也。亦不待立息数，待气似极，则先以鼻少引入，然后口吐出也。缘气闭既久则冲喉，若不更引而便以口吐，则气不一，龘而伤肺矣。如此但疾愈则已，不可使身汗，有汗则受风，以摇动故也。凡人导引，官节^[1]有声，如不引则声大，小引则声小，则筋缓气通也。夫导引疗未患之患，通不和之气，动之则百关气畅，闭之则三宫^[2]血凝，实养生之大律，祛疾之玄术矣。

【注释】

［1］官节：即关节，官通关。

［2］三宫：《辞海》第三注谓指明堂、辟雍、灵台；引张衡《东京赋》曰："乃营三宫，布

政颁常。"这与文义不合。《黄庭内景经·若得章第十九》载"若得三宫存玄丹",务成子注："三丹田之宫,故曰三宫。"《中和集·金丹或问》载："何谓三宫?曰:三元所居之宫也。神居乾宫,气居中宫,精居坤宫。今人指三田者,非也。"

【按语】

导引不在于巧立名目,绘图画象,实质上是可以没有一定名称和形状的。练功达到一定境界,就法无定法,无论伸屈、俯仰、行卧、倚立、徘徊、徐步、吟唱等等,都是导引。这种观点很有现实意义。导引过多也不好,配合调息闭气不必确定呼吸次数,应当慎重进行。总之导引是治疗还没有发病的隐患,运动则各关节功能正常,气血调畅,这实在是养生的基本规律。

【原文】　地真

抱朴子曰:余闻之师云,人能知一,万事毕。知一者,无一之不知也。不知一者,无一之能知也。道起于一,其贵无偶,各居一处,以象天地人,故曰三一也。天得一以清,地得一以宁,人得一以生,神得一以灵。金沈羽浮[1],山峙川流,视之不见,听之不闻,存之则在,忽之则亡,向之则吉,背之则凶,保之则遐祚罔极[2],失之则命彫气穷[3]。老君曰:忽兮恍兮,其中有象;恍兮忽兮,其中有物。一之谓也。故仙经曰:子欲长生,守一当明;思一至饥,一与之粮;思一至渴,一与之浆。一有姓字服色,男长九分,女长六分,或在脐下二寸四分下丹田中,或在心下绛宫金阙中丹田也,或在人两眉间,却行一寸为明堂,二寸为洞房,三寸为上丹田也。此乃是道家所重,世世歃血口传其姓名耳。一能成阴生阳,推步寒暑。

【注释】

[1]沈:通"沉"。

[2]遐祚罔极:遐,远;祚,福。福气没有尽头。

[3]命彫气穷:彫,通"凋",衰败。身心受损。

【按语】

本段围绕"守一"之法,主要论述了三个问题:第一,什么是一,一是宇宙的本源。第二,一的功用,成阴升阳。第三,一存何处,在自然,位居天地人;在人身,在三丹田,上丹田在眉心深处三寸,中丹田在心下绛宫,下丹田在肚脐之下二寸四分。

五、《悟真篇》节选

《悟真篇》是一部介绍如何修炼内丹的著作,成书于宋神宗熙宁八年。作者张伯端,生于984年,卒于1082年。字平叔,后改名用成,道号紫阳,天台(今属浙江)璎珞街人,为道教金丹紫阳派的祖师。

张紫阳以其杰作《悟真篇》盛传于世,其与魏伯阳的《周易参同契》为道家许多门派共推为道家的正宗,是道教气功养生史上又一部经典著作。该书以诗词的形式隐晦地阐述了修炼内丹的原理和炼养的方法,同时还讲述了在内炼过程中采药、封固、火候、沐浴等诸节的要点,对内炼中各阶段身心的气功效应也多有描述。该书认为,内炼者,无非从守窍调息入手,以静功引出下丹田所藏真元精气,沿任督二脉作周天运转,最后在上丹田结成丹。该书还强调指出,内丹功夫,目的在祛病延年,修炼的方法,亦无捷径,全赖步步苦修,没有任何速成之方，因此修炼者必须深研丹理，耐心实践，探索自身修炼的正确途径。

全篇共有七言四韵 16 首，七言绝句 64 首。

【原文】　第六

人人尽有长生药[1]，自是愚迷枉摆抛。

甘露[2]降时天地合，黄芽[3]生处坎离交，

井蛙应谓无龙窟，篱雀争知有凤巢。

药熟自然金满屋[4]，何须寻草学烧茅。

【注释】

［1］长生药：指精气神。

［2］甘露：金丹之异名。

［3］黄芽：金丹之异名。

［4］金满屋：内丹练成，金指纯阳，屋指丹田。

【按语】

本段指出，炼丹是以自身的精、气、神为药物，这是人体内之三宝，不要轻易地抛弃之，而去用茅草烧制外丹。

【原文】　第十二

草木阴阳亦两齐，若还阙一不芳菲；

初开绿叶阳先倡[1]，次发红花阴后随[2]。

常道即斯为日用，真源返此[3]有谁知？

报言学道诸君子，不识阴阳莫强嗤。

【注释】

［1］初开绿叶阳先倡：绿叶属阴，刚绽开时需阳气的倡先作用。

［2］次发红花阴后随：红花属阳，开花后结果，果实为阴，故称阴随阳后。

［3］真源返此：即返本归源，还精补脑。

【按语】

本段指出，内炼的始终，皆运用了阴阳调和的思想。炼内丹如不知这些规律和具体运用，则不易成功，甚至有害。

【原文】　第一

先把乾坤[1]为鼎器，次抟乌兔[2]药来烹。

既驱二物归黄道[3]，争[4]得金丹不解生。

【注释】

［1］乾坤：乾为首，坤为腹。分别指人身之头与腹，为炼内丹之鼎器。

［2］乌兔：金乌、玉兔。两者为日与月的别称。此处指元神、元精。

［3］黄道：自泥丸宫直达会阴的居中脉道。

［4］争：同"怎"。

【按语】

本段概括了炼内丹的要点：以身体的头腹（即泥丸宫和丹田）为鼎器，以元精元神为药物，二者结合后沿小周天运行的路线在脉道中运行。这样金丹自然不难炼成。

NOTE

【原文】　第四

偃月炉[1]中玉蕊[2]生，朱砂鼎[3]内水银[4]平。

只因火力调和后，种得黄芽[5]渐长成。

【注释】

[1]偃月炉：指阴炉。

[2]玉蕊：花之初开，比喻一阳初动之真阳。

[3]朱砂鼎：喻泥丸宫。

[4]水银：指真阴。

[5]黄芽：指金丹。

【按语】

经修炼后，丹田肾水中有真阳发动，泥丸心火中有真阴发动，进一步修炼调和后，可使药物逐渐长成。因此炼内丹需要把握好时机。

【原文】　第五

咽津纳气[1]是人行，有物方能造化生。

鼎内若无真种子[2]，犹将水火煮空铛。

【注释】

[1]咽津纳气：指旧的"服气法"。

[2]真种子：指真铅。

【按语】

本段强调内炼中必须有元精元神即真铅汞为原料，否则将如猛火煮空铛一样一无所得。

【原文】　第十

虚心实腹[1]义居深，只为虚心安识心，

不若炼铅先实腹，且教守取满堂金[2]。

【注释】

[1]虚心实腹：虚心，指心神宁静，烦恼不染；实腹，指肾精充实，葆养不泄。

[2]满堂金：满堂，喻全身。金，喻金丹。

【按语】

本段说明炼内丹时，应排除杂念，心意淡泊，神归于内，同时节制性欲，保养肾精。这实为练功者应注意的要点。

【原文】　第十三

坎电[1]烹轰[2]金水方[3]，火发昆仑[4]阴与阳。

二物[5]若还和合了，自然药熟遍身香。

【注释】

[1]坎电：即坎卦阴中之阳火，即水中之火。

[2]烹轰：比喻炼内丹时的冲关状。

[3]金水方：指真水。

[4]火发昆仑。火发昆仑之火属乾卦纯阳之火。此火与坎中阳火相应，使金水凝结成丹。

[5]二物：阴与阳。

【按语】

本段指出，阴与阳合和后炼成金丹。金丹在体内运转，自尾闾透夹脊、玉枕双关，历历有声，直上泥丸，又颗颗降下重楼，其味甘美，馨香无比，满身增辉。

【原文】　第十八

月[1]才天际半轮明[2]，早有龙吟虎啸[3]声。

便好用功修二八[4]，一时辰[5]内管丹成。

【注释】

[1]月：喻元精真水。

[2]半轮明：农历的每月初八半夜，月升中天，月象是上弦月，明亮占圆月的一半。喻真水有气无质，不老不嫩。

[3]龙吟虎啸：龙、虎分别为真铅、真汞之喻。吟、啸为二者发动之象。

[4]二八：旧市秤1斤为16两，两个8两系半斤对半斤，比喻数量相等。此指真铅、真汞相等，合成药物。

[5]一时辰：比喻火候恰当的短暂时间。

【按语】

本段的旨意是：内炼调和水火铅汞，须掌握火候。诗中以弦月的明暗各半，以一斤的分量各半，来比喻铅汞的药量相当。只有乘此时机，可事半功倍，迅速合成内丹。

【原文】　第二十七

纵识朱砂及黑铅，不知火候[1]也如闲。

大都全藉修持力，毫发差殊不作丹。

【注释】

[1]火候：练功时意念与呼吸的运用。一般是气息绵绵、意念强烈者为武火，多用于采药、封炉及循行督脉时；气息与意念若有若无为文火，多用于炼药温养、循行任脉时。

【按语】

本段强调内炼时火候之重要。

【原文】　第四十二

始于有作[1]人难觅，及至无为[2]众所知。

但为无为为要道，岂知有作是根基。

【注释】

[1]有作：又称有为，与无为相对，指在内炼的初中期是有为法。内炼初期是炼精化气，中期是炼气化神。均属有为法。

[2]无为：指内炼的高级阶段，即炼神还虚的阶段。《元气论》曰："无为者，乃心不动也。不动也者，内心不起，外境不入，内外安静则神定气和。"

【按语】

本段指出，内炼的初中期是有为法，其功效难以见到；及至末后，没有什么具体的做法可言，即属于无为法，此时功效显现，是从早期的有为法基础上发展而来的。

【原文】　第四十七

要知金液还丹[1]法，自向家园下种栽[2]。

NOTE

不假吹嘘并著力，自然果熟脱灵胎。

【注释】

［1］金液还丹：由真汞下擒真铅后产生内药，内药经炼养后，精化气，气化神。由元气化成元神的过程，即金液还丹。

［2］自向家园下种栽：比喻由自己身内修炼，不必向外寻觅。

【按语】

本段指出修炼金丹只需在自家体内进行，不必向外寻觅。同时强调，在修炼时要注意火候，顺其自然，不必特意着力，自会修炼成功。

【原文】　第五十六

大药修之有易难，也知由我[1]也由天[2]。

若非积行施阴德，动有群魔作障缘。

【注释】

［1］我：自身努力。

［2］天：天命，此处强调的是客观条件。

【按语】

本段指出，各人炼金丹，快慢难易不同。炼丹能否成功，既需要后天的努力，也在于先天的禀赋。因此要广行善事，多施仁德，维护健康的心理状态和良好的人际关系，否则情绪因受刺激而波动，心理不健康，就容易"走火入魔"，炼丹也难以成功。

六、《修习止观坐禅法要》节选

《修习止观坐禅法要》又称《童蒙止观》《小止观》，乃天台宗止观禅定派的代表作之一。本篇作者智𫖮（538—597 年），俗姓陈，字德安，祖籍颍川（今河南许昌），陈、隋时高僧。自幼笃信佛教，18 岁出家，一生弘扬教法 30 余年，提倡止观双运和解行并进，博得朝野和佛门四众的敬仰，是中国佛教天台宗的创始人。

智𫖮著述宏富，其中《修习止观坐禅法要》《六妙法门》（又称《不定止观》）《释禅波罗蜜次第法门》（又称《次第止观》），以及《摩诃止观》（又称《圆顿止观》）中的止观修持法要，明指直说，周遍精详，对当今佛家气功的修炼仍具有重要的参考价值。

《修习止观坐禅法要》2 卷 10 章，主要阐述简便易行的坐禅方法及其效应。全书分序说和正说两部分。序说中指出止观是一切佛法修持的根本，概括了从因至果的禅修活动。正说 10 章，内容有：具缘第一：修止观的准备工作。诃欲第二：诃除色、声、香、味、触之五欲。弃盖第三：欲修止观当弃五盖，即贪欲、恚怒、睡眠、掉悔、疑心。调和第四：须调和五事，即调饮食、调睡眠、调身、调息、调心。方便行第五：修习止观方便法门。正修第六：修炼止观坐禅的具体方法。善发第七：修禅定时心理、生理的各种反应。觉魔第八：修炼过程中出现的魔境（即幻觉），及魔境对修炼者的影响和对治的办法。治病第九：叙述病象、病因及治病的方法。证果第十：修止观所获得的果报。全篇内容通俗易懂，简明扼要，是初学禅定的入门之书。由于篇幅所限，在此仅选录其中几节，以供学习参考。

【原文】

一调食者。夫食之为法，本欲资身进道，食若过饱，则气急身满，百脉不通，令心闭塞，坐念不安。若食过少，则身羸心悬，意虑不固。此二皆非得定[1]之道。若食秽触之物，令人心识昏迷。若食不宜之物，则动宿病，使四大违反。此为修定之初，须深慎之也。故经云："身安则道隆，饮食知节量。常乐在空闲，心静乐精进，是名诸佛教。"

二调睡眠者。夫眠是无明惑覆，不可纵之。若其眠寐过多，非唯废修圣法，亦复丧失功夫，而能令心暗昧，善根沉没。当觉悟无常，调伏睡眠，令神气清白，念心明净。如是乃可栖心圣境，三昧现前。故经云："初夜后夜，亦勿有废。无以睡眠因缘，令一生空过无所得也。"当念无常之火，烧诸世间，早求自度，勿睡眠也。

三调身。

四调息。

五调心。

此三应合用，不得别说。但有初中后方法不同，是则入住出相有异也。夫初欲入禅[2]调身者，行人欲入三昧调身之宜。若在定外，行住进止，动静运为，悉须详审。若所作粗犷，则气息随粗。以气粗故，则心散难录，兼复坐时烦愦，心不恬怡。身虽在定外，亦须用意逆作方便。

后入禅时，须善安身得所。

初至绳床，即须先安坐处。每令安稳，久久无妨。

次当正脚。若半跏坐，以左脚置右脚上，牵来近身；令左脚趾与右髀齐，右脚趾与左髀齐。若欲全跏，即正右脚置左脚上，次解宽衣带周正，不令坐时脱落。

次当安手。以左手掌置右手上，重累手相对，顿置左脚上，牵来近身，当心而安。

次当正身。先当挺动其身，并诸肢节，作七八反，如似按摩法，勿令手足差异。如是已则端直，令脊骨勿曲勿耸。

次正头颈，令鼻与脐相对，不偏不斜，不低不昂，平面正住。

次当口吐浊气。吐气之法，开口放气，不可令粗急，以之绵绵，恣气而出，想身分中百脉不通处，放息随气而出。闭口鼻纳清气，如是至三。若身息调和，但一亦足。

次当闭口，唇齿才相拄著，舌向上腭。

次当闭眼，才令断外光而已，当端身正坐，犹如奠石，无得身首四肢切尔摇动，是为初入禅定调身之法。举要言之，不宽、不急，是身调相。

【注释】

［1］定：佛教之"定"是梵文 Samadhi 的意译，亦译为"等""等持"。音译为"三昧""三摩地"。谓"定"有两类：一是天生就有的，叫作"生定"或"散定"；二是练功得来的，叫作"禅定"。古今气功家均认为"定能生慧"，能增进人的健康和开发人的潜能，故得"定"乃是气功修习所追求的境界和要义。

［2］入禅：入于禅定。使心定于一处。

【按语】

修习坐禅首先强调调和无事，它是修炼禅定的基本原则。其中的调身、调息、调心更是气功修炼的三大基本要素，"此三应合用，不得别说"是对三调合一的明确诠释。五调中的饮食和睡眠调节也具有重要的意义，这五调不可偏废。

【原文】

初入禅调息法者，息有四种相：一，风。二，喘。三，气。四，息。前三为不调相，后一为调相。

云何为风相？坐时则鼻中息出入觉有声，是风相也。

云何喘相？坐时息虽无声，而出入结滞不通，是喘相也。

云何气相？坐时息虽无声，亦不结滞，而出入不细，是气相也。

云何息相？不声、不结、不粗，出入绵绵，若存若亡，资神安稳，情抱悦豫，此是息相也。

守风则散，守喘则结，守气则劳，守息即定。坐时有风、喘、气三相，是名不调。而用心者，复为心患，心亦难定。若欲调之，当依三法：

一者下著安心，二者宽放身体，三者想气遍毛孔出入，通同无障。

若细其心，令息微微然，息调则众患不生，其心易定，是名行者初入定时调息方法。举要言之，不涩、不滑，是调息相也。

【按语】

本段指出了入禅调息的方法，即一风、二喘、三气、四息。并结合意念锻炼，将呼吸调到令柔至细，这种调息法对后世气功修炼方法颇有帮助。

【原文】

初入定时调心者有三义：一，入。二，住。三，出。

初入有二义：一者调伏乱想不令越逸，二者当令沉浮宽急得所。

何等为沉相？若坐时心中昏暗，无所记录，头好低垂，是为沉相。尔时当系念鼻端，令心住在缘中，无分散意，此可治沉。

何等为浮相？若坐时心好飘动，身亦不安，念外异缘，此是浮相。尔时宜安心向下，系缘脐中，制诸乱念，心即定住，则心易安静。

举要言之，不沉、不浮，是心调相。

其定心亦有宽急之相：定心急病相者，由坐中摄心用念，因此入定，是故上向胸臆急痛。当宽放其心，想气皆流下，患自差矣。

若心宽病相者，觉心志散慢，身好逶迤，或口中流诞，或时暗晦。尔时应当敛身急念，令心住缘中，身体相持，以此为治。心有涩滑之相，推之可知。是为初入定调心方法。

夫入定本是从粗入细，是以身既为粗，息居其中，心最为细静，调粗就细，令心安静，此则入定初方便也，是名初入定时调二事也。

【按语】

入禅调心，需要达到令心宁静，恬淡虚无的状态。初练禅定时，往往会出现心意散乱，沉、浮、急、宽等不良现象，这无益于练功和心身健康。

【原文】

二住坐中调三事者。行人当于一坐之时，随时长短，十二时，或经一时，或至二三时，摄念用心。是中应须善识身、息、心三事调不调相。若坐时向虽调身竟，其身或宽、或急、或偏、或曲、或低、或昂，身不端直，觉已随正，令其安稳，中无宽急，平直正住。复次一坐之中，身虽调和，而气不调和，不调和相者，如上所说或风、或喘，或复气急，身中胀满，当用前法，随而治之。每令息道绵绵，如有如无。次一坐中，身息虽调，而心或浮、沉、宽、急不定，尔时若觉，当用前法，调令中适。此三事的无前后，随不调者而调适之，令一坐之中，身息及心三事调适，无相乖越，和融不二。此则能除宿患，妨障不生，定道可克。

三出时调三事者。行人若坐禅将竟，欲出定时，应前放心异缘，开口放气，想从百脉随意而散，然后微微动身。次动肩、膊及手、头、颈，次动二足，悉令柔软。次以手遍摩诸毛孔，次摩手令暖，以掩两眼，然后开之。待身热稍歇，方可随意出入。若不尔者，坐或得住心，出既顿促，则细法未散，住在身中，令人头痛，百骨节强，犹如风劳，于后坐中烦躁不安。是故心欲出定，每须在意。此为出定调身、息、心方法，以从细出粗故，是名善入住出，如偈说：进止有次第，粗细不相违。譬如善调马，欲住而欲去。

【按语】

本节指出了在坐禅中，调身、调息、调心这三事要调适，无相乖越，合融不二。这与气功修炼中强调三调合一完全一致。本节还指出了出定时的要领，这对练功时的收功有指导意义。

【原文】

云何用止治病相？有师言，但安心止在病处，即能治病。所以者何？心是一期果报之主，譬如王有所至处，群贼逃散。

次有师言，脐下一寸，名忧陀那，此云丹田，若能止心守此不散，经久即多有所治。

有师言，常止心足下，莫间行、住、寝、卧，即能治病。所以者何？人以四大不调，故多诸疾患。此由心识上缘，故令四大不调。若安心在下，四大自然调适，众病除矣。

有师言，但知诸法空无所有，不取病相，寂然止住，多有所治。所以者何？由心忆想鼓作四大，故有病生，息心和悦，众病即差。故净名经云："何为病本？所谓攀缘。云何断攀缘？谓心无所得。"

如是种种说，用止治病之相非一，故知善修止法，能治众病。

次，明观治病者。有师言，但观心想，用六种气治病者，即是观能治病。

何等六种气？一，吹。二，呼。三，嘻。四，呵。五，嘘。六，呬。此六种息，皆于唇口之中，想心方便，转侧而作，绵微而用。颂曰：

心配属呵肾属吹，脾呼肺呬圣皆知，肝藏热来嘘字至，三焦壅处但言嘻。

有师言，若能善用观想运作十二种息，能治众患。一，上息。二，下息。三，满息。四，焦息。五，增长息。六，灭坏息。七，暖息。八，冷息。九，冲息。十，持息。十一，和息。十二，补息。此十二息，皆从观想心生。

今略明十二息对治之相：上息治沉重，下息治虚悬，满息治枯瘠，焦息治肿满，增长息治羸损，灭坏息治增盛，暖息治冷，冷息治热，冲息治壅塞不通，持息治战

NOTE

动，和息通治四大不和，补息资补四大衰。善用此息，可以偏治众患，推之可知。

有师言，善用假想观，能治坏病。如人患冷，想身中火气起，即能治冷。此如《杂阿含经》治病秘法七十二种法中广说。

有师言，但用止观，检析身中，四大病不可得，心中病不可得，众病自差。

如是等种种说，用观治病，应用不同，善得其意，皆能治病。

当知止观二法，若人善得其意，则无病不治也。

【按语】

本节选自治病第九。全文主要叙述疾病发生的原因及治病的方法。作者认为，不善调适身、心、息三事，内外有所违犯，故有病患。然如坐禅得法则病愈，如用心失所则病即发生。所以一要善识病源，二要知治病的方法。这里节选的内容主要是治病的方法。作者认为治病之法有多途，举要言之，不出止观二种方便。止法，相当于意守，包括止心于病处、脐下、足下、空其病四种。观法，即运用意念活动，其中包括用假想观治病，用观想六字气息及十二种呼吸法治病等。其中六字诀治病法，疗效显著，至今仍被人们广泛地运用。

七、《般若波罗蜜多心经》

《般若波罗蜜多心经》为明心见性类佛经精要之作，短小精悍，只有 260 余字，便于持诵，故而为后世养生家所青睐，而不仅仅局限于佛家。该经阐述了五蕴、三科、四谛、十二因缘等皆空的义理，认为般若可以证得菩提道果。

【原文】

观自在菩萨，行深般若[1]波罗蜜多[2]时，照见五蕴[3]皆空，度一切苦厄。舍利子[4]，色不异空，空不异色，色即是空，空即是色，受想行识，亦复如是。舍利子，是诸法空相，不生不灭，不垢不净，不增不减；是故空中无色，无受想行识，无眼耳鼻舌身意，无色声香味触法；无眼界，乃至无意识界；无无明，亦无无明尽，乃至无老死，亦无老死尽；无苦集灭道，无智亦无得，以无所得故。菩提萨埵[5]，依般若波罗蜜多故，心无挂碍；无挂碍故，无有恐怖，远离颠倒梦想，究竟涅槃。三世诸佛，依般若波罗蜜多故，得阿耨多罗三藐三菩提[6]。故知般若波罗蜜多，是大神咒，是大明咒，是无上咒，是无等咒，能除一切苦，真实不虚。故说般若波罗蜜多咒，即说咒曰：揭谛揭谛，波罗揭谛，波罗僧揭谛，菩提娑婆诃。

【注释】

[1] 般若：智慧。指把握世间万物皆空相的智慧。

[2] 波罗蜜多：音译。度，到彼岸的意思。

[3] 五蕴：又名"五阴"，指色、受、想、行、识。

[4] 舍利子：又名"舍利弗"，佛陀的弟子之一。

[5] 菩提萨埵：指已经觉悟的大乘教众。

[6] 阿耨多罗三藐三菩提：佛智名。即无上正等正觉。

【按语】

本经是明心见性类修持方法的总则。通过行深般若波罗蜜多，获得般若智慧。佛通过三层表述依次递进说明何为般若。第一层说五蕴和空均存在，但两者没有差别，故而五蕴均空。然后进一步，因为空相的特点"不生不灭，不垢不净，不增不减"，所以五蕴不存在。第三步，这个空其实也不存在，这需要般若智慧去照见。由此开示了万物皆空，即一切修持方法和修持中所见均是空的，由此直指般若。这也给其他养生家以很大的启示，所以《般若波罗蜜多心经》深受青睐。

八、《大手印瑜伽法要》节选

《大手印瑜伽法要》属于瑜伽密法的佛教经典著作。全书共分为四部分，即专注瑜伽法、无生瑜伽法、特殊瑜伽法和无修瑜伽法。该佛经篇幅并不长，但内容丰富，层次分明。所介绍的瑜伽修炼方法中，止观法门、念诵法门、参禅法门均有涉及，可谓融会贯通，又自成机杼。全文所介绍的修持方法操作性很强，非常实用。

【原文】　七支坐法

坐如毗卢遮那佛修行仪所示，上身正直，金刚跏坐，制心一处，就是大手印之门。跏趺如佛端坐，手结定印，位于脐下，直竖脊椎，松放膈膜。曲颈如钩，下巴挤喉结。

【按语】

这是禅密练静功时所采取的坐姿，不论习练何种静功，习练者均可以参考。

【原文】　金刚数息法

跏趺坐，当身心安静后，集中心神于呼吸，排除其他一切。以微细可自闻之念诵声，数其出入息，自1、2……至21~600之数，如是能使人知一日夜间呼吸之数。

心神集中在呼吸上，观气息如何从鼻口到达脐？如何开始？在呼出之前，住气多久？如是练习，行者始知气息之颜色，气息久暂及住气久暂。

再观地、火、水、风、空五大之色，不相混杂，即能知出入息次数增减之量。

【按语】

这是瑜伽修炼中一种从呼吸着手进行修持的方法，不同于道教单纯的调息炼丹，又与观想有相似之处，操作方法易学易懂，操作境界由浅入深，循序渐进。

九、《大学》节选

《大学》是四书之一，传为孔子的学生曾参的学习心得。曾子（公元前505—公元前436年），春秋末鲁国南武城（今山东费县）人，名参，字子舆。曾子为孔子学生，以孝行著称，曾提出"吾日三省吾身"（《论语·学而》）的修养方法，认为"忠恕"是孔子一以贯之的思想；又主张"慎终"（慎重办理父母的丧事）、"追远"（虔诚追念祖先）、"民德归厚""犯而不校"等。后世封建统治者尊其为"宗圣"。《大学》体现了他的学术思想，强调内明之学，认为齐家、治国、平天下，首先需要诚意正心。

【原文】

大学[1]之道，在明明德[2]，在亲民，在止于至善。知止而后有定，定而后能静，静而后能安，安而后能虑，虑而后能得。物有本末，事有终始，知所先后，则近道矣。

古之欲明明德于天下者，先治其国；欲治其国者，先齐其家；欲齐其家者，先修其身；欲修其身者，先正其心；欲正其心者，先诚其意；欲诚其意者，先致其知[3]。致知在格物[4]。

【注释】

[1]大学：在古代有两种含义：一是"博学"的意思；二是相对于小学而言的"大人之学"。古人八岁入小学，学习"洒扫应对进退""礼乐射御书数"等文化基础知识和礼节；十五岁入大学，学习伦理、政治、哲学等"穷理正心""修己治人"的学问。

[2]明明德：第一个"明"作动词，有使动的意味，即"使彰明"，也就是发扬、弘扬的意思。第二个"明"作形容词，明德也就是光明正大的品德。

[3]致其知：使自己获得智慧。

[4]格物：认识、研究万事万物。

【按语】

这是《大学》的开头一段内容，开门见山提出了所谓"三纲""八目"。所谓三纲，是指"明德""亲民""止于至善"。所谓八目，是指格物、致知、诚意、正心、修身、齐家、治国、平天下。它既是为达到"三纲"而设计的条目工夫，也是儒学为我们所展示的人生进修阶梯。同时提出了修得正心的一般步骤，包括知、止、定、静、安、虑、得七个步骤。也即儒家功法修炼一般要经过的七个阶段。

【原文】

所谓修身在正其心者：身有所忿懥[1]，则不得其正；有所恐惧，则不得其正；有所好乐，则不得其正；有所忧患，则不得其正。心不在焉，视而不见，听而不闻，食而不知其味。此谓修身在正其心。

【注释】

[1]忿懥（zhì）：愤怒憎恨。

【按语】

这一段讲了儒家功夫进阶修身正心的一般途径：从调整情绪着手。情绪的波动会影响人体内气的运行，排除喜怒忧思悲恐惊的困扰，不受外界所见、所听、饮食的影响，静定之心为正。

十、《孟子》节选

《孟子》一书以问对、答辩的方式展开，翔实地记载了孟子的思想、言论和事迹，是研究孟子思想和先秦文学、历史、经济和哲学的重要著作。孟子（约公元前371—公元前289年）名轲，字子舆，战国时期哲学家、教育家、政治家，儒学气功养生家，邹（今山东省邹城市）人。孟子曾受学于子思，对孔子学说做了系统的发挥，为儒家的代表人物，主张仁政说和贵民论。其所提"浩然之正气"以及"夫志至焉，气次焉"的论点成为后世儒家"调气法"与"神行气法"的依据。

【原文】 公孙丑上

曰："敢问夫子之不动心，与告子之不动心，可得闻欤？"

"告子曰：'不得于言，勿求于心；不得于心，勿求于气。'不得于心，勿求于气，可；不得于言，勿求于心，不可。夫志，气之帅也；气，体之充也。夫志至焉，气次焉。故曰：持其志，无暴其气。"

"既曰'志至焉，气次焉'，又曰'持其志，无暴其气者'，何也？"

曰："志一则动气，气一则动志也。今有蹶者趋者，是气也，而反动其心。"

"敢问夫子恶乎[1]长[2]？"

曰："我知言，我善养吾浩然之气。"

"敢问何谓浩然之气？"

曰："难言也。其为气也，至大至刚，以直养而无害，则塞于天地之间。其为气也，配义与道；无是，馁也。是集义所生者，非义袭而取之也。行有不慊[3]于心，则馁矣。我故曰：告子未尝知义，以其外之也。必有事焉而勿正，心勿忘，勿助长也。"

【注释】

[1]恶（wū）乎：反问词，相当于"何所"。

[2]长：擅长。

[3]慊（qiè）：满足，满意。

【按语】

本段孟子系统地阐述了两个问题：一、心、志、气的关系；二、何为浩然之气。

志与气皆为心生，志藏于内，气表现于外，"言"只是气的一种表现形式。所以，孟子说告子的"不得于言，勿求于心"的境界不够，因为还有一个"志"在，即情绪、思维可能仍处于活动状态，但是没有表现于外，所以此时"心"仍然不定。志与气可以相互影响。志和气反过来也均可以影响心的状态。

所谓浩然之气，是一种境界的描述，与后世儒家通过静坐所要达到的境界一脉相承。非"志"非"气"，但是具有"志"和"气"的功能。所以它由"志"和"气"中来，比它们高一个层次，是"集"义；而不是由"志"和"气"衍生出来的，所以不是义"袭"。这也开示了修炼浩然之气的方便法门，后世儒家气功多从于此。

十一、《知行录》节选

作者王守仁（1472—1528年），字伯安，余姚（今浙江）人。明代著名理学家，气功养生家。因中年筑室于家乡阳明洞中，行导引之术，故世人亦称之为"阳明先生"。

王守仁自幼即好佛道养生，后专攻儒学，倡"致良知"的学说，认为"知行合一"，为学者当于自身内心下功夫，而把静坐涵养作为修身养性的重要方法。其门人所辑《王文成公全书》中每多涉及调养心性的内容，静坐调摄作为一种修身养性的方法贯穿全书，没有专门的论述，故读之应前后对比，以融会贯通。其自幼羸弱，早年又好养生之术，故而其所倡的静坐养生法，有较强的操作性和实践基础。

【原文】传习录上

问立志。先生曰："只念念要存天理[1]，即是立志。能不忘乎此，久则自然心中凝聚，犹道家所谓结圣胎[2]也。此天理之念常存，驯[3]至于美大圣神，亦只此一念存养扩充去耳。"

【注释】

[1]天理：自然的规律。

［2］圣胎：此指神气凝结而作丹。《金丹问答》曰："无质生质结成圣胎，辛勤保护如幼女之初怀孕，似小龙养珠尔，盖气始凝结，极易疏散也。"

［3］驯：逐渐。

【按语】

从气功角度讲，本段文章讲述了儒家静坐的调心操作原则。即系心于一念——天理，然后在此基础上，将其大而化之。并指出该方法（即静坐之法）能获得与道家内丹术同样的修炼效果。

【原文】 传习录上

一日，论为学功夫。先生曰："教人为学，不可执一偏。初学时心猿意马，拴缚不定，其所思虑，多是人欲一边，姑且教之静坐、息思虑。久之，俟其心意稍定。只悬空守如槁木死灰，亦无用，需教他省察克治。省察克治之功则无时而可间，如去盗贼，须有个扫除廓清之意。无事时将好色好货好名等私逐一追究搜寻出来，定要拔去病根，永不复起，方始为快。常如猫之捕鼠，一眼看着，一耳听着，才有一念萌动，即与克去，斩钉截铁，不可姑容，与他方便，不可窝藏，不可放他出路，方是真实工夫，方能扫除廓清。到得无私可克，自有端拱[1]时在。虽曰何思何虑，非初学时事。初学必须省察克治，即是思诚，只思一个天理。到得天理纯全，便是何思何虑矣。"

【注释】

［1］端拱：端，正也；拱，敛也。

【按语】

从气功修炼方法看，本段具体说明了以下问题：首先，静坐调心有境界之分。其次，详细讲述了初练静坐时应该采取的具体操作方法，例如怎样断念，从哪个角度进行修持等。再次，简略描述了较高境界的心理状态。

【原文】 传习录中

近岁山中讲学者往往多说"勿忘勿助"功夫甚难。问之，则云："才着意，便是助；才不着意，便是忘，所以甚难。"区区[1]因问之曰："忘是忘个什么，助是助个什么？"其人默然无对，始请问。区区因与说："我此间讲学，却只说个必有事焉，不说勿忘勿助。必有事焉者，只是时时去集义。若时时去用必有事的功夫，而或有时间断，此便是忘了，即须勿忘。时时去用必有事的功夫，而或有时欲速求效，此便是助了，即须勿助。其功夫全在必有事焉上用，勿忘勿助，只就其间提撕警觉而已。若是工夫原不间断，即不须更说勿忘；原不欲速求效，即不须更说勿助。此间工夫何等明白简易，何等洒脱自在。今却不去必有事上用工，而乃悬空守着一个勿忘勿助，此正如烧锅煮饭，锅内不曾渍水下米，而乃专去添柴放火，不知毕竟煮出个甚么物来。吾恐火候未及调停而锅已先破裂矣。近日一种专在勿忘勿助上用工者，其病正是如此。终日悬空去做个勿忘，又悬空去做个勿助，济济荡荡[2]，全无实落下手处，究竟工夫只做得个沉空守寂，学成一个痴呆汉，才遇些子事来，即便牵滞纷扰，不复能经纶宰制。此皆有学术误人之故，甚可悯矣。"

又与邹守益书曰："随处体认天理，勿忘勿助之说，大约未尝不是。只要根究下落，即未免捕风捉影。纵令鞭辟向里，亦与圣门致良知之功尚隔一尘。若复失之毫厘，便有千里之缪矣。

【注释】

［1］区区：谦辞。指自己。

［2］济济荡荡：形容广阔无边的样子，这里指漫无边际。

【按语】

本段论述了练功原则与练功境界之间的关系。"勿忘勿助"是在念念不忘"天理"这个练功过程中一个应该遵循的原则，故而不可本末倒置，盯住原则不放，这样反而不能达到更高的气功境界。该段也说明气功是一种技能，需要更多地去实践、去操作。

十二、《易筋洗髓经》节选

《易筋经》与《洗髓经》各一卷，相传为北魏菩提达摩祖师所传，为武术气功的两部代表著作。但据多数学者考证，《易筋洗髓经》当为明朝天启四年（1642年）由紫凝道人搜集医、释、道之养生之术及汉代东方朔的洗髓、伐毛健身之法，在宋代八段锦的基础上编辑而成。该书在武术界有极其深远的影响。

《易筋经》与《洗髓经》相辅相成，不可分割。《易筋经·总论》："所言洗髓者，欲清其内；易筋者，欲坚其外。"可见其目的在于内外双修，以静养静，于静中炼气，在动中炼意。《易筋洗髓经》集诸家大成，被少林寺视为镇寺之宝，也历来为武术界所重视。

【原文】《易筋经·内壮论》

凡炼内壮，其则有三。

一曰守此中道。守中者，专于积气也。积气者，专于眼、耳、鼻、舌、身、意也。其下手之要，妙于用揉，其法详后[1]。凡揉之时，宜解襟仰卧，手掌着处，其一掌下胸腹之间，即名曰中。唯此中乃存气之地，应须守之。守之之法，在乎含其眼光，凝其耳韵，匀其鼻息，缄其口气，逸其身劳，锁其意驰，四肢不动，一念冥心，先存想其中道，后绝其诸妄念，渐至如一不动，是名曰守。斯为合式。盖揉在于是，则一身之精气神俱注于是。久久积之，自成庚方一片矣。设如杂念纷纭，驰想世务，神气随之而不凝，则虚其揉矣，何益之有？

二曰勿他想。人身之中，精神气血不能自主，悉听于意，意行则行，意止则止。守中之时，意随掌下，是为合式。若或驰意于各肢，其所凝积精气与神，随即走散于各肢，即成外壮，而非内壮矣。揉而不积，又虚其揉矣，有何益哉？

三曰待其充周。凡揉与守，所以积气。气既积矣，精神血脉悉皆附之。守之不驰，揉之且久，气唯中蕴而不旁溢。气积而力自积，气充而力自周。此气即孟子所谓至大至刚，塞乎天地之间者，是吾浩然之气也。设未及充周，驰意外走，散于四肢，不唯外壮不全，而内壮亦属不坚，则两无是处矣。

【注释】

［1］在原文后，有详细的揉法操作，整套训练大致分为三个阶段，每阶段四个月，一般需经一年左右可获得初步易筋效果。

【按语】

武术气功虽然强调调身操作，但是也决不废弃调息与调心，正如文中所述，调身之时，必须配合调息与调心才能获得易筋的效果，否则一无是处。

【原文】《易筋经·图说》

此功[1]昉自释门，以禅定为主。将欲行持，先须闭目冥心，握固神思，屏去纷扰，澄心调息，至神气凝定，然后依次如式行之。必以神贯意注，毋得徒具其形，而弗获是效。初练动式，必心力兼到，静式默数三十数，日渐加增至百数为止。日行三次，百二十日成功。气力兼得，则可日行二次；气力能凝且坚，则可日行一次，务至意念不兴乃成。

【注释】

[1]此功：指前文少林达摩易筋十二式。有兴趣者可参考原文。

【按语】

本段强调了修炼易筋经的两大注意事项：一者，练前必须澄心调息。二者，必须持之以恒。古人对此已有深刻的认识："此功一年易气，二年易血，三年易脉，四年易肉，五年易髓，六年易筋，七年易骨，八年易发，九年易形。"正说明了易筋经的神奇功效，以及持之以恒的锻炼才是获得强身效果的道理。

【原文】《洗髓经·行住坐卧篇第五》

行如盲无杖[1]，自然依本分，举足低且慢，踏实方更进。步步皆如此，时时戒急行。世路忙中错，缓步保平安。

住如临崖马，亦如到岸舟。回光急返照，认取顿足处。不离于当念，存心勿外务。得止宜知止，留神守空谷。

立定勿倾斜，形端身自固。耳目随心静，止水与明镜。事物任纷纷，现在皆究竟。

坐如邙山重，端直肃仪容。闭口深藏舌，出入息与鼻。息息归元海，气足神自裕。浃骨并洽髓，教外别传的。

卧如箕形曲，左右随其宜。两膝常参差，两足如钩钜。两手常在腹[2]，扪脐摸下体。睾丸时挣剉，如龙戏珠势。倦即侧身睡，睡中自不迷。醒来方伸足，仰面亦不拘。梦觉详无异，九藏见端的。

超出生死关，究竟如来意。行住坐卧篇，只此是真谛。

【注释】

[1]行如盲无杖：指在行步时，也要时时事事小心谨慎，保持个人心理状态的稳定。后文"住如临崖马"之意与此类似。

[2]两手常在腹：有两重含义：一者，常欲意守下丹田，以益精强身；二者，指后文所说的做铁裆功。

【按语】

洗髓经与易筋经相互配合，易筋经用于易筋强骨，外壮身体；洗髓经修心养性，以内养精气。其修炼方法是在动静之中尽量处于练功的状态，并持之以恒。

十三、《太极拳术十要》节选

《太极拳术十要》选自王宗岳《太极拳论》，原题《拳术十要》署杨澄甫口授，陈微明笔述。杨澄甫（1883—1935 年）名兆清，字澄甫，河北永年人，为太极拳名家杨福魁（露禅）之孙，杨鉴（健侯）之子。他继承家传拳术，改进拳术架势，使其开展大方，舒展简洁，结构严谨，身法中正，动作和顺，轻灵沉着；在练法上，由松入柔，积柔成刚，刚复归柔，刚柔相济，从而形成太极拳的一种独特流派，而定型为杨氏太极拳。杨氏太极拳气派大，形象美，是现代最为流行的太极拳。杨兆清早期曾在北京体育研究社授拳，后到南京、上海、杭州、广州、汉口等地授拳，还曾任中央国术馆"武当门长"、浙江国术馆教务长等职，对推广杨氏太极拳有重要贡献。《太极拳术十要》阐述了杨氏太极拳习练的十大要领，语言简洁，理论精辟，实为学习气功与太极拳术的秘诀要旨。

【原文】

虚灵顶劲

顶劲者，头容正直，神贯于顶也。不可用力，用力则项强，气血不能通流，须有虚灵自然之意。非有虚灵顶劲之意，则精神不能提起也。

含胸拔背

含胸者，胸略内含，使气沉于丹田也。胸忌挺出，挺出则气拥胸际。上重下轻，脚跟易于浮起。拔背者，气贴于背也。能含胸则自能拔背，能拔背则能力由脊发，所向无敌。

松腰

腰为一身之主宰，能松腰然后两足有力，下盘稳固，虚实变化，皆由腰转动，故曰"命意源头在腰隙"。有不得力，必于腰腿求之也。

分虚实

太极拳术以分虚实为第一义。如全身皆坐在右腿，则右腿为实，左腿为虚，全身坐在左腿，则左腿为实，右腿为虚。虚实能分，而后转动轻灵，毫不费力。如不能分，则迈步重滞，自立不稳，而易为人所牵动。

沉肩坠肘

沉肩者，肩松开下垂也。若不能松垂，两肩端起，则气亦随之而上，全身皆不得力矣。坠肘者，肘往下松垂之意，肘若悬起，则肩不能沉，放人不远，近于外家之断劲也。

用意不用力

《太极拳论》云：此全是用意不用力。练太极拳全身松开，不使有分毫之拙劲，以留滞于筋骨血脉之间，以自束缚，然后能轻灵变化，圆转自如。或疑不用力，何以能长力？盖人身经络，如地有沟洫，沟洫不塞而水行，经络不闭而气通。如浑身僵劲充满经络，气血停滞，转动不灵，牵一发而全身动矣。若不用力而用意，意之所至，气即至焉。如是气血流注，日日贯输，周流全身，无时停滞。久久练习，则得真正内劲，即《太极论》中所云"极软弱然后能极坚刚"也。太极功夫纯熟之人，臂膊如棉裹铁，分量极沉。练他家拳者，则显有力，不用力时则甚轻浮，可见其力乃外劲浮面之劲也。外家之力最易引动，故不足尚也。

上下相随

上下相随者，即《太极论》中所云"其根在脚，发于腿，主宰于腰，形于手指，

NOTE

由脚而腿而腰，总须完整一气也"。手动、腰动、足动，眼神亦随之动，如是方可谓之上下相随，有一不动，即散乱矣。

内外相合

太极拳所练在神，故云："神为主帅，身为躯使。"精神能提得起，自然举动轻灵。架子不外虚实开合。所谓开者，不但手足开，心意亦与之俱开；所谓合者，不但手足合，心意亦与之俱合。能内外合为一气，则浑然无间矣。

相连不断

外家拳术，其劲乃后天之拙劲，故有起有止，有续有断，旧力已尽，新力未生，此时最易为人所乘。太极用意不用力，自始至终，绵绵不断，周而复始，循环无穷，拳论所谓如长江大河，滔滔不绝。又曰：运劲如抽丝。皆言其贯串一气也。

动中求静

外家拳术，以跳掷为能，用尽气力，故练习之后，无不喘气者。太极以静御动，虽动犹静，故练架子愈慢愈好，慢则呼吸深长，气沉丹田，自无血脉贲张之弊。学者细心体会，庶可得其意焉。

【按语】

太极拳运动集气功与武术为一体，所以其锻炼过程也要遵循气功的锻炼要领，即形、气、神并炼，逐渐做到三者的和谐统一。练太极拳的每一招式都要心静体松，上下相随、内外相合、刚柔相济，用意念引导动作，外导内行。这种方法实质上是以动练形，又兼养神，以静养神，又兼练形，以达到形神共养、强身健体的目的。实践证明，这确实是一套完整的养生功法。

复习题：

1. 结合气功文献，试论述调身、调息、调心的操作方法与原则。
2. 结合气功文献，总结小周天功法的修习方法、操作要点与主要作用。
3. 比较儒家气功与佛家、道家气功的异同。